Image et santé

matériaux, outils, usages

sous la direction de
Florence **DOUGUET**
Thierry **FILLAUT**
François-Xavier **SCHWEYER**

2011
PRESSES DE L'ÉCOLE DES HAUTES ÉTUDES EN SANTÉ PUBLIQUE

Collection

RECHERCHE, SANTÉ, SOCIAL

Les auteurs remercient la Maison des sciences de l'Homme en Bretagne
pour le soutien apporté à cette publication

ISBN 978-2-8109-0052-7 - ISSN 1626-2654
www.presses.ehesp.fr

Liste des auteurs

COLLIN Daniel, directeur d'hôpital en retraite et ancien administrateur du Centre national de l'audiovisuel en santé mentale (CNASM), Lorquin.

DAVILLERD Christian, chargé d'études, département « Homme au travail », laboratoire « Ergonomie et psychologie appliquées à la prévention », INRS (centre de Lorraine, Vandœuvre).

DESPRÈS Loïc, concepteur-réalisateur, service communication, CHU Rennes.

DOUGUET Florence, maître de conférences de sociologie, département « Politiques sociales et de santé publique », université de Bretagne Sud (UBS), Lorient, atelier de recherche sociologique (ARS), université de Bretagne occidentale (UBO), EA 3149.

FERRON Christine, docteure en psychologie, directrice de l'Instance régionale d'éducation et de promotion de la santé (IREPS) de Bretagne.

FILLAUT Thierry, professeur d'histoire contemporaine, département « Politiques sociales et de santé publique », UBS, Lorient, Centre de recherches historiques de l'Ouest (CERHIO), UMR CNRS 6258.

GALLOPEL-MORVAN Karine, maître de conférences habilitée à diriger des recherches en marketing, École des hautes études en santé publique (EHESP), Centre de recherche en économie et management (CREM), UMR CNRS 6211.

HAXAIRE Claudie, maître de conférences en ethnologie, Faculté de médecine, UBO, Brest, ARS-UBO, et Centre de recherche, médecine, sciences, santé, santé mentale, société (CERMES3), équipe CESAMES, CNRS UMR 8211, INSERM U988.

HUCHETTE Nathalie, responsable des archives historiques, musée Curie, Paris, UMS 6425 Institut Curie/CNRS.

LEFEBVRE Thierry, maître de conférences en sciences de l'information et de la communication, UFR Lettres Arts Cinéma, université Paris 7 Denis-Diderot, Centre d'étude et de recherche interdisciplinaire de l'UFR Lettres, arts et cinéma (CERILAC) EA 4410, université Paris 7 Denis-Diderot.

MORINEAU Thierry, maître de conférences d'ergonomie, département « Mathématiques Informatique Statistique », UBS, Vannes, Centre de recherches en psychologie, cognition et communication (CRPCC), équipe LESTIC, EA 1285.

NOURRISSON Didier, professeur d'histoire contemporaine, université Lyon 1/IUFM, Centre de recherche en histoire (CERHI), université Jean-Monnet, Saint-Étienne.

PREDA Raruca, docteure en droit, Télécom Bretagne-Institut de l'Ouest : Droit et Europe (IODE), université de Rennes 1, UMR CNRS 6262.

RIGUIDEL Nicolas, chargé de projets, Mutualité française Bretagne, Lorient.

ROMEYER Hélène, maître de conférences en sciences de l'information et de la communication, IUT Lannion/université Rennes 1, Groupe de recherche sur les enjeux de la communication (GRESEC), université Stendhal, Grenoble 3, EA 608.

SCHWEYER François-Xavier, professeur de sociologie, École des hautes études en santé publique (EHESP), Rennes, Centre Maurice-Halbwachs, Équipe de recherche sur les inégalités sociales (ERIS), UMR CNRS 8097.

SINGLY (de) Chantal, directrice de l'agence régionale de santé de l'Océan Indien.

VEGA Anne, anthropologue, chercheure au Centre de recherche, médecine, sciences, santé, santé mentale, société (CERMES3), CNRS UMR 8211, INSERM U988.

présentation

Florence Douguet, Thierry Fillaut
François-Xavier Schweyer

Si le XIXe siècle a vu naître la photographie, on peut dire du XXe siècle qu'il aura été celui de l'image. Débutant avec l'essor du cinéma, il s'est achevé avec celui d'Internet et du multimédia. Il a vu la télévision investir tous les foyers à la fin des Trente Glorieuses. Il a été également marqué par les progrès de la photographie, de la presse illustrée et de la bande dessinée ou encore de l'affiche, notamment publicitaire. L'image omniprésente est diffusée sur toutes sortes de supports : écrans de cinéma, de télévision ou d'ordinateur, panneaux d'affichage, presse écrite... Qu'elle soit fixe ou animée, muette ou parlante, l'image est devenue un média incontournable. Très tôt, elle a été considérée comme un enjeu majeur pour communiquer, voire pour manipuler les individus ou les foules. De fait, elle véhicule des normes, elle suscite des émotions, elle forge ou conforte des représentations sociales.

Le champ de la santé n'échappe pas à cet essor des usages de l'image. Au cœur des préoccupations quotidiennes des individus, la santé est mise en image comme sujet d'actualité, en témoigne la naissance des magazines santé dès les débuts de la télévision. Ce qui était perçu comme secret, voire tabou, est aujourd'hui montré. Même l'hôpital, longtemps muré dans son silence, a dû s'ouvrir au regard extérieur, parfois contre son gré. L'image a contribué à l'émergence des questions de santé dans l'espace public (Romeyer, 2010). Elle est devenue un outil de communication. Les promoteurs de l'éducation sanitaire ont très tôt compris l'intérêt de l'image : les tableaux Armand Colin qui trônaient dans les écoles au début du XXe siècle pour la leçon d'hygiène, le timbre antituberculeux dans les années 1930, les affiches de l'Institut national de sécurité sur les risques en milieu professionnel au tournant des années 1960 ou, plus récemment, les grandes campagnes médiatiques contre la violence routière ou en faveur de la recherche sur certaines maladies (Téléthon ou Sidaction) en sont des exemples parmi d'autres (Fillaut *et al.*, 1995).

L'usage de l'image participe encore d'une forme de mise en scène des questions de santé. Soit en promouvant par des fictions la figure héroïque des « blouses blanches » (on pensera aussi bien à l'image des soignants dans les romans-photos que dans les grandes séries télévisuelles comme *Urgences*) [1], soit en provoquant le débat quant à l'influence exercée sur les comportements, par exemple en matière de pratiques alimentaires (grignotage, régimes amincissants ou restauration rapide) et de conduites à risques (incitation à la vitesse, addictions). De ce point de vue, la publicité, depuis ses origines, fait souvent figure d'accusé (on peut ainsi penser à la loi Évin sur la publicité sur le tabac et l'alcool).

Dans le monde médical, l'image a pris une autre dimension, celle de l'aide au diagnostic et aux soins. Michel Foucault a analysé la clinique médicale comme une théorie du regard, auquel sont soumis les corps. L'œil du clinicien au lit du malade cherche à repérer, à décrire aussi « positivement » que possible les observations. Cette clinique du « voir » a mis l'image au service de la description et de l'analyse. Dès la seconde moitié du XIXe siècle, la photographie a été utilisée en microscopie pour montrer ce qui échappait à l'œil nu ; en dermatologie, les photos aquarellées étaient « comme l'herbier des maladies de la peau » (Delaporte, 2004). La découverte des rayons X en 1895, qui signait l'invention de l'imagerie radiologique, a inauguré le développement de l'imagerie médicale qui conjugue aujourd'hui plusieurs autres technologies (échographie, scanographie, imagerie à résonance magnétique, scintigraphie, tomographie par émission de positons). Ces méthodes d'imagerie proposent au regard une pénétration plus grande à l'intérieur des zones corporelles jusqu'alors inaccessibles et invisibles. Certaines donnent aussi une signification fonctionnelle aux images radiologiques en réalisant la synthèse entre la physiologie et l'anatomie. L'imagerie a également transformé la chirurgie, par l'usage de l'image cœlioscopique ou par l'imagerie interventionnelle en neurochirurgie par exemple. Mais l'usage de l'image en tant qu'objet technique ne transforme pas seulement les spécialités médicales, il peut remodeler la relation entre les médecins et les malades. Pour David Le Breton (2008), l'imagerie médicale nourrit un « imaginaire de la transparence » qui tend à privilégier l'accès au réel par rapport à la relation à l'autre. Dans une étude anthropologique récente, Cécile Estival (2009) a pris pour objet l'imagerie pour analyser la relation soignants-soignés en cancérologie.

---

1. La revue *Sociétés et représentations* (2009) a consacré un numéro aux médecins, à travers les images qui les représentent ou qu'ils produisent. Voir aussi le point de vue de M. Winkler (2006) dans un numéro de la revue *Les Tribunes de la santé. Sève*, intitulé « Cinéma et santé ».

L'apport de l'image dans le domaine de la santé ne se limite pas à sa valeur d'usage. L'image témoigne, interroge et questionne. Le tableau du docteur Chicotot, peint par lui-même, irradiant une femme atteinte d'un cancer du sein renseigne sur les conditions de travail des premiers radiologues[2]. L'artiste a voulu laisser des « documents pour l'avenir ». La précision apportée à la peinture de « l'opération radiologique » entend en montrer la parfaite maîtrise. À l'aube du XXIe siècle, Noëlle Herrenschmidt (2003), qui se définit comme reporter aquarelliste, a conduit un reportage au sein de l'hôpital moderne en mobilisant la puissance évocatrice de l'aquarelle. L'approche ne se veut pas naturaliste, elle est au contraire profondément empathique. Le pinceau permet de saisir les regards, les interrogations, les climats, l'hôpital à la vie, à la mort. Dans une démarche résolument artistique, quelques photographes contemporains ont conduit un travail sur le monde médical. En s'attachant à décrire des faits, par une approche documentaire, les artistes entendaient proposer un regard ouvert sur les enjeux de la maladie, de la souffrance, des rencontres entre humains. La photographie propose un regard oblique sur la théâtralité du monde médical, mais aussi un questionnement sur la douleur des autres[3].

Si les images qui abordent les questions de santé occupent une grande place dans le quotidien, si leur intérêt pour la compréhension des systèmes de santé et des représentations du corps et de la santé est indéniable, elles paraissent encore sous-exploitées comme source ou comme objet de recherche par les sciences humaines et sociales, en dépit de travaux précurseurs dont certains ont été cités.

Ce constat nous a amenés à organiser, dans une perspective pluridisciplinaire, trois journées d'étude sur le thème « Image et santé », dans le but de mieux cerner l'intérêt et les limites de ce média pour le chercheur et le professionnel de santé. Ce projet a été à l'origine de cet ouvrage qui rassemble les contributions d'historiens, de juristes, d'anthropologues, de sociologues, de politologues, de spécialistes en communication, mais aussi d'ergonomes et de professionnels de santé publique. L'objectif poursuivi n'est pas de constituer un répertoire thématique d'œuvres ou de faire un état des lieux des études et recherches existantes. Il est plutôt de faire découvrir la richesse des images comme matériau de recherche, de formation ou

---

2. *Premiers essais du traitement du cancer par rayons X*, tableau de Georges Chicotot (1907) exposé au Musée de l'Assistance publique-Hôpitaux de Paris. Anne Nardin, conservatrice en chef du musée, en propose une présentation et une analyse sur le site www.histoire-image.org.

3. Le projet artistique CLINIC a été conduit par Rémy Faucheux. Un ouvrage collectif a été édité sous le titre *Clinic* en 2008.

d'action en santé publique. Et aussi de sensibiliser les lecteurs à l'enjeu que représente la conservation des images, souvent négligée au motif que les formats de lecture sont obsolètes.

La première partie traite de l'image comme patrimoine et matériau de recherche et met en avant la richesse de l'image comme source et comme illustration. Thierry Fillaut s'attache à montrer l'intérêt mais aussi les difficultés d'une mobilisation de l'image pour étudier l'histoire de la santé au XXe siècle. Les sociologues ont également utilisé l'image comme matériau, mais Florence Douguet indique que c'est sans continuité et sans consensus sur la valeur épistémologique de ce matériau. Les questions liées à la conservation et l'utilisation des images sont abordées, pour ce qui concerne les archives photographiques du Musée Curie, par Nathalie Huchette, et pour ce qui a trait à l'encadrement juridique par Raruca Preda.

La fabrique de l'image dans le champ de la santé est étudiée en deuxième partie afin de faire apparaître les ressorts utilisés pour faire passer un message auprès d'une population donnée. Trois chapitres traitent de la communication qui s'adresse au grand public : Karine Gallopel-Morvan aborde plus spécifiquement la communication publicitaire en santé publique, Christian Davillerd traite de la conception des affiches de sécurité dans une perspective de prévention, tandis que Hélène Romeyer analyse la nature des images télévisuelles entre expertise et témoignage. La fabrique de l'image peut s'inscrire dans une perspective institutionnelle et le témoignage de Loïc Després permet de mieux comprendre ce qui sous-tend la réalisation de vidéos institutionnelles dans un CHU. Thierry Morineau étudie quant à lui l'ergonomie de l'image médicale dans le cas de la neurochirurgie.

L'analyse de l'utilisation de l'image pour former et informer est abordée en troisième partie sous deux angles. Le premier est celui de l'éducation pour la santé dont les pratiques pédagogiques contrastées sont présentées par Christine Ferron. Didier Nourrisson analyse quant à lui les films fixes utilisés en tant que documents pédagogiques. La seconde perspective est celle de l'enseignement médical, abordé dans sa dimension historique par Thierry Lefebvre ou par le biais d'une démarche pédagogique originale utilisant le film ethnographique par Claudie Haxaire. Nicolas Riguidel évoque enfin un projet d'animation santé fondé sur la projection de films.

La dernière partie est consacrée à l'image comme enjeu identitaire, à partir de la fermeture ou de la promotion d'hôpitaux. Le témoignage de Chantal de Singly, qui était directrice de l'hôpital Laennec au moment de sa fermeture en 2000, ouvre la réflexion. Elle explique la « commande » faite à divers anthropologues pour faire mémoire. Anne Vega, qui a participé à ce travail collectif, analyse avec distanciation les « regards croisés » recueillis auprès des différents personnels sur l'hôpital. Le film a été également un outil de promotion de l'hôpital moderne, comme le montre François-Xavier Schweyer qui décrypte une production réalisée au Mans au début des années 1960. La santé mentale n'est pas en reste et Daniel Collin présente la création et le développement du Centre national de l'audiovisuel en santé mentale.

Références bibliographiques

Collectif (2008), *Clinic*, Marseille, Images en manœuvres Éditions.

Delaporte F. (2004), « Photographie », *in* Lecourt D. (dir.), *Dictionnaire de la pensée médicale*, Paris, Presses universitaires de France, p. 874-876.

Estival C. (2009), *Corps, imagerie médicale et relation soignant-soigné. Étude anthropologique au centre de cancérologie*, Paris, Seli Arslan.

Fillaut T., Garçon J., Mansotte F., Mauger M. (1995), *Quand la santé publique s'affiche. 1945-1995, 50 ans, 50 affiches*, Rennes, Éditions ENSP.

Herrenschmidt N. (2003), *L'hôpital à la vie à la mort*, Paris, Gallimard.

Le Breton D. (2008), *Anthropologie du corps et modernité*, Paris, Presses universitaires de France, coll. « Quadrige », 5e éd.

Romeyer H. (dir.) (2010), *La santé dans l'espace public*, Rennes, Presses de l'EHESP, coll. « Communication Santé Social ».

Sociétés et représentations (2009), « Le médecin, prescripteur d'images », n° 28, octobre.

Winkler M. (2006), « Les médecins du grand au petit écran », *Les Tribunes de la santé. Sève*, n° 11, « Cinéma et santé ».

Première partie

L'IMAGE, PATRIMOINE ET MATÉRIAU POUR LA RECHERCHE

– 1 –

L'image pour étudier l'histoire de la santé au XXe siècle : un atout, un défi

Thierry Fillaut

Aujourd'hui, l'image, fixe ou animée, fait à ce point partie de notre vécu que l'on imagine mal de ne pas y avoir recours pour illustrer ou étayer un propos, prendre connaissance de l'actualité ou se divertir. Il n'en était pas ainsi il y a un siècle, ou du moins pas autant. L'image occupait certes déjà une place importante dans la vie sociale, mais c'est progressivement au cours du XXe siècle qu'elle a envahi l'horizon quotidien des populations. De fait, le XXe siècle s'ouvre avec deux découvertes qui préfigurent ce bouleversement de la place de l'image dans la société, un bouleversement qui n'a évidemment pas épargné le champ de la santé. Toutes deux datent de 1895 : la première, c'est l'invention du cinématographe par les frères Lumière ; la seconde, c'est la découverte des rayons X par William Röntgen. D'un côté, l'image animée qui, avec le cinéma puis la télévision, constitue la grande révolution de ce siècle. De l'autre, l'image fixe que des progrès techniques multiples, comme le numérique par exemple, ont projetée en avant au point de la rendre souvent indispensable.

Il va sans dire que ces deux grands domaines, l'image animée comme l'image fixe, représentent pour l'historien, et plus largement pour tous les chercheurs en sciences humaines et sociales, une ressource incontournable, un matériau de recherche de premier choix, trop souvent ignoré, délaissé au profit des sources plus classiques, écrites ou orales. Cela s'explique pour partie parce que l'image est une ressource qui peut poser différents problèmes à celui qui souhaite s'en saisir pour appréhender le passé, entre autres des problèmes de conservation et d'appropriation d'un matériau complexe à sauvegarder et à analyser. Pour l'historien de la santé, recourir à l'image comme source et comme support demeure un défi.

L'image, une ressource incontournable de l'histoire contemporaine de la santé

C'est en listant sans prétention quelques-unes des utilisations de l'image dans le champ de la santé que l'on en appréhende tout son intérêt comme source pour le vingtièmiste. Un bref survol du siècle le montre amplement. À peine née, l'image animée a passionné les professionnels de santé et servi de vecteur à l'information sanitaire. L'image fixe, comme aide au diagnostic ou comme outil de prévention, n'a pas été en reste.

L'image animée pour former et informer

Lorsque Louis et Auguste Lumière déposent, en février 1895, le brevet du cinématographe, les premiers essais de projection et d'animation d'images ont déjà un long passé : la lanterne magique a été inventée au temps de Louis XIV, les premières tentatives de photographier et de reproduire le mouvement datent des débuts de la photographie. Et parmi ceux qui cherchèrent à capter le mouvement, l'on compte un médecin, Étienne-Jules Marey, qui, pour ce faire, devait mettre au point un fusil photographique qui fonctionnait grâce à des plaques sensibles tournantes : ainsi naissait la chronophotographie qui permettait de décrypter les mouvements à l'aide de séries de clichés photographiques.

Dans la lignée de leur illustre prédécesseur, médecins et hygiénistes vont tirer profit de l'invention du cinématographe. Les uns vont, grâce au ralenti de phénomènes trop rapides pour être analysés, l'utiliser pour l'étude des mouvements sportifs ou, comme divers ingénieurs, pour celle des gestes des ouvriers. D'autres vont, grâce aux accélérés, étudier des phénomènes microbiologiques trop lents pour être observés. Dès 1909, *Je sais tout*, un magazine encyclopédique illustré qui paraît tous les mois à partir de 1905, se fait ainsi l'écho, avec de nombreuses photos à l'appui, des recherches d'un jeune médecin qui vient de soutenir sa thèse : Jean Comandon. Grâce à lui, qui a associé l'ultramicroscope et le cinématographe, « la science, proclame la revue, vient d'accroître encore le domaine de l'homme en lui permettant d'enregistrer les mouvements des infiniment petits et de les reproduire ensuite sur l'écran de projection » (Anonyme, 1909). Voilà que désormais, comme le relate un autre article quelques années plus tard, on peut voir sur un écran « grouiller les microbes du choléra » ou « apprécier de visu l'importance thérapeutique que pouvaient avoir certains médicaments chargés d'une légère quantité d'électricité et qui sont directement injectés dans le sang d'un malade » (Crinon, 1914, p. 628, 632).

Le recours à l'image animée par les médecins déchaînera aussi des polémiques, par exemple lorsque Eugène-Louis Doyen, filmé en train d'opérer le 9 février 1902 deux sœurs siamoises âgées de 14 ans, Radica et Doodica, brise un tabou, celui « du secret et du compagnonnage chirurgical » (Cohen, 2006). Mais l'œuvre de ce chirurgien ne peut être réduite à l'émoi que provoqua chez ses pairs la diffusion publique de telles images : de l'utilisation d'un épiscope pour montrer des coupes anatomiques au cinéma opératoire en passant par la réalisation de milliers de clichés photographiques, Doyen fut un précurseur de l'utilisation de l'image à des fins didactiques[1]. Lui qui était ostracisé par la Faculté et n'avait donc pas la possibilité d'y enseigner, voyait en effet dans l'image, fixe ou animée, un formidable outil d'apprentissage de la médecine. Mais il meurt en 1916, trop tôt pour assister au développement de l'emploi du cinéma dans les études médicales. C'est en 1921 qu'une commission extraparlementaire sera chargée d'étudier les moyens de généraliser l'application du cinématographe dans les différentes branches de l'enseignement. Car les espoirs mis dans le cinéma sont immenses : plus besoin, comme l'écrivait *Je sais tout*, de faire « défiler cinquante élèves devant l'oculaire d'un microscope » quand on peut arriver à un « enseignement splendide et facile » par « la projection animée sur un écran d'un film qui se déroule à la vitesse qu'on veut et que l'on arrête, s'il le faut, au passage difficile » (Dr Crinon, 1914, p. 627). Et c'est ainsi qu'en 1923, par exemple, le cinéma fait son entrée à l'École dentaire de Paris avec un film sur l'aurification. Un peu plus d'un demi-siècle plus tard, le film médical aura pris une telle ampleur que des festivals lui seront consacrés, comme le Festival international du film médical d'Amiens créé en 1986.

Très vite, le film a eu une autre fonction, celle d'informer le grand public, mais aussi de le sensibiliser. Dans les salles de cinéma, alors que les séances se structurent en trois grands temps, à savoir plusieurs bandes de courte durée avant l'entracte qui précède le « grand film », deux genres vont s'en charger : les actualités dont les sociétés Pathé et Gaumont deviendront des spécialistes ; le documentaire, parfois commandité par le ministère de la santé ou ses services, mais aussi la Sécurité sociale ou certaines ligues comme la Ligue contre le cancer. La santé, dans toutes ses dimensions, va ainsi être traitée soit en courts flashs de quelques minutes, soit de manière plus détaillée

1. *Cf. infra*, p. 135, le chapitre de Thierry Lefebvre.

dans des formats d'une vingtaine de minutes. À titre d'exemple, on peut citer le cas de *Vivre*, film sur la lutte contre la tuberculose dans les Côtes-du-Nord qui, tourné en 1946 à la demande de la Direction de la santé par Émile Gaudu, un spécialiste des films de commande, dresse l'inventaire des différents services de ce département (dispensaires, sanatoriums et préventorium) en privilégiant ceux qui travaillent auprès des enfants (planche 1).

À partir des années 1950 toutefois, ce genre va subir les assauts d'une nouvelle venue : la télévision. Les premières émissions médicales y font leur apparition dès 1954 à l'initiative du duo Igor Barrère et Étienne Lalou qui lance *Médicales*, émission qui occupe l'écran une fois par mois et pour une heure à partir de 20 h 30, c'est-à-dire à l'heure de la plus grande écoute. Et c'est ainsi que, petit à petit, la télévision va devenir le lieu principal de l'information sanitaire : entretiens, reportages, documentaires abordent tous les thèmes de l'actualité sanitaire et sociale, et mettent à la portée d'un public toujours plus nombreux les grands progrès de la médecine et ses grandes réussites, mais aussi les retards et les problèmes du système de santé comme celui des déficits de la Sécurité sociale. En début février 1962, au cours de l'émission *Faire face*, Étienne Lalou se penche ainsi pendant près de deux heures sur le grave problème des mauvaises conditions d'hospitalisation dans les hôpitaux français en compagnie de Joseph Fontanet, le ministre de la santé publique de l'époque[2].

Dès leurs débuts, les émissions médicales rencontrent un tel succès que l'on peut se demander quel a été leur rôle dans l'essor du recours au système de soins à un moment où le développement de l'assurance maladie facilitait sa prise en charge financière. Une remarque d'Igor Barrère invite en effet à une telle réflexion :

> « Dans les deux mois qui suivaient chaque émission, se souvenait-il, on constatait fréquemment près de 100 % de consultations en plus pour la maladie que nous avions traitée. » (Mercier, 1993, p. 52-53)

Et la question mériterait d'autant plus d'être étudiée que les émissions médicales n'ont pas été le seul vecteur de l'information sanitaire. En 1963, la santé fait son entrée dans les journaux télévisés de 13 h et 20 h, avec les chroniques de Pierre Bourget : c'est lui qui, pendant plus de vingt ans, va suivre et relater les progrès de la médecine en fonction évidemment d'une actualité qui, en ce domaine, tend à s'emballer. Le 3 décembre 1967 par exemple, il est en Afrique du Sud pour couvrir la première greffe du cœur réalisée par le professeur Chris Barnard : l'événement fera l'ouverture du 20 h.

---

2. « La santé publique », *Faire Face*, ORTF, 9 février 1962, 1 h 56' 32''. Extrait consultable sur le site de l'INA (www.ina.fr).

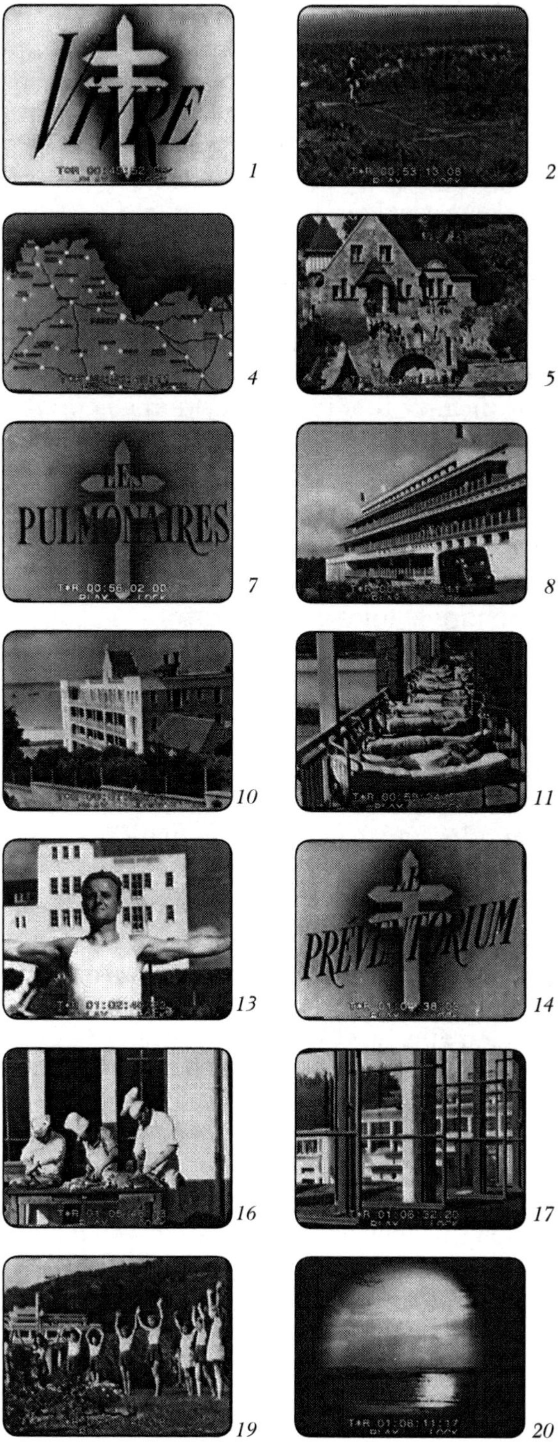

Planche 1. *Vivre* (1946).

Enfin, comment oublier que la santé est aussi un formidable thème de fiction. L'on pense évidemment à *Knock*, le héros de la pièce éponyme de Jules Romains magistralement interprété au théâtre, mais aussi à plusieurs reprises au cinéma par Louis Jouvet. Mais il est loin d'être le seul. La fin des années 1940 et les années 1950 ne manquent pas de personnages de médecins : citons entre autres *On ne triche pas avec la vie* (1949) de René Delacroix et Paul Vandenberghe, *Les hommes en blanc* (1955) de Ralph Habib d'après le roman d'André Soubiran, *Bonjour Toubib* (1956) de Louis Cuny ou *Le cas du docteur Laurent* (1957) de Jean-Paul Le Chanois. Quant à la télévision, elle ne sera pas en reste. Bien avant le succès des séries comme *Urgences*, et même si c'est avec retard sur les productions anglaises et américaines, les premières fictions médicales françaises font leur apparition à la fin des années 1960 avec le personnage de *Cécilia, médecin de campagne* (1966). Puis ce sera en 1978 le succès de *Médecins de nuit* (co-créé pour Antenne 2 par Bernard Kouchner – sous le pseudonyme de Bernard Gridaine –, Hervé Chabalier et Gilles Bression).

L'image fixe pour comprendre et faire comprendre

Si l'image animée, muette et en noir et blanc avant de devenir parlante et en couleurs, en différé avant de devenir instantanée, est d'évidence l'avancée la plus marquante du XXe siècle, il ne faut pas oublier pour autant le formidable élan de l'image fixe dont la démocratisation de la photographie, argentique puis numérique, est un des signes les plus évidents. Son rôle a été majeur tant en matière de diagnostic médical qu'en matière de promotion de la santé.

De fait, au nouveau regard que permet, à ses débuts, l'image animée pour comprendre le mouvement, s'ajoutent la naissance puis l'essor de l'imagerie médicale qui génère une nouvelle appréhension du corps et de la maladie. Avec les rayons X, découverts en novembre 1895 par le physicien allemand Wilhelm Conrad Röntgen, c'est en effet la possibilité nouvelle pour les médecins de voir, sans acte chirurgical, certaines parties du corps humain et donc de disposer par ce moyen d'un nouvel outil de diagnostic. D'abord limitée à quelques hôpitaux et cliniques du fait notamment de la taille des appareils, la radiologie se banalise rapidement pour, et c'est là une innovation notable, aller au plus proche des patients au moyen d'automobiles et de camions équipés d'appareils mobiles, tels les « petites Curie » utilisées par l'armée française pendant la Première Guerre mondiale et les camions radiophotos dont les conseils généraux, comme celui du Finistère, font l'acquisition pendant l'entre-deux-guerres pour lutter contre la tuberculose. Puis, avec le développement de l'électronique et l'essor de l'informatique dans la seconde moitié du XXe siècle, l'imagerie médicale fait un bond en avant avec de nouvelles technologies qui renouvellent l'usage des rayons X (scanners) ou recourent à de nouveaux procédés (ultrasons pour échographie, imagerie par résonance magnétique) et qui ont en commun d'être de moins en moins invasives et de plus en plus performantes.

Mais ces techniques ont également pour conséquence de bouleverser l'organisation des professions médicales (développement de la spécialisation et redéfinition des tâches et des compétences) et plus largement celle du système de santé. Ainsi, l'essor de l'imagerie médicale, c'est aussi l'essor des investissements publics dans le champ de la santé. D'ailleurs, dès 1898, par une circulaire du 22 avril, Henri Monod, le directeur de l'hygiène et de l'assistance au ministère de l'intérieur, attira l'attention des commissions administratives hospitalières sur les progrès remarquables que permettaient les rayons X et demanda aux préfets d'engager celles-ci « à faire [...] quelques efforts pour assurer au corps médical l'outillage et l'installation devenus nécessaires[3] », et en particulier dans les principaux établissements d'ouvrir des laboratoires de radiographie et de radioscopie. À l'inverse, plus récemment, l'essor de ces investissements lourds et coûteux a conduit à des tentatives d'encadrement et de planification avec la mise en place à partir du milieu des années 1970 d'indices de besoins et de cartes sanitaires spécialisées pour les tomodensitomètres (scanners) et les caméras à scintillation.

Dans un autre registre, l'image fixe devient, dès la fin du XIXe siècle, un formidable outil d'éducation sanitaire dont toutes les grandes associations de propagande hygiéniste se saisissent pour faire passer leurs messages. C'est ainsi qu'à l'occasion du premier Congrès national contre l'alcoolisme qui se déroule à Paris en 1903, les participants se verront rappeler que l'un des « moyens dont on peut ou dont il faut se servir pour combattre le fléau » est « la *réclame*, avec ses formes multiples et ingénieuses, depuis l'affiche simple ou artistique jusqu'à l'éventail, au buvard, à l'étiquette gommée, etc. », une réclame « frappant les yeux et amenant une suggestion inévitable par son intensité et sa répétition » (Drouineau, 1903, p. 1011). Et ce sera, en ce domaine comme dans d'autres – par exemple, la lutte contre la tuberculose et la lutte contre le cancer quelques années plus tard –, le début d'une longue série d'actions de propagande par l'image : des films fixes utilisés notamment à l'école[4] aux bandes dessinées, en passant par la

---

3. « Circulaire du 22 avril 1898 relative aux laboratoires de radiographie et de radioscopie », annexe 8, *in* Ministère de l'intérieur et des cultes (1899), *Circulaire du 15 décembre 1899 relative au règlement intérieur des hôpitaux et hospices publics*, Imp. nationale, 178 p. + ann.

4. *Cf. infra*, p. 157, le chapitre de Didier Nourrisson.

photo pour illustrer de plus en plus les affiches à partir des années 1960 ou encore la carte postale, le timbre, les buvards, les bons points et plus récemment les sets de table, il n'est guère de supports qui n'ont pas un jour servi pour éduquer à la santé.

Au premier rang de ces modes d'expression, l'on trouve évidemment l'affiche qui va très vite devenir un média privilégié de la prévention, en particulier dans la lutte contre les grands fléaux sociaux. Les Semaines nationales de défense contre le cancer, dont la première date de 1930, sont ainsi l'occasion de placarder sur les murs, dans le métro ou dans les gares, diverses affiches qui égrènent le nombre des morts et recourent à la métaphore guerrière pour combattre ce mal symbolisé par un crabe aux pinces démesurées[5]. De plus petite taille, l'affiche trône également dans les centres médico-sociaux, les mairies ou encore les salles d'attente des médecins ou les ateliers, invitant tour à tour la mère à protéger son enfant des maladies contagieuses en le faisant vacciner, l'enfant à adopter des règles de propreté et d'hygiène habituelles pour conserver sa santé, l'étudiant à ne pas se doper ou le travailleur à adopter les bons gestes pour éviter accidents du travail, incapacités et maladies professionnelles. Chacun est incité à faire attention à sa santé et, à la moindre alerte, à se rendre chez son médecin ou à se faire dépister, car, qu'il s'agisse du cancer ou de la tuberculose, tôt dépistée, la maladie peut être guérie. Comme le précise une affiche du Comité national de défense contre la tuberculose et du ministère de la santé dans l'immédiat après-guerre, « c'est le traitement précoce continu assez prolongé par les antibiotiques associés » qui est « le chemin de la guérison[6] ».

Force est de constater que le recours à l'affiche par les préventeurs de toute sorte a souvent visé à contrebalancer les effets des images commerciales, notamment la publicité, sur les représentations du corps et de la santé. Certains d'ailleurs n'hésiteront pas à afficher clairement leurs objectifs et à recourir aux mêmes méthodes pour les atteindre « parce qu'il n'y a aucune raison pour que ce qui a montré son efficacité dans la promotion des ventes d'un modèle d'automobile ou d'une marque d'huile de table ne soit pas susceptible de faire passer une information d'intérêt général » (Anonyme, 1970). Tel a été le cas du Haut Comité d'étude et d'information sur l'alcoolisme, l'un des grands précurseurs français de la communication publique, qui n'hésita pas à commander en 1958 une pin-up à Brenot, « le spécialiste des jolies filles décolletées brandissant des verres de bière, enlaçant des bouteilles ou savourant avec volupté les produits les plus

5. *Cf. infra*, p. 45, l'entretien avec Nathalie Huchette.

6. *Le chemin de la guérison*, Comité national de défense contre la tuberculose/André Wilquin, affiche 29 x 39 cm, [s.d.], fonds de l'EHESP/AD 35.

divers » (Lelieur, Bachollet, 1996, p. 79) pour rappeler à tous que « les belles plantes ne s'arrosent pas à l'alcool[7] ».

De l'autre côté du miroir, l'image génère en effet des représentations qui impactent fortement les comportements de santé. Des photos de mannequins des magazines de mode aux publicités pour les régimes amincissants dont la presse féminine regorge, des encarts pour les barres vitaminées aux publicités pour les colas et sodas, des affiches vantant les mérites du tabac ou des alcools jusque dans les enceintes sportives avant que des lois successives, dont la loi Évin en 1991, viennent en encadrer l'usage, à celles vantant les bienfaits des alicaments, nombreuses sont les images qui s'impriment à chaque instant dans l'inconscient collectif et délivrent des messages souvent contradictoires, la santé et le bien-être étant des arguments prisés pour faire vendre ou pour le moins faire remarquer un produit.

Nul besoin d'insister davantage pour comprendre tout l'intérêt que peut trouver l'historien de la santé à exploiter ce média aux multiples facettes qu'est l'image. Celle-ci est bel et bien pour lui une ressource incontournable pour saisir l'épaisseur des faits historiques, mais c'est une ressource dont l'emploi relève constamment du défi.

Recourir à l'image, un défi pour l'historien de la santé

Document de premier ordre pour l'historien, l'image est aussi un document qui pose des problèmes. Il ne s'agit pas seulement de problèmes de méthodes d'analyse. Il s'agit tout autant de problèmes de repérage et de collectage des données.

L'image, un document parmi d'autres et comme un autre

Traditionnellement, les historiens s'appuient sur l'écrit et c'est parfois avec réticences qu'ils se dirigent vers d'autres types de documents. Pourtant, c'est là une démarche normale : en histoire en effet, le document n'est pas seulement un écrit. C'est ce que rappelait Lucien Febvre, l'un des pères fondateurs de l'École des Annales, pour lequel, si « l'histoire se fait avec des documents écrits [...], elle peut se faire, elle doit se faire avec tout ce que l'ingéniosité de l'historien peut lui permettre d'utiliser pour fabriquer son miel, à défaut de fleurs usuelles. Donc avec des mots, des signes. Des paysages et des tuiles. Des formes de champs et de mauvaises herbes... D'un mot, avec tout

7. *Les belles plantes ne s'arrosent pas à l'alcool*, HCEIA/Pierre-Laurent Brenot, affiche 60 x 40 cm, 1958, fonds de l'EHESP/AD 35.

ce qui, étant à l'homme, dépend de l'homme, sert à l'homme, exprime l'homme, signifie la présence, l'activité, les goûts et les façons d'être de l'homme » (Febvre, 1953, p. 428). Car, comme l'écrivait Henri-Irénée Marrou, « est un document toute source d'information dont l'esprit de l'historien sait tirer quelque chose pour la connaissance du passé humain » (Marrou, 1954, p. 72).

Un simple exemple, celui des monographies d'histoire hospitalière produites très souvent par des directeurs d'hôpital ou des médecins, est fort révélateur de la nécessité qu'il y a pour l'historien à élargir ses sources, à les diversifier. Nombre de ces monographies ont, concernant la période contemporaine, pour sources quasi uniques les comptes rendus annuels d'activité et les règlements intérieurs : si les premiers offrent une multitude d'informations qu'il faut néanmoins confirmer, les seconds, souvent prescrits par les autorités et mis en forme à l'aune des modèles types que le ministre chargé de l'assistance adressait aux préfets pour les faire appliquer dans les établissements de leur ressort, sont parfois très éloignés de la vie quotidienne des institutions auxquelles ils se rapportent et qu'ils semblent *a priori* ordonner dans les moindres détails, des obligations de service des médecins au nombre des agents, en passant par les heures de lever et de coucher et les rations alimentaires. S'arrêter à ces documents ne suffit pas pour établir les faits : les registres d'entrées et de sorties, les données comptables, les courriers échangés en interne et en externe doivent aussi être décryptés. Tout comme les plans, les photographies, les cartes postales, les dessins de salles de garde dans les plus gros établissements. L'image ici, sans doute secondaire en apparence, va en effet donner de l'épaisseur aux faits qui transparaissent à l'écrit ou suppurent des bâtiments. On imagine mal faire l'histoire des établissements parisiens et de leurs personnels sans recourir aux immenses richesses iconographiques conservées par l'Assistance publique-Hôpitaux de Paris[8]. Il en va de même pour n'importe quel établissement, même si, de prime abord, trouver des images les concernant semble moins aisé.

Le fait est que l'historien de la santé dispose d'une formidable diversité de types d'images et de supports. Qu'il s'agisse de photographies, de peintures ou de dessins, l'image se rencontre aussi bien au détour d'un dictionnaire médical dans lequel, à l'instar du *Larousse médical illustré*, le lecteur néophyte trouvera par exemple décryptés les gestes de tel ou tel soignant, que dans la presse, généraliste ou

8. À voir à ce sujet la très belle collection « Histoire des hôpitaux » publiée par la direction de la communication de l'AP-HP à la fin des années 1990 et les DVD et catalogues d'exposition du musée de l'AP-HP (*cf. infra*, les chapitres de Chantal de Singly, p. 177, et d'Anne Vega, p. 183).

spécialisée, de plus en plus illustrée. Elle prend la forme de reportages photographiques, tel ce « Journal d'un médecin de campagne » paru dans *Les Cahiers français* (1970, p. 12-15) pour illustrer en quatre pages et vingt photos le quotidien d'un généraliste du Nivernais. Mais aussi de romans-photos ou de bandes dessinées, les uns et les autres pouvant être publiés aussi bien à des fins préventives (*Merlot contre MST-Sida*, album édité en 1987 par la Mutualité française et l'académie de Grenoble par exemple) que distractives, comme la série humoristique *Les femmes en blanc* créée dans les années 1980 par Raoul Cauvin et Bercovici ou les albums satiriques de Claire Bretécher (*Docteur Ventouse, bobologue,* 1985) et de Christian Binet (*Les Bidochons, assujettis sociaux*, 1985). Elle s'étale également sur les murs, intérieurs et extérieurs, sous la forme de panneaux peints, d'affiches ou de cartes murales. Elle figure au quotidien sur les produits de consommation courante et les publicités qui les accompagnent, avec une tendance de plus en plus forte à glisser des messages et des avertissements sanitaires (« fumer tue » sur les paquets de cigarettes ou « à consommer avec modération » dans les prospectus comportant des images de boissons alcooliques par exemple). Elle peut également être destinée à être projetée, comme pour les films fixes ou les diapositives. À cela, viennent s'ajouter le cinéma, la vidéo et la télévision, avec une multitude de genres, de la simple scène de la vie privée au film de fiction en passant par les documentaires, les interviews, les débats télévisés.

À des degrés divers, ces images offrent à l'historien de multiples informations sur ce qu'est la santé et sur ses représentations. Et cela, pas seulement par le truchement de documents spécialisés, entre autres films médicaux et affiches de prévention. Car la connaissance de l'état de santé de la population et du rapport qu'entretient celle-ci avec les professionnels de santé passe par bien d'autres types de documents iconographiques. On peut citer par exemple la carte postale ancienne qui nous livre une multitude d'images d'institutions de santé et nous montre de multiples scènes de la vie quotidienne. On peut citer également les encarts et les spots publicitaires, qui en disent beaucoup sur les mécanismes de l'offre et de la demande de bien-être. La compréhension des oppositions des acteurs de prévention à la publicité et celle des ressorts de la communication sanitaire passent ainsi par l'analyse historique de l'évolution de la publicité en faveur des produits incriminés. Cela a été bien compris en matière d'addictions, et tout particulièrement de consommation des boissons alcooliques comme le montre notamment le chapitre consacré aux imageries du boire dans l'expertise collective de l'Institut national de la santé et de la recherche médicale (INSERM), *Alcool. Dommages sociaux, abus et dépendances*, publiée en 2003.

Mais comme tout document, l'image doit être soumise au crible de la critique historique. Car si l'histoire ne s'écrit pas sans sources, elle ne se fait pas non plus sans critique de ces sources. Outre le fait que l'image est polysémique, elle s'inscrit dans un contexte que l'historien doit restituer. Celui-ci doit en vérifier à la fois la véracité (les scènes de vie quotidienne que nous montrent les cartes postales anciennes sont bien souvent des constructions où le stéréotype l'emporte sur la réalité), mais aussi la diffusion (la plus belle affiche de prévention n'a qu'un impact réduit quand elle reste entreposée dans les réserves des institutions chargées de les distribuer). Il doit en saisir les procédés, la technique, le mode de narration, comprendre ce qui oriente le sens (cadrage, mouvements de caméra, association d'images et de sons...), mettre en perspective images et textes (rôle des légendes, par exemple), images et commentaires et/ou bande-son. Et surtout, l'historien doit se méfier de l'image unique, d'où la nécessité pour lui de constituer des corpus suffisamment étoffés pour pouvoir comparer dans le temps et dans l'espace les documents dont il dispose.

Il faut donc quelque peu de méthode pour exploiter de tels documents au risque autrement de commettre des contresens et des anachronismes. Comme plus largement en matière de communication, chaque image doit être soumise à une série de questions : qui parle (le commanditaire, le réalisateur) ? À qui (le public, les réseaux de diffusion) ? Pour dire quoi (le message en tant que tel) ? Quand et où ? Avec quels moyens ? Et pour quels effets, ce qui permet de prendre en considération la rétro-action de la communication.

L'image, une source omniprésente et paradoxalement souvent difficile d'accès

L'image, on l'aura bien compris, est une source majeure pour l'historien. Mais c'est une source qui, on le pressent aussi, ne manque pas de poser problème à celui qui cherche à s'en servir. C'est d'ailleurs ce qui explique peut-être que l'exploitation de ce type de documents par les historiens ait été assez tardive, du moins chez les contemporanéistes. Pour Christian Delporte, l'intérêt grandissant accordé par ceux-ci à l'image ne date guère que d'une trentaine d'années. Jusqu'aux années 1980, « rares [...] étaient les recherches historiques situant l'image au cœur de leur démonstration » et les quelques chantiers qui étaient ouverts, l'étaient « par quelques francs-tireurs que leur réputation et leur assise institutionnelle [...] autorisaient à vagabonder en dehors des chemins balisés par l'académisme universitaire » (Delporte, 2008, p. 9). Le tableau que brossait Jean-Pierre Rioux en 1984 dans la revue *Vingtième Siècle* le montre bien : traitant du cinéma, il s'inquiétait de voir que, bien qu'en connaissant les enjeux, « les historiens français néglig[eaient] toujours superbement l'image filmée comme source, regard et miroir de l'histoire du 20e siècle », fait largement démontré à la lecture des bibliographies encore « désespérément lacunaires » (Rioux, 1984) en cette matière.

De fait, fixe ou animée, l'image a d'abord eu pour statut principal en histoire d'illustrer, d'étayer un propos avant d'avoir le statut de source. Et ce, pour de nombreuses raisons. D'abord, sans doute le fait que les sources écrites, souvent nombreuses pour l'époque contemporaine et d'apparence plus aisée à étudier, ont davantage retenu l'attention des historiens. Puis que l'histoire orale s'est développée. Mais il est sans doute une autre explication à l'utilisation tardive de l'image comme source pour l'histoire du XXe siècle. L'image est en effet une source paradoxale. Alors que son usage et sa diffusion n'ont cessé de prendre de l'ampleur, c'est encore un type de sources qu'il est plus difficile à l'historien de localiser et donc d'exploiter.

Certes, il existe de multiples fonds d'archives iconographiques ou cinématographiques. Il suffit pour s'en convaincre de penser aux Archives françaises du film du Centre national de la cinématographie qui conservent plus de 100 000 films des débuts du cinéma jusqu'à nos jours (essentiellement de longs et courts métrages de fiction et de documentaires, en majorité français, déposés par l'industrie cinématographique, par des collectionneurs, ou au titre du dépôt légal) et aux fonds de l'Institut national de l'audiovisuel (INA) pour les images de télévision. La consultation du site Internet de l'INA (quelque 25 000 heures de programme de télévision et de radio dont beaucoup sont consultables gratuitement, soit en intégralité, soit sous forme d'extraits), ou encore celle du site des archives Gaumont-Pathé donnent aux néophytes une bonne idée des richesses exploitables par l'historien.

Au plan local, lorsque l'on souhaite porter son regard sur des territoires ou des organisations de santé spécifiques, les fonds disponibles sont également variés. On pensera en premier lieu aux séries Fi des archives départementales et municipales où l'on trouve documents figurés et iconographiques, c'est-à-dire à la fois des cartes et plans, des cartes postales, des photographies, des affiches, des dessins, des gravures et des lithographies provenant aussi bien de fonds publics que de donations privées. On se tournera également vers les cinémathèques régionales et les photothèques sans oublier un grand nombre de musées et écomusées qui disposent bien souvent de riches collections d'images. En Bretagne par exemple, plusieurs lieux de conservation publics ou privés offrent au chercheur de telles potentialités : le musée de Bretagne à Rennes, la cinémathèque de Bretagne basée à Brest ou encore le conservatoire régional de la carte postale de Baud en sont des exemples parmi d'autres.

Dans tous ces lieux, l'historien de la santé pourra trouver matière à ses recherches. Mais il n'en reste pas moins que ceux-ci sont rarement spécialisés dans le seul champ du sanitaire et du social. Les bibliothèques et musées de médecine (à l'instar de la bibliothèque interuniversitaire de médecine de Paris dont la banque d'images est riche de quelque 35 000 images), les musées et les services d'archives hospitaliers lorsqu'ils existent, les centres de documentation du domaine, qu'ils soient publics ou privés (par exemple, ceux des grosses associations et fondations) sont donc incontournables. Ils disposent à la fois de fonds importants, comme c'est le cas à l'AP-HP ou à l'Institut Curie, mais aussi des répertoires, des catalogues fort utiles pour des recherches thématiques et la constitution de corpus. On peut ainsi penser aux fonds iconographiques de « L'Hygiène par l'exemple » dont un catalogue commenté a été réalisé par le Centre d'études, de documentation, d'information et d'action sociales (CEDIAS), autrement connu sous le nom de Musée social.

Car, sans même parler de la consultation des documents, qui n'est pas toujours aisée, l'un des tout premiers problèmes que pose l'image à l'historien de la santé est son repérage, notamment pour certains supports qui n'ont pas toujours été conservés dans les meilleures conditions, voire pas conservés. C'est le cas par exemple des affiches, notamment dans le domaine de la promotion de la santé dans la mesure où de nombreux organismes producteurs sont des associations. Dans ce cas, il faut donc pouvoir retrouver des catalogues ou des répertoires anciens, comme ceux des éditeurs et des diffuseurs. Un « répertoire analytique », réalisé par la Fédération nationale du cinéma éducateur (FNCE) en octobre 1953, recense à cette époque quelque 3 300 titres de films fixes, mais l'hygiène et la santé publique n'en constituent qu'une petite part : Thierry Lefebvre (2001) a quant à lui recensé 51 films d'hygiène, 39 films de puériculture et 13 films de prévention. Il faut aussi dépouiller les revues du champ, par exemple *Alcool ou santé* du Comité national de défense contre l'alcoolisme et *La santé de l'homme* qui fournissent régulièrement des listes de documents mis à disposition des acteurs de la prévention dans les années 1950 et 1960.

On ne peut donc que saluer toutes les initiatives visant à répertorier et à conserver ce type de documents, et par là même, à faire émerger des corpus significatifs pour le chercheur[9]. Du coup, on pourrait se prendre à rêver de la constitution d'un réseau d'institutions, de chercheurs, de passionnés, de collectionneurs qui, à défaut de conserver les documents, pourraient en assurer le repérage à l'exemple de ce que fait aujourd'hui la banque de données en santé

---

9. *Cf. infra*, le chapitre de Didier Nourrisson, p. 157, et l'entretien avec Daniel Collin, p. 223.

publique (BDSP) ou dans un autre registre Toxibase. Car c'est d'abord par la constitution de tels outils que pourront se développer les recherches sur les images de santé, en histoire aussi bien que dans les autres disciplines.

Références bibliographiques

«Journal d'un médecin de campagne» (1970), reportage photographique sur la vie d'un médecin de campagne dans le Nivernais, *Les Cahiers français*, n° 142, «La France à l'heure des choix: médecine et santé», mai-juin, p. 12-15.

Anonyme (1909), «Cinématographe de l'invisible», *Je sais tout*, p. 679.

Anonyme (1970), «La prévention de l'alcoolisme. Information du public», *Notes et études documentaires*, n° 3675-3676, p. 59.

Blétry N. (2006), *La prévention s'affiche: 100 ans pour convaincre (1906-2006)* (2006), Paris, Ministère de l'emploi, de la cohésion sociale et du logement, 59 p.

Broussouloux C. (2001), *Cinéma et médecine. Le médecin à l'écran*, Paris, Ellipses, coll. «Sciences humaines en médecine», 112 p.

Cohen J. (2006), «Le scandaleux Docteur Doyen ou la tragédie solitaire d'un surdoué», texte de présentation en ligne sur la bibliothèque numérique de la BIUM Paris 5 (www.bium.univ-paris5.fr/histmed/medica/doyen.htm), janvier.

Crinon (D^r^) (1914), «C'est surtout à la médecine et à la biologie que le cinématographe a fait faire de grands progrès», *Je sais tout*, p. 628, 632.

Dandé A., Perrot M. (2001), *130 ans de prévention de l'alcoolisme en France, 1870-2000*, Paris, Éditions CFES, 67 p.

Delporte C. (2008), «De la légitimation à l'affirmation», *in* Delporte C., Gervereau L., Maréchal D. (dir.), *Quelle est la place des images en histoire ?*, Paris, Nouveau Monde éditions, coll. «Histoire culturelle», p. 9.

Delporte C., Gervereau L., Maréchal D. (dir.) (2008), *Quelle est la place des images en histoire ?*, Paris, Nouveau Monde éditions, coll. «Histoire culturelle», 480 p.

Drouineau G. (1903), «Revue des congrès. Congrès national contre l'alcoolisme», *Revue d'hygiène et de police sanitaire*, n° 25, p. 1011.

Duprat A. (2007), *Images et Histoire. Outils et méthodes d'analyse des documents iconographiques*, Paris, Belin, coll. «BelinSup Histoire», 224 p.

Febvre L. (1953), *Combats pour l'histoire*, Paris, Armand Colin, p. 428.

Fillaut T. (2009), «Image de la médecine rurale et médicalisation des campagnes dans les années cinquante et soixante: l'exemple de la Bretagne», *Sociétés et représentations*, n° 28, «Le médecin prescripteur d'images» (coordonné par T. Lefebvre), p. 135-151.

Fillaut T., Garçon J. (dir.) (2003), *La prévention de l'alcoolisme par l'affiche en France, en Belgique, en Suisse et au Québec (1945-1995)*, Rennes, ENSP-IREB, CD-Rom.

Fillaut T., Garçon J., Bernardin M. (1999), «L'alcoolisme à l'affiche (1945-1995)», *Actualité et dossiers en santé publique*, n° 26, p. 20-22.

Fillaut T., Garçon J., Mansotte F., Mauger M. (1995), *Quand la santé publique s'affiche. 1945-1995, 50 ans, 50 affiches*, Rennes, Éditions ENSP, 67 p.
Gervereau L. (2004), *Voir, comprendre, analyser les images*, Paris, La Découverte, coll. « Guides repères », 4e éd., 198 p.
Howard S. (2006), *Les images de l'alcool en France. 1915-1942*, Paris, CNRS Éditions, 257 p.
INSERM (2003), *Alcool. Dommages sociaux, abus et dépendances*, Paris, La Documentation française, 537 p.
Lefebvre T. (2001), « Films fixes et santé publique », *Revue d'histoire de la pharmacie*, vol. 49, n° 331, p. 381-399.
Lefebvre T., Nourrisson D., Tsikounas M. (2010), *Quand les psychotropes font leur pub. Cent trente ans de promotion des alcools, tabacs, médicaments*. Paris, Nouveau Monde éditions, coll. « Histoire culturelle », 306 p.
Lelieur A.-C., Bachollet R. (1996), *Brenot affichiste*, Paris, Agence culturelle de Paris.
Marrou H.-I. (1954), *De la connaissance historique*, Paris, Le Seuil, rééd. coll. « Seuil Points Histoire », 1975.
Mercier A. (1993), « Les premières émissions santé à la télé : quelle aventure ! », *Top Santé*, janvier, p. 52-53.
Nourrisson D., Freyssinet-Dominjon J. (2009), *L'école face à l'alcool*, Presses universitaires de Saint-Étienne, 202 p., avec CD-Rom.
Rioux J.-P. (1984), « Vendanges à Perpignan », *Vingtième Siècle. Revue d'histoire*, vol. 2/2, p. 100.
Videlier P., Piras P. (1992), *La santé dans les bandes dessinées*, Paris, Éditions Frison-Roche/CNRS Éditions, 191 p.

Iconographie

Planche 1 : *Vivre* (1946), 20 min, N&B, sonore, réalisation : Émile Gaudu, fonds de la cinémathèque de Bretagne, Brest (crédits : archives EHESP).

– 2 –

La sociologie et son rapport à l'image dans le champ de la santé

Florence Douguet

Depuis quelques décennies, nous assistons à une multiplication des supports visuels et des moyens de diffusion des images. À l'ère du numérique et d'Internet, réaliser des images et les mettre en circulation n'a jamais été aussi facile. Face à une telle prolifération, de nombreux auteurs qualifient notre société actuelle de « civilisation de l'image » et certains dénoncent l'existence d'une « hégémonie », voire d'une « tyrannie de l'image ». Mais au-delà des critiques qu'elle suscite, l'image peut aussi constituer une manière d'appréhender la société.

Si les sociologues assimilent le fait de photographier ou de filmer à une pratique sociale (Bourdieu, 1965) et considèrent les images fixes ou animées qui en résultent comme des représentations sociales, ils sont beaucoup plus réservés quant à l'idée d'utiliser ces procédés visuels comme des moyens de compréhension de la réalité sociale. Cette réticence de la sociologie vis-à-vis de l'image n'épargne pas le domaine de la santé. Mises à part les quelques photographies et reproductions picturales venant agrémenter les premières de couvertures d'ouvrages ou les affiches annonçant des manifestations scientifiques, la sociologie de la santé mobilise très peu l'image.

Nous nous proposons ici d'explorer la nature du rapport que la sociologie entretient avec l'image à partir du champ spécifique de la santé. Dans une première partie, nous exposerons les éléments de constat qui témoignent de la sous-utilisation de l'image en sociologie et nous arrêterons sur les raisons de cette situation. Dans une seconde partie, nous montrerons l'intérêt que représente l'image pour la recherche en sociologie, en particulier pour aborder des questionnements relatifs à la santé.

La sociologie et l'image : une relation délicate

L'image, qu'elle soit fixe ou mobile, est encore peu exploitée par les sociologues. En dehors de quelques champs spécialisés (sociologie de l'art, sociologie visuelle, sociologie urbaine, par exemple) qui ne peuvent en faire l'économie, la discipline ne semble pas prendre au sérieux l'image (De Verdalle, Israël, 2002 ; La Rocca, Bou Hachem, 2007). Nous commencerons par examiner les indices de cette difficile rencontre entre la sociologie et l'image avant d'en évoquer les origines en lien avec l'histoire de la pensée sociologique.

Des images quasi absentes des productions sociologiques contemporaines

Au préalable, il importe de rappeler que la photographie a occupé une place importante dans la sociologie américaine à la fin du XIXe siècle et au début du XXe siècle. Se basant sur les résultats d'une étude américaine, Sylvain Maresca explique que la célèbre revue *The American Journal of Sociology* a publié 31 articles illustrés par 244 clichés au total entre 1896 et 1916. Au-delà de cette date, l'image a complètement disparu de la publication. Ce tournant, écrit l'auteur, « aurait correspondu à une réorientation rédactionnelle de la revue vers un contenu plus explicitement "scientifique" : la sociologie étant appelée à calquer sa démarche sur celle des sciences "pures", *The American Journal of Sociology* se mit à consacrer une place croissante aux statistiques, aux discussions méthodologiques ou théoriques, éliminant sans retour les articles qui traitaient jusque-là des réformes sociales » (Maresca, 1996, p. 129). À la même époque et dans un même esprit de dénonciation sociale, le sociologue français Maurice Halbwachs aura recours à la photographie à l'occasion de l'une de ses « promenades urbaines ». En février 1908, il réalise une série de six photographies de la Cité Jeanne-d'Arc, un îlot d'habitations populaires dénoncé par les hygiénistes comme « l'un des foyers d'insalubrité les plus inquiétants de Paris » (cité par Topalov, 1997, p. 139). Le sociologue remettra ses clichés au socialiste Albert Thomas dans l'espoir que celui-ci les utilise dans *L'Humanité* à des fins électorales[1]. Ces documents scientifiques et politiques à la fois témoignent, d'après

1. Ces photographies ne seront jamais publiées dans le quotidien.

Christian Topalov, du regard socialement orienté qu'un jeune normalien pouvait à l'époque porter sur la classe ouvrière. Une autre figure de l'école française de sociologie, Marcel Mauss (1926), sera l'un des premiers à pointer l'utilité de l'image dans le domaine de la santé, en préconisant l'utilisation de la « méthode photographique » et du « cinéma au ralenti » pour étudier les *techniques du corps* (postures et usages du corps, pratiques d'hygiène, soins aux jeunes enfants, positions d'accouchement, etc.).

En dépit de ces prémices, force est de constater l'intérêt limité de la sociologie actuelle pour l'image. La plupart des manuels de méthodologie en sciences sociales passent pour ainsi dire sous silence l'utilisation de l'image à la fois comme source et comme matériau d'enquête. Les quelques ouvrages qui abordent la question n'y consacrent guère plus d'un paragraphe ou d'un encadré alors que la méthode du questionnaire et celle de l'entretien y font systématiquement l'objet de longs développements. Le domaine de la santé n'échappe pas à ce manque d'intérêt pour l'image. Dans un article consacré à l'observation sociologique en milieu hospitalier, Anne-Marie Arborio (2007) propose de recourir à diverses techniques d'inspiration ethnographique pour étudier, en situation et en temps réel, les pratiques des professionnels (prise de notes de terrain, comptages, cartes de déambulation, etc.). Dans ce recensement, la photographie et le film ne sont pas repérés comme des modalités possibles de recueil de données. Rares sont également les travaux de recherche publiés qui accordent à l'image un rôle argumentatif aussi important que celui conféré à un tableau statistique[2] ou à un extrait d'entretien. Dans ces publications, l'image est souvent réduite à une simple fonction illustrative de propos construits hors d'elle et sans elle. Ainsi, il n'est pas exceptionnel d'observer des ouvrages dans lesquels figurent des clichés photographiques (quelquefois sans légende) qui ne donnent lieu à aucun commentaire dans le texte[3].

D'autres disciplines voisines de la sociologie ont pourtant pris la mesure de l'importance de l'image. Le film ethnologique s'est développé dans les années 1940-1950 dans l'objectif de rendre les données recueillies sur le terrain accessibles à d'autres chercheurs et de prouver la véracité des faits observés. Depuis longtemps déjà, les historiens utilisent l'image fixe (portraits et photographies tiennent autant de place dans leur documentation que les archives écrites), et l'image animée, notamment cinématographique, tend désormais à s'imposer comme source historique à part entière (Sorlin, 1999).

---

2. Sur ce point, il faut préciser que certains auteurs considèrent que tableaux, graphiques, schémas et autres diagrammes constituent aussi des images.

3. Voir par exemple le recueil de photographies illustrant le métier d'infirmière de Saliba *et al.* (1993).

De tels constats invitent tout naturellement à s'interroger sur l'ambiguïté du rapport que la sociologie entretient avec l'image : pourquoi le recours à l'image suscite-t-il réticence et méfiance de la part des sociologues ?

Une disqualification du visuel fortement ancrée dans la tradition sociologique

La marginalisation de l'image en sociologie peut, en premier lieu, se comprendre en référence à ce que Jean-Pierre Terrenoire (1985) désigne sous l'expression d'*habitus scientifique*. La sociologie, contrairement à l'ethnologie par exemple, s'est constituée dès sa naissance en tant que discipline de l'écrit. En accordant la primauté aux sources écrites (documents, publications) et « quasi écrites » (journaux de terrain, corpus d'entretiens retranscrits, questionnaires, etc.), la discipline a exclu toutes les autres sources, en particulier audiovisuelles, de sa démarche. En sociologie de la santé, cette tendance se traduit par un recours fréquent à la description textuelle, laquelle tend alors à supplanter la description par l'image. Par exemple, dans une étude consacrée aux urgences hospitalières, Jean Peneff multiplie les descriptions textuelles détaillées qu'il rédige à partir de ses notes de terrain :

> « Dans la salle d'attente, éclairée par de vastes fenêtres, une porte donne dans un bureau, signe de la présence de l'administration : la "caisse", où l'on vient payer et faire remplir les dossiers d'assurance. Dans cette salle d'attente, froide, meublée uniquement de chaises le long des quatre murs (avec l'immuable petite table porteuse de revues datant de plusieurs mois), la décoration est inexistante (hormis à Noël) sauf quelques affiches sur la nécessité de la prévention ou sur des problèmes de santé publique. » (Peneff, 1992, p. 33-34)

Cet *habitus scientifique* peut être mis en rapport avec l'influence exercée par l'interactionnisme sur la sociologie de la santé dans notre pays. Dans les années 1950 et 1960, ce courant de la sociologie américaine a en effet produit de nombreuses études monographiques – devenues classiques depuis (Goffman, 1968) – qui dépeignaient de façon extrêmement précise, sur la base d'observations directes, l'organisation des institutions de santé, la division du travail et le contenu des tâches des professionnels qui y exercent, le rôle des malades ainsi que leurs interactions avec les personnels.

En second lieu, ce rejet de l'image peut être appréhendé comme la conséquence de la scientificité et de l'académisme auxquels aspire la sociologie depuis ses débuts. L'utilisation de l'image est considérée comme non sérieuse parce qu'elle ne répondrait pas aux exigences de rigueur et d'objectivité s'imposant à toute démarche scientifique.

Commentant cette mise à la marge de la démarche sociologique, Howard Becker écrit :

> « C'est un peu comme si la présence de photographies et de films dans un rapport de recherche constituait une concession au goût bien peu scientifique du public ou une tentative pour persuader les lecteurs, par l'usage de moyens "rhétoriques" et sans légitimité, d'accepter des conclusions peu fondées. » (Becker, 2001, p. 338)

L'insertion d'images dans une démonstration rédigée peut donc s'avérer risquée, surtout lorsqu'il s'agit de mettre les faits empiriques à l'épreuve des hypothèses et de soumettre les résultats à la critique des autres chercheurs. Dans ces conditions, on peut comprendre que les sociologues qui réalisent des photographies ou des films sur leur terrain d'enquête préfèrent s'abstenir de les publier.

Ce rapport problématique à l'image résulterait enfin d'une réaction de la sociologie contre la biologie et la psychologie. La sociologie a, d'après Sylvain Maresca (1996), éliminé le corps – dont l'œil – de son champ d'étude au profit de phénomènes collectifs qui d'emblée s'apparentent à des faits sociaux. Ainsi, les phénomènes ayant trait à la perception et à l'expression corporelle (regards, gestes, mimiques, postures...) ont-ils été analysés prioritairement par la psychologie, la biologie ou encore l'anthropologie, à partir de l'image.

L'image : une richesse pour interpréter la réalité sociale

Comment le rapprochement de l'image et de la sociologie peut-il contribuer à une meilleure interprétation du monde social ? L'objectif est ici de requalifier l'usage du visuel au sein de la discipline et plus particulièrement au sein de la sociologie de la santé. Pour cela, nous distinguerons de manière assez schématique trois modalités d'utilisation sociologique de l'image : les deux premières renvoient à l'idée de faire de la « sociologie avec les images » et la dernière à celle de faire de la « sociologie sur les images » (La Rocca, 2007, p. 39).

L'image-*outil*

L'image peut d'abord être mobilisée comme instrument de collecte de données sur le terrain d'enquête. L'image est alors spécifiquement créée par et pour la recherche : les photographies ou les films sont produits par le chercheur avec la collaboration éventuelle de personnes qui maîtrisent ces procédés mieux que lui (photographes ou vidéastes avertis). L'image-*outil* est assimilable aux autres modes de recueil de données tels que le questionnaire ou l'entretien et peut être employée en complément de ceux-ci. Les images réalisées constituent des matériaux pour l'analyse et non une fin en soi (au même titre que les notes de terrain prises au cours de l'observation directe, par exemple). Divers travaux soulignent l'efficacité de l'enregistrement visuel pour collecter des informations sur les comportements, notamment les attitudes informelles incorporées qui sont difficilement objectivées dans les discours, par rapport aux autres techniques d'enquête. En sociologie de la santé, cette technique s'avère utile pour décrire les gestes et les postures de soins par exemple, les relations entre soignants et soignés, leurs interactions non verbales, etc. Dans cet usage de l'image, comme le résume Michaël Meyer (2008), « l'instrumentation visuelle s'impose comme prothèse technique de l'œil du chercheur. Elle est le capteur et le vecteur des détails invisibles à l'œil nu [...] ».

Les atouts de l'image-*outil* sont multiples. Les procédés d'enregistrements visuels permettent de compléter l'observation directe dans l'espace et le temps, de remédier à ce qu'elle a de trop partiel et surtout de trop éphémère. Le sociologue se sert de l'image pour prolonger, améliorer, approfondir ses observations *in situ*. Ainsi, les images filmées peuvent faire l'objet de visionnages ultérieurs au cours desquels le chercheur pourra découvrir des éléments qui lui avaient échappé lors de sa présence en temps réel sur le terrain. Sur un autre plan, cette méthode constitue un moyen d'instaurer une relation plus étroite avec les sujets observés, de susciter leur parole et de les valoriser dans la démarche de l'enquête. Ces derniers peuvent être invités à réagir aux clichés pris par le chercheur ou même être associés à la réalisation des images qui les concernent (Maresca, 2004).

Si la réalisation d'images pour les besoins d'une enquête sociologique constitue une opération de recherche à part entière, celle-ci se doit naturellement de répondre aux exigences de la rigueur scientifique (rigueur rendue encore plus nécessaire du fait du statut illégitime de l'image en sociologie). Le chercheur, contrairement aux autres collecteurs d'images, est soumis à l'obligation de justifier les critères théoriques qui ont déterminé la fabrication de l'image. La prise de vue, qu'elle soit photographique ou filmique, doit être retenue en fonction de la problématique et des hypothèses qui orientent et délimitent l'étude, tout en tenant compte des particularités du terrain investigué (Terrenoire, 1985). D'un point de vue sociologique, une « bonne image » n'est donc pas une « belle image » (au sens esthétique), mais une image qui a la capacité de retenir ce qui se tient face à l'objectif ou à la caméra et de délivrer du sens par rapport au sujet de recherche. Ainsi, le film de recherche observationnel doit-il être réalisé de manière à présenter les faits, en réduisant au minimum les artifices cinématographiques (commentaires, changements d'angles, mouvements de caméra, opérations de postproduction, etc.) (Relieu, 1999).

Odile Rissoan (2004) propose un protocole qui vise à guider le regard du chercheur dans cette démarche ; celui-ci comporte quatre indicateurs qui peuvent être résumés par les interrogations suivantes : quoi ? (les objectifs de l'étude), où ? (les lieux), quand ? (les moments), comment ? (le cadrage : zoom, plan large, etc.)[4].

Cependant, la production d'images en sociologie ne se limite pas à ces seules considérations méthodologiques et théoriques. Le recours à l'image-*outil* met également en jeu une dimension éthique forte qui tient au « poids de la "socialité" de l'enregistrement visuel » (Terrenoire, 1985, p. 520). L'introduction d'une caméra ou d'un appareil photographique sur un terrain d'étude, en particulier dans un secteur de la santé fortement régi par le secret professionnel, ne va pas de soi et requiert une entente préalable – plus ou moins formalisée, selon les cas et selon les pays – entre les personnes filmées et/ou photographiées et le chercheur. Ce dernier doit en effet négocier l'autorisation de photographier ou de filmer les acteurs sociaux. Ainsi, le sociologue américain Howard Becker insiste-t-il sur la nécessité de restituer les termes de ce contrat aux récepteurs de l'enquête : le chercheur a-t-il obtenu la permission de tout enregistrer ou a-t-il été contraint de rester en marge de certains événements ? A-t-il été invité à participer à la réalité sociale observée ou à demeurer à distance ? Quelles ont été les contreparties obtenues par les enquêtés en échange de cette autorisation ?

En conséquence, l'image réalisée par le sociologue demeure une construction et ne peut prétendre saisir l'intégralité d'une réalité sociale. Pour des raisons techniques, théoriques et éthiques, certains aspects de l'objet de la recherche seront ignorés ou délaissés. Howard Becker souligne, à partir de son expérience personnelle, cette limite de l'image-*outil*:

> « J'ai passé deux ans à photographier les gens s'occupant de soins médicaux d'urgence à l'occasion des grands concerts de rock organisés à ciel ouvert dans la région de la baie de San Francisco. Afin de pouvoir accéder avec mon appareil à tout le dispositif, j'ai dû accepter de ne jamais photographier le visage d'un patient, ou de ne jamais utiliser une photographie qui montrerait un visage. La raison en est simple et compréhensible ; j'ai accepté cette interdiction comme étant le prix à payer pour pouvoir réaliser mon projet. Pourtant, en raison de la règle que j'ai accepté de respecter, ceux qui consultent ce travail aujourd'hui ne peuvent répondre aux questions qu'ils se posent sur le type de gens bénéficiant de ces services ni sur leurs réactions aux soins qui leur sont prodigués. » (Becker, 2007, p. 39)

4. Odile Rissoan expose en détail la démarche dans son article publié par le *Bulletin de méthodologie sociologique*. Elle précise cependant que cette grille reste générale et qu'elle ne garantit pas au chercheur d'atteindre ses objectifs.

L'image-*source*

L'image peut aussi être utilisée comme matériau d'enquête. Dans ce cas, l'image est assimilable à une *source* qui fournit des éléments d'analyse à propos d'une réalité dont le chercheur n'est pas le témoin direct et immédiat. Les images mobilisées préexistent à la démarche de recherche, elles sont construites dans l'univers social et non par et pour l'étude. Ces images « sociales » sont des moyens de communication, de documentation, d'information, d'éducation, de distraction, de dénonciation, d'expression artistique... qui reflètent, à divers degrés, les réalités de la société qui les produit.

Dans le domaine de la santé, les dispositifs iconographiques susceptibles de servir de matériaux aux sociologues sont relativement divers : citons par exemple les affiches de prévention et de promotion de la santé, les bandes dessinées qui mettent en scène des « blouses blanches », les films de cinéma qui abordent la maladie et l'existence des malades, les émissions de télévision consacrées à la santé et à la médecine, les séries télévisées retraçant le quotidien des services hospitaliers, les reportages et documentaires qui restituent le travail des professionnels ou encore les photographies ou films réalisés par des institutions de la santé à des fins de communication[5].

Cependant, si l'image peut contribuer à la compréhension d'un objet de la vie sociale, elle n'est pas intrinsèquement explicative. Autrement dit, les images ne parlent pas d'elles-mêmes : le « complément de sens » (Peretz, 2004) est fourni par l'interprétation qu'en fait le chercheur. Les méthodes d'interprétation spécifiquement sociologiques demeurent encore peu nombreuses et peu formalisées compte tenu du statut déprécié de l'image au sein de la discipline. Toutefois, cette difficulté peut être contournée par l'utilisation de guides de lecture générale de l'image à l'instar de celui élaboré par Laurent Gervereau (2004). Cette grille, pluridisciplinaire et souple d'emploi, permet de décrypter une très grande variété d'images fixes ou animées. La méthode mise au point par l'auteur comprend trois opérations principales :

– la description (aspects techniques, stylistiques et thématiques de l'image) ;

– l'étude du contexte en amont et en aval (modalités de production et de diffusion de l'image) ;

– l'interprétation (significations initiales et ultérieures, bilan et appréciations personnelles).

Dans les rares écrits sociologiques qui abordent les modes d'exploitation du matériau visuel, le contexte constitue également un élément

5. *Cf. infra*, p. 205, le chapitre de François-Xavier Schweyer.

central de la démarche interprétative : « les photographies, comme tous les objets culturels tirent leur sens du contexte » (Becker, 2001, p. 339) et « en règle générale, toute modification du contexte d'une image peut en altérer le sens, toute décontextualisation rendre impossible sa compréhension » (Terrenoire, 1985, p. 517). Le sociologue doit par conséquent disposer d'informations contextuelles minimales pour rendre une image intelligible (éléments portant sur la date, le lieu, les personnages, les conditions culturelles, sociales et historiques...). Et lorsque la photographie ne livre pas son contexte d'elle-même en raison de l'absence de commentaire ou de légende, c'est au chercheur de le reconstituer par le biais d'une collecte complémentaire de données.

Sur ce point, Alain Pessin (2004) précise que l'utilisation de l'image comme matériau de recherche passe nécessairement par l'étude d'un double contexte : un contexte de réalisation et un contexte de réception. Faire des photographies est un « travail » qui implique, outre l'auteur lui-même, divers acteurs ainsi que des dispositifs matériels et techniques. Ce travail met aussi en jeu des conventions et appelle des choix (prise de vue, pellicule, objectif, sensibilité du papier, etc.) qui vont influer sur le résultat final. Les photographies réalisées sont ensuite diffusées, regardées et interprétées dans certaines conditions.

Finalement, ce n'est qu'après avoir compris qui fait une image, comment, pourquoi, avec et pour qui, etc., que l'on peut s'interroger sur ce qu'elle donne à voir à la sociologie.

Contrairement à ce que les réflexions précédentes pourraient laisser à penser, l'étude des contextes de production et de réception ne se limite pas aux seules images fixes (en l'occurrence les photographies). Jean Peneff (1998) s'est attaché à explorer la série télévisée à succès *Urgences*[6] dans cette même optique. Le sociologue a observé le service représenté dans la fiction (les urgences du Cook County Hospital de Chicago) afin d'en révéler la « face cachée ». Son objectif était de comparer l'image fabriquée par cette série à la réalité. L'article qui résulte de ce travail présente de manière conjointe des images extraites de quelques épisodes (images-*sources*) et des photographies réalisées par l'auteur lui-même (images-*outils*). Parmi les quelques thématiques abordées dans cette enquête, on retiendra, à simple titre d'illustration, celle qui a trait à la représentation de la profession médicale. Le feuilleton met en scène de très jeunes urgentistes, blancs pour la plupart, dévoués, porteurs de valeurs humanitaires,

6. En France, la série est diffusée depuis le 19 septembre 1994. La quinzième et dernière saison a été suivie par 3,6 millions de téléspectateurs en moyenne au cours de l'été 2009.

proches des malades, techniquement compétents, infatigables en dépit d'une cadence de travail effrénée et collaborant sur un pied d'égalité avec l'ensemble de leurs collègues. Les observations menées dans le service révèlent quant à elles un rythme de travail nettement plus lent et routinier : seules 10 % des demandes réelles concernent des cas dramatiques. Les relations entre médecins y sont plus complexes que celles décrites dans la fiction. Les rapports entre pairs se déroulent dans un cadre hiérarchique pesant et dans un climat de rivalité entre générations, spécialités et services. De plus, les données empiriques montrent que la proportion de blancs d'origine européenne dans le personnel ne dépasse pas le quart des employés et que de nombreux médecins ou internes sont d'origine étrangère. En définitive, la série véhicule une vision idéalisée des urgences ainsi qu'une représentation faussée du corps médical. Les médias comme les téléspectateurs sont quant à eux conquis par cette nouvelle figure excessivement positive, quasi héroïque, du médecin.

L'exploration du contexte de production de la série permet de reconstituer l'origine de cette conception. La série a été créée par un romancier, médecin et auteur de best-sellers déjà portés à l'écran, David Crichton, et un célèbre cinéaste, Steven Spielberg. Pour mener à bien leur projet, les deux auteurs ont fait appel à de nombreux médecins qui, en qualité de consultants, ont participé à l'écriture des scénarios et des dialogues en veillant tout particulièrement à la véracité des scènes médicales. Des internes et des infirmières des urgences ont également été sollicités pour confier leurs suggestions et observations aux réalisateurs. C'est dans ces conditions, écrit Jean Peneff (1998, p. 125), qu'une « une sorte de coalition professionnelle s'est constituée pour défendre le travail d'un service de ce type ». La série est devenue une sorte d'hommage rendu aux urgentistes alors que ce domaine n'avait jusqu'alors rien de prestigieux dans le monde médical : le secteur des urgences y est considéré comme peu spécialisé et déprécié en raison des difficultés sociales de ses usagers et de la nature des pathologies qui y sont traitées. Cette autopromotion des médecins urgentistes à travers le petit écran aura profité à l'ensemble de la profession médicale.

En focalisant les images sur la dimension technique de la pratique médicale dans ce qu'elle peut avoir de plus exceptionnel et de plus spectaculaire, la fiction a fini par imposer un nouveau stéréotype du médecin à la télévision. Au final, c'est toute une idéologie professionnelle que donne à voir l'interprétation du contexte de production et de réception de la série.

Enfin, d'autres méthodes s'inspirant de l'approche sémiologique expliquent qu'il est possible de lire une image comme on lit un texte, c'est-à-dire comme un ensemble de signes. S'inscrivant dans ce type de démarche, Martine Joly[7] (2009) part du principe que toute image (fixe) se compose de trois sortes de signes :

– les signes plastiques (support de l'image, cadrage, prise de vue, mise en page, formes et couleurs, texture...) ;

– les signes iconiques ou figuratifs (objets, personnages, postures...) ;

– les signes linguistiques (messages, mots, légendes).

La signification globale de l'image dépend de l'interaction de ces différents signes. Interpréter une image revient donc à interpréter cette combinaison de signes.

D'après Michel Peroni (1999), qui a procédé à l'analyse de deux photographies extraites d'une campagne nationale d'affichage Sidaction, c'est effectivement l'association entre la photographie et sa légende qui permet de donner du sens à l'image. À travers ce dispositif communicationnel orienté vers l'action publique, l'auteur s'intéresse plus largement aux usages sociaux de l'image. Sur la première affiche étudiée par le sociologue, figure le portrait d'un jeune homme et, sur la seconde, celui d'une jeune femme. L'un et l'autre sont souriants. Sous les deux photographies, on peut lire le commentaire suivant : « Aujourd'hui, en France, 30 000 séropositifs ne savent pas qu'ils le sont. » D'après le chercheur, « aucun de ces deux visages n'est celui d'une personne publique, ils appartiennent à des inconnus ; par conséquent, on ne saurait résoudre la question de leur présence sur une image publique par la reconnaissance des personnes photographiées. Force est donc de chercher ailleurs que sur ces visages, qui ne sont précisément pas de ceux qui "disent quelque chose ", leur raison d'être (exhibés). Ailleurs que sur les visages, ailleurs que dans l'image : dans cette proposition qui l'accompagne ». Ce qui transparaît de ce slogan, c'est le caractère alarmant de l'information qu'il délivre. Le chiffre avancé, qui ne constitue évidemment qu'une estimation parmi d'autres, n'est pas présenté comme tel. Dans cet énoncé de forme constatative, le chiffre est annoncé comme une donnée factuelle. Ce procédé concourt à la concrétisation de la population des personnes qui ignorent leur séropositivité, « une population dont les individus qui la composent sont dénombrables alors qu'aucun n'est identifiable ! » (Peroni, 1999, p. 109). Comment, en effet, compter les séropositifs qui eux-mêmes ne savent pas qu'ils le sont ? La lecture combinée des signes iconiques et linguistiques composant ces deux affiches permet de dévoiler les mécanismes d'une tentative de figuration de la séropositivité à travers l'image.

7. Voir en particulier l'exemple d'analyse d'une publicité pour des vêtements griffés d'une célèbre marque de cigarettes américaines (p. 73-94).

L'image-*objet*

Enfin, l'image peut constituer un objet de recherche sociologique à part entière. L'image n'est plus une méthode ou un matériau pour traiter tel ou tel sujet, elle est le sujet même de l'étude. À cet égard, l'objet le plus exemplaire dans le champ de la santé est probablement celui qui concerne les imageries médicales. La sociologie des sciences et des techniques[8] et la sociologie de la santé partagent un intérêt commun pour cette thématique, notamment pour rendre compte de la « fabrique » de l'image médicale et de ses usages par les différents acteurs sociaux, experts comme profanes.

Durant plusieurs mois, Dominique Boullier a observé deux services de radiologie afin de « rendre compte de l'activité de traduction qui se déroule au moment de la réalisation de l'examen, et qui consiste à passer d'un "patient-à-examiner" à un "cliché-à-interpréter" » (Boullier, 1995, p. 19). Le sociologue démontre que l'image radiologique n'est qu'une « fabrication » résultant de multiples choix techniques. Le manipulateur en radiologie joue un rôle majeur dans ce travail de construction de l'image. Il doit en effet, à l'occasion de chaque examen, effectuer un certain nombre de choix cruciaux pour le résultat final : faire varier l'appareil (choix des constantes), faire varier le film (choix du format et de la sensibilité), le produit de contraste (choix de la nature du produit, de la vitesse d'injection) et faire varier le patient (choix de sa position). L'image est élaborée à partir de ces diverses options. L'auteur constate également que la production du cliché requiert une division du travail. Cette nécessité impose que chaque professionnel fasse prioritairement ce qu'il faut faire à son poste. L'observation fait apparaître le souci constant des acteurs de travailler pour quelqu'un d'autre : cela concerne toujours en premier lieu le suivant dans la chaîne de travail dont on connaît les exigences et les contraintes, mais aussi le demandeur du cliché, c'est-à-dire le médecin qui a prescrit l'examen radiologique. Cette taylorisation des tâches, met en garde Dominique Boullier, peut mener à la déconstruction du matériau humain de départ :

> « Les recommandations sur l'humanisation des hôpitaux doivent être confrontées à cette dissolution routinière de la personne du patient provoquée par la division industrielle du travail qui fonde la médecine occidentale moderne. » (Boullier, 1995, p. 44)

Le processus de lecture d'une image médicale relèverait aussi d'une construction sociale. L'interprétation d'une image dépend, selon

8. Cette branche de la sociologie a montré que les représentations visuelles produites par les scientifiques participent à l'élaboration, à l'accroissement et à la validation de nouveaux savoirs. Elle a aussi contribué à écarter l'idée selon laquelle les images scientifiques ne feraient que refléter objectivement le réel et le naturel.

Rosana Horio Monteiro, de la position sociale du médecin, de son expérience et de sa formation universitaire ainsi que de la hiérarchie professionnelle et de l'organisation au sein desquelles il évolue :

> « Les médecins voient donc ce qu'ils ont appris à voir, sur la base de leurs engagements dans certaines traditions de recherche et selon certaines règles institutionnelles[9]. » (Horio Monteiro, 2007, p. 99)

Depuis une cinquantaine d'années, les techniques d'imagerie médicale se sont diversifiées et sophistiquées grâce à l'appui de la physique et de l'informatique. La scintigraphie, la scanographie, l'échographie ou encore la résonance magnétique nucléaire sont censées refléter la réalité intracorporelle, voire être plus justes que celle-ci en atteignant une réalité dite « augmentée » (Sicard, 2008). Ces nouvelles images ne sont pas sans effet sur la pratique médicale : le diagnostic se fonde de plus en plus sur des critères quantitatifs de décryptage des images et de moins en moins sur l'interprétation personnelle du praticien. L'examen clinique (basé sur l'écoute du patient et de ses plaintes, sur l'observation directe, la palpation...) ne représente plus l'unique voie d'accès à la compréhension des troubles et à l'établissement du triptyque diagnostic-pronostic-thérapeutique (Amiel, Claveranne, Pascal, 2004).

Outre l'activité médicale, ces nouvelles techniques impactent aussi les comportements des malades. Certains peuvent être fascinés par les images au point de les confondre parfois avec la réalité, d'autres peuvent ne pas se reconnaître dans ces images qu'ils estiment trop abstraites. Béatrice Jacques (2001, p. 31 *et passim*) a ainsi exploré « L'image échographique comme objet sociologique » à partir de la tendance actuelle qui consiste à considérer qu'il persiste toujours la crainte ou le risque qu'une grossesse qualifiée de « normale » bascule vers une grossesse dite « pathologique ». Une telle incertitude se traduit par l'instauration d'un dispositif de surveillance médicale de la femme enceinte dans lequel l'image échographique occupe une place centrale. Les débuts de la grossesse sont caractérisés, pour la plupart des femmes enceintes, par l'attente de cette objectivation de l'enfant à naître par le biais de l'image : la technique échographique leur permet de découvrir les contours du fœtus, de deviner son visage, de distinguer les battements de son cœur, de connaître son sexe... La femme peut sentir l'enfant en posant sa main sur son ventre, mais cette connaissance corporelle a peu d'effet. Bien souvent, il lui faut le choc de l'image, la recomposition pourtant abstraite du fœtus sur

9. L'auteure se base sur une série d'études de terrain menées durant plusieurs années en milieu hospitalo-universitaire sur l'apprentissage et l'utilisation de la technique du cathétérisme cardiaque pour le diagnostic des obstructions coronaires.

l'écran pour que l'émotion jaillisse, pour qu'elle accède à la condition de future mère. Ce faisant, l'échographie devient un rituel : les futurs parents archivent ces premières images (sous forme de clichés ou de vidéos) de l'enfant à venir dans l'album-photos ou la vidéothèque familiale. Si ces images médicales offrent l'avantage de réduire le pourcentage de défauts de diagnostic, il importe aussi d'en mentionner les conséquences pathogènes. De nombreux travaux ont montré que la technique échographique pouvait modifier la relation de la mère à son fœtus et générer de l'angoisse chez les femmes enceintes (lesquelles sont de plus en plus nombreuses à demander, en plus des échographies obligatoires, des échographies supplémentaires). Les travaux de Béatrice Jacques vont jusqu'à pointer les conséquences iatrogènes de l'image échographique en révélant que cette technique a créé des standards auxquels chaque fœtus doit correspondre (en termes de croissance, de taille par exemple), ce qui a eu pour effet de faire progresser le nombre de pathologies anodines déclarées.

Pour des raisons tenant à la clarté de l'exposé, les trois fonctions sociologiques de l'image ont été présentées isolément. Il importe néanmoins d'insister sur l'interdépendance de ces différentes façons d'utiliser les images. Faire de la sociologie « avec » les images implique nécessairement de faire de la sociologie « sur » les images et inversement. En effet, l'usage de l'image comme instrument de recueil de données requiert une connaissance préalable des modes d'analyse de l'image comme source ou objet. Les expériences qui ont été exposées au fil du texte suffisent à montrer toute la richesse que représente l'image pour la sociologie en général, et pour la sociologie de la santé en particulier. Pour autant, le recours à l'image demeure encore marginal et les sociologues de la santé peinent, comme les autres, à se l'approprier et à la considérer comme une réelle plus-value pour leurs recherches. Il reste encore un peu de chemin à parcourir pour que l'image acquière une complète légitimité au sein de la sociologie. L'introduction de l'image (dans ses différentes dimensions) dans les cursus de formation en sociologie et la mise au point de méthodologies de production et d'analyse de l'image spécifiques à la discipline constituent quelques-unes des pistes à explorer pour atteindre cet objectif.

Références bibliographiques

Amiel M., Claveranne J.-P., Pascal C. (2004), *Hôpital et innovation technologique. Le modèle de l'imagerie*, Paris, Médica Éditions.

Arborio A.-M. (2007), « L'observation directe en sociologie : quelques réflexions méthodologiques à propos de travaux de recherche sur le terrain hospitalier », *Recherche en soins infirmiers*, n° 90, p. 26-34.

Becker H.S. (2001), « Sociologie visuelle, photographie documentaire et photojournalisme », *Communications*, vol. 71, n° 1, p. 333-351.

— (2007), « Les photographies disent-elles la vérité ? », *Ethnologie française*, t. XXXVII, p. 33-42.

Boullier D. (1995), « Du patient à l'image radiologique : une sociologie des transformations », *Techniques et culture*, n° 25-26, p. 19-34.

Bourdieu P. (1965), *Un art moyen : essai sur les usages sociaux de la photographie*, Paris, Éditions de Minuit.

De Verdalle L., Israël L. (2002), « Image(s) des sciences sociales (avant-propos) », *Terrains et travaux*, n° 3, p. 7-13.

Gervereau L. (2004), *Voir, comprendre, analyser les images*, Paris, La Découverte.

Goffman E. (1968). *Asiles. Études sur la condition sociale des malades mentaux*, Paris, Éditions de Minuit.

Horio Monteiro R. (2007), « Images médicales entre art et science », *Sociétés*, n° 95, p. 97-108.

Jacques B. (2001), « L'image échographique comme objet sociologique », *in* Roux D., Ben Soussan P. (dir.), *Peut-on voir la vie ? L'échographie obstétricale*, Paris, Érès, p. 31-42.

Joly M. (2009), *Introduction à l'analyse de l'image*, Paris, Armand Colin.

La Rocca F. (2007), « Introduction à la sociologie visuelle », *Sociétés*, n° 95, p. 33-40.

La Rocca F., Bou Hachem A. (2007), « L'image dans les sciences sociales. Avant-propos », *Sociétés*, n° 95, p. 5-7.

Maresca S. (1996), *La photographie. Un miroir des sciences sociales*, Paris, L'Harmattan.

— (2004), « Photographie et sciences de l'homme », *Sciences Humaines*, hors-série, n° 43, p. 50-51.

Mauss M. (1926), *Manuel d'ethnographie*, Paris, Éditions sociales, rééd. 1967.

Meyer M. (2008), « La sociologie visuelle pour "enquêter visuellement ?" L'image comme objet, travail et culture de l'enquête qualitative », *M@gm@*, vol. 6, n° 2 (en ligne).

Peneff J. (1992), *L'hôpital en urgence*, Paris, Métailié.

— (1998), « La face cachée d'*Urgences*, le feuilleton de la télévision », *Genèses*, vol. 30, n° 1, p. 122-145.

Peretz H. (2004), « Que faire de la photographie ? ou Howard Becker entre Sociologie et Photographie », *in* Blanc A., Pessin A. (textes réunis par), *L'art du terrain. Mélanges offerts à Howard S. Becker*, Paris, L'Harmattan, p. 172-193.

Peroni M. (1999), « Épiphanies photographiques. Sur l'apparition publique des entités collectives », *Réseaux*, vol. 17, n° 94, p. 87-128.

Pessin A. (2004), « Photographie et sociologie », *in Un sociologue en liberté. Lecture de Howard S. Becker*, Québec, Presses de l'université Laval, p. 123-128.

Relieu M. (1999), « Du tableau statistique à l'image audiovisuelle. Lieux et pratiques de la représentation en sciences sociales », *Réseaux*, vol. 17, n° 94, p. 49-86.

Rissoan O. (2004), « Une méthode de traitement sociologique des données filmées », *Bulletin de méthodologie sociologique*, n° 82, p. 27-41.

Saliba J., Bon-Saliba B., Ouvry-Vial B. (1993), *Les infirmières, ni nonnes, ni bonnes*, Paris, Syros.

Sicard M., (2008), « Images de l'invisible », *Les grands dossiers des sciences humaines,* n° 11, p. 71-73.

Sorlin P. (1999), « Les sciences humaines et l'image. Présentation », *Réseaux,* vol. 17, n° 94, p. 9-16.

Terrenoire J.-P. (1985), « Images et sciences sociales : l'objet et l'outil », *Revue française de sociologie,* vol. XXVI, n° 3, p. 509-527.

Topalov C. (1997), « Maurice Halbwachs, photographe des taudis parisiens (1908) », *Genèses,* vol. 28, n° 1, p. 128-145.

– 3 –

Les archives photographiques du Musée Curie : des sources iconographiques à (re)découvrir

Entretien avec Nathalie Huchette

Vous êtes responsable des archives historiques du Musée Curie. Pouvez-vous nous présenter le Musée Curie ?

Le Musée Curie est une unité mixte de service, UMS n° 6425, entre le CNRS et l'Institut Curie, fondation privée de lutte contre le cancer regroupant un centre de recherche et un hôpital. Les missions du Musée Curie sont de préserver et de valoriser le patrimoine historique de l'Institut Curie et de faire connaître la vie et l'œuvre de Pierre et Marie Curie, et de Frédéric et Irène Joliot-Curie. Les activités du Musée Curie se divisent en deux lieux au cœur du 5e arrondissement de Paris : un musée situé au 1, rue Pierre-et-Marie-Curie et un centre d'archives et de documentation situé au 70, rue Mouffetard.

Le musée, créé en 1992, est situé dans la partie la plus ancienne de l'Institut Curie, dans les lieux mêmes où Marie Curie a travaillé pendant une vingtaine d'années. Il occupe en effet une partie du rez-de-chaussée de l'ancien laboratoire Curie de l'Institut du radium, laboratoire que Marie Curie a dirigé de 1914 à 1934. Fondé en 1909 par l'Institut Pasteur et l'université de Paris, l'Institut du radium était l'un des premiers centres mondiaux de recherches sur la radioactivité et sur les applications médicales des éléments radioactifs. Les premiers bâtiments sont inaugurés en 1914. Il s'agit du laboratoire Curie (laboratoire de physique et de chimie dirigé par Marie Curie) et du laboratoire Pasteur (laboratoire de médecine et de biologie) dirigé jusqu'en 1937 par le Dr Claudius Regaud, médecin chercheur, pionnier de la radiothérapie et directeur de la « section biologique et médicale » de l'Institut du radium de 1914 à 1937. En 1920 est créée la Fondation Curie qui ouvre, pour soigner les malades du cancer, un dispensaire rue d'Ulm en 1922, dont Claudius Regaud est également directeur. Cette structure de soins, premier centre de lutte contre le cancer en France, sert de modèle organisationnel aux autres centres qui seront créés dans l'hexagone durant l'entre-deux-guerres. Jusqu'en 1957, les recherches au laboratoire Curie étaient centrées sur la radioactivité, la physique nucléaire et la radiochimie. Dans ce laboratoire, Irène et Frédéric Joliot-Curie découvrent en 1934 la radioactivité artificielle, découverte pour laquelle ils obtiennent le prix Nobel de chimie l'année suivante. Le musée présente au public l'ancien bureau de Marie Curie ainsi qu'attenant, son laboratoire de chimie personnel. Une salle d'exposition permanente présente des instruments retrouvés principalement dans le laboratoire, des archives et des photographies. Les travaux des Curie et des Joliot-Curie et l'histoire de l'Institut Curie occupent une place centrale dans le parcours de visite. Ils servent de fil conducteur et permettent de retracer l'histoire de la radioactivité, l'histoire de la radiothérapie, et l'histoire de la lutte contre le cancer dans la première moitié du XXe siècle. Nous exposons également une collection rare, qui continue à s'enrichir, de produits et cosmétiques au radium commercialisés dans les années 1910-1940.

Il est souvent rare, dans le domaine scientifique, de voir conserver des collections historiques sur les lieux mêmes où elles ont été utilisées ou produites. Le Musée Curie, par comparaison avec les collections instrumentales ou médicales d'autres musées en France, peut s'enorgueillir de posséder une des plus belles et des plus complètes collections d'instruments de physique de la radioactivité, mais aussi d'objets, de documents et d'appareils de radiothérapie. Cette spécificité fait du Musée Curie tout à la fois un « lieu de mémoire », chargé d'émotion, un musée d'histoire des sciences, un musée d'histoire de la médecine et un « musée d'entreprise ».

Et son service d'archives d'historiques ?

Le centre d'archives historiques, créé en 2003, est la deuxième partie du Musée Curie. Y sont conservés à la fois des archives scientifiques, médicales et institutionnelles, des imprimés, des photographies et des audiovisuels.

Ces archives étaient centrées à leur création sur le fonds Marie Curie constitué des archives du laboratoire Curie pour la période où Marie Curie en était directrice, de 1904 à 1934. Il comprend plus de 5 000 documents qui concernent notamment la création du laboratoire puis sa gestion administrative (rapports d'activité, correspondances diverses, travaux de chimie et de physique de Marie Curie et de ses collaborateurs…). Ce fonds contient également les archives du service des mesures de l'Institut du radium qui représentait une véritable institution nationale de métrologie pour la radioactivité en France.

Au fil des années, d'autres archives ont rejoint nos collections. En 2007, le fonds Joliot-Curie, constitué des papiers d'Irène et Frédéric Joliot-Curie (de 1897 à 1958) et donné par la famille à la Bibliothèque nationale de France (BNF), a été déposé à l'Institut Curie, et c'est le Musée Curie qui en assure la conservation et la communication. Ce sont pour la plupart des manuscrits qui concernent leurs responsabilités institutionnelles, sociales et politiques respectives, bien entendu leurs travaux scientifiques et des documents ayant trait à leur vie privée.

Parallèlement, une cinquantaine de boîtes d'archives de Claudius Regaud (de 1905 à 1940) ont été retrouvées à l'hôpital de l'Institut Curie. Elles concernent son activité de gestion administrative et financière à la fois du laboratoire Pasteur et du dispensaire de la Fondation Curie, sans oublier ses recherches sur le cancer et la radiothérapie.

Les lecteurs ont également accès à notre bibliothèque spécialisée. Elle compte environ 3 000 imprimés, livres et périodiques anciens et récents confondus, et une riche collection de journaux, de revues et de coupures de presse sur les Curie, les Joliot-Curie et l'Institut Curie de la fin du XIXe siècle jusqu'aux années 1960.

Ces dernières années, nous avons entrepris un repérage et une collecte systématique d'archives historiques qui subsisteraient au sein de l'Institut Curie, dans les services administratifs ou à l'hôpital. Nous nous attachons aussi à retrouver des objets, des appareils et des archives papiers ou audiovisuelles et photographiques produites par d'anciens collaborateurs des Curie et des Joliot-Curie ou ayant travaillé à l'Institut Curie entre 1914 et les années 1970. Nous acquérons des livres, des affiches et des journaux anciens qui complètent nos collections. Nous tentons ainsi de regrouper en un seul lieu des collections dispersées ayant trait au patrimoine historique de l'Institut Curie, aux Curie et aux Joliot-Curie et à leurs travaux scientifiques. Plus globalement, nous voulons faire de notre service d'archives historiques un lieu de référence sur, d'une part, l'histoire de la radioactivité et du nucléaire et, d'autre part, celle de la cancérologie et de la lutte contre le cancer.

Les archives historiques du Musée Curie disposent d'un important fonds d'images et de documents audiovisuels. Quelle est la nature de ce fonds ? Que peut espérer y trouver un chercheur en sciences humaines et sociales ?

Nous avons constitué une collection d'audiovisuels regroupant plus de 200 films. Le musée, à travers les lieux, les photos ou les archives, est très souvent impliqué dans des tournages de documentaires sur les Curie et les Joliot-Curie, l'histoire de la radioactivité, de la radiothérapie, etc. Les cassettes vidéo ou DVD que nous donnent les réalisateurs sont mis à la disposition des lecteurs, mais ne font pas l'objet de diffusion. Nous avons également des interviews audio d'anciens collaborateurs de Marie Curie et quelques films d'archives dont nous ne possédons pas les droits.

Quant à notre fonds iconographique il est essentiellement constitué d'archives photographiques provenant en grande majorité de la famille, ou de tirages originaux donnés de leur vivant aux Curie ou aux Joliot-Curie par des photographes ou des agences de presse (Henri Manuel, Robert Doisneau, studio Harcourt, Roger-Viollet, etc.) et couvrant la période de la fin du XIXe siècle aux années 1960. Ce fonds s'est enrichi de photos trouvées dans les archives, ou données par les descendants d'anciens collaborateurs de ces personnalités. Ces images représentent Pierre et Marie Curie et Irène et Frédéric Joliot-Curie dans leur vie privée et professionnelle : leurs familles respectives, leurs enfants, leurs recherches, les laboratoires de leurs travaux, leurs collaborateurs, les appareillages et instruments liés à leurs expériences, etc. Elles montrent aussi les bâtiments et des vues intérieures des différents lieux de l'Institut du radium ou dans d'autres institutions de recherche (Collège de France ou École supérieure de physique et de chimie de Paris, par exemple) et représentent les laboratoires, leurs équipements et les chercheurs, techniciens, administratifs sur leur lieu de travail. Très prochainement, nous allons intégrer à notre catalogue électronique les photographies historiques du service iconographique de l'hôpital de l'Institut Curie existant depuis 1921. Elles représentent des appareils de radiothérapie, des soins de malades, des vues des bâtiments et de l'intérieur de l'hôpital, des portraits du personnel hospitalier et des scènes à la Fondation Curie durant l'entre-deux-guerres et les années 1940-1960.

De par leur support (plaques de verre, tirages papiers, négatifs souples), ces archives ont posé des problèmes spécifiques de conservation. Nous continuons leur numérisation systématique pour permettre leur catalogage dans une base de données et optimiser leur consultation et leur valorisation. Actuellement, près de 4 000 clichés sont numérisés et indexés. Nous avons le projet de diffuser notre catalogue sur Internet, car pour l'instant il est uniquement consultable en salle de lecture.

Si la plupart des images de notre collection iconographique sont des portraits ou des mises en scène, beaucoup sont des instantanés, prises sur le vif, témoignant de la vie et des activités d'un centre de recherche et d'un hôpital de lutte contre le cancer dans la première moitié du XXe siècle. Ces images constituent des sources iconographiques exceptionnelles peu connues des chercheurs. La variété et la quantité des images qui composent les fonds du Musée Curie font toute leur richesse comme sources pour l'Histoire. Elles peuvent intéresser des chercheurs, historiens pour la plupart, travaillant sur des problématiques variées d'histoire des sciences, d'histoire de la médecine et de la santé, d'histoire sociale et culturelle, d'histoire des femmes, d'histoire des représentations sociales, etc.

Pour votre part, vous travaillez sur les affiches de propagande anticancéreuse. Quels sont les objectifs de votre travail ?

Je mène actuellement une thèse de doctorat en histoire sociale de la santé sur l'histoire des représentations sociales du cancer que j'aborde par la propagande anticancéreuse. Maladie anciennement connue et redoutée, le cancer donne à s'exprimer une angoisse existentielle à travers des représentations sociales. Il est intéressant d'expliquer la stabilité, l'a-historicité de ces représentations sociales. Depuis un siècle, le statut du cancer a évolué, devenant dans l'entre-deux-guerres potentiellement contrôlable et aujourd'hui guérissable. Cependant, le regard stigmatisant que la société porte sur cette maladie n'a pas beaucoup changé. On constate en effet qu'elle reste encore aujourd'hui associée à l'image de la mort et renvoie à l'idée d'un *fatum*. C'est sans compter que, parallèlement à la mise en place des premières mesures de santé publique contre le cancer au début des années 1920, sont élaborées des campagnes relevant d'abord d'une « propagande sociale », puis d'« éducation sanitaire » pour les années 1950. Elles ont justement pour objectif d'éduquer la population sur la prévention du cancer et surtout de modifier l'image de la maladie, de combattre le préjugé de son incurabilité. Cette propagande façonne des représentations sociales du cancer. J'ai donc choisi d'analyser cette communication socio-éducative pour la période allant de la Première Guerre mondiale à la fin des années 1960. Parmi les supports diffusés, je me focalise sur les affiches et aussi, pour la période plus récente, sur des émissions de télévision. Pour les organisations de lutte contre le cancer, il s'agit à travers ce type d'images de contrôler le rapport qu'entretient la population avec la maladie pour légitimer leur action sociale. Elles offrent donc un matériau privilégié pour étudier les représentations sociales du cancer relativement à leur production.

Pourquoi avoir choisi ce support qu'est l'affiche ? En quoi vous semble-t-il novateur pour faire l'histoire des représentations sociales du cancer ?

Patrice Pinell, sociologue, qui travaillait sur les représentations sociales du cancer, a publié il y a une quinzaine d'années une histoire de la lutte contre le cancer de 1890 à 1940. Il retrace dans cet ouvrage pionnier comment le cancer a été érigé au tournant de la Première Guerre mondiale au rang de fléau social et grande cause de santé publique en France. Il défend la thèse que l'institutionnalisation de la cancérologie et les premiers développements de la politique de lutte contre le cancer ont remanié les représentations sociales de la maladie. Il y aborde les débuts de la propagande anticancéreuse et propose une analyse sémiotique des deux premières affiches. Je souhaitais approfondir cette question. L'affiche m'a paru intéressante comme objet d'étude, car pour les promoteurs de la lutte contre le cancer, elle représente, jusque dans les années 1960, un outil privilégié de communication de masse. Le recours aux affiches s'inscrit en outre dans un changement culturel, le monde occidental des années 1930-1940 entrant dans l'ère sinon audiovisuelle, du moins visuelle. La création des affiches est confiée à des professionnels de la publicité et elles sont illustrées par des peintres-affichistes célèbres qui fournissent alors une nouvelle iconographie du cancer et de la lutte contre ce fléau. Ces affiches m'ont tout d'abord impressionné par leur force et leur esthétique. Elles offrent une source visuelle nouvelle et riche de significations, non encore exploitée. Leur analyse me semble pertinente pour historiciser les représentations sociales du cancer et comprendre comment elles se construisent. Par ailleurs, si l'histoire de l'éducation à la santé et l'histoire de l'affiche sont fertiles, l'histoire de l'éducation à la santé par l'affiche est un champ de recherche en friche. Et, contrairement à l'histoire de l'éducation sanitaire sur les principaux fléaux sociaux de la même époque (alcoolisme, syphilis et tuberculose), qui est foisonnante, celle sur le cancer reste à faire.

Quelles sont les difficultés que vous rencontrez dans votre collecte d'information et dans l'analyse de cette information ?

J'ai pu regrouper la vingtaine d'affiches diffusées entre 1923 et 1966 en croisant différentes sources qui m'ont permis d'obtenir des reproductions de ces images, de décrypter leur contenu, d'identifier leurs auteurs, de les dater et de reconstituer la chronologie de leur diffusion. Mais ma collecte d'information et la définition de mon corpus ont été menées avec de grandes difficultés et de façon empirique en raison de la dispersion des sources existantes. Par ailleurs, je n'ai pas pu retrouver d'archives sur les conditions de leur production, autour de leur processus de création ou de leur réception par le public. Or, ces images doivent être confrontées à d'autres documents. Ces lacunes peuvent induire des biais d'interprétation. Par exemple, les archives de la Ligue contre le cancer et celles des peintres ayant illustré les affiches ne semblent pas avoir été conservées. Sans dossiers de commande ou de correspondance, il m'est difficile de reconstituer les étapes de leur élaboration. De même aux Archives nationales dans les fonds du ministère de la santé, on ne trouve pas de documents qui pourraient éclairer ces aspects.

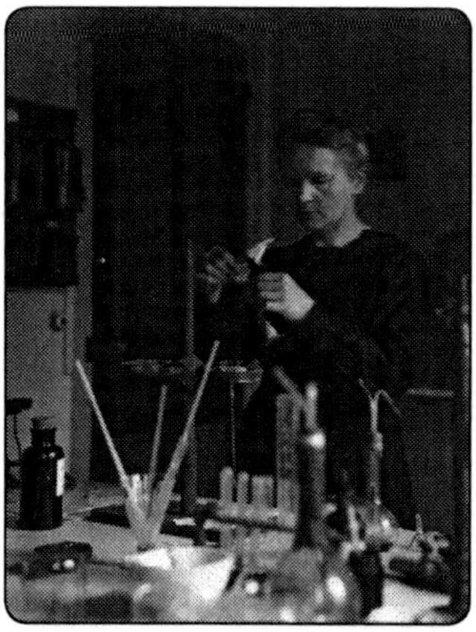

Marie Curie dans son laboratoire de chimie (1921).

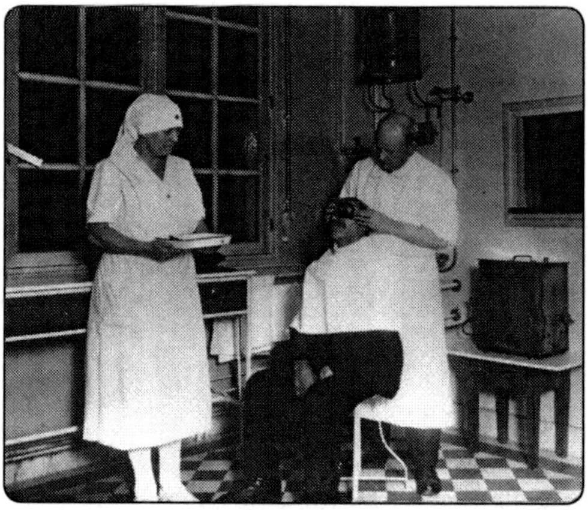

Soin d'un malade du cancer par curiethérapie (années 1920).

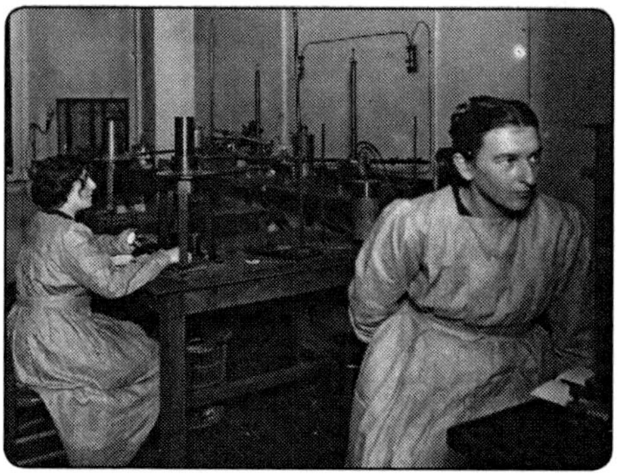

Salle de mesures des chimistes (1922).

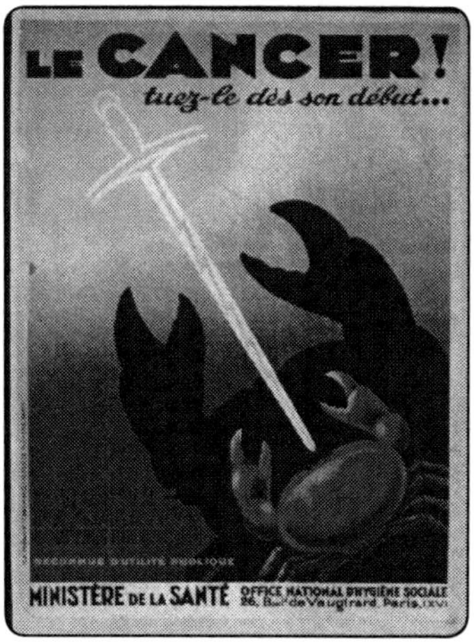

Affiche de « propagande anticancéreuse » (1930).

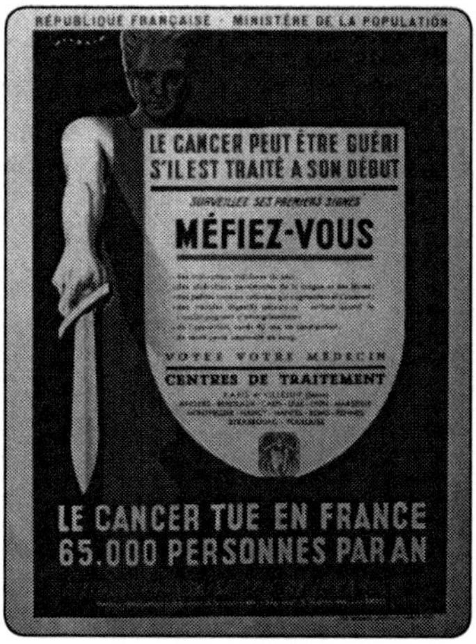

Affiche pour la lutte contre le cancer (1947).

Pour conclure, le patrimoine iconographique vous semble-t-il suffisamment protégé et exploité ?

Les institutions de recherche, hospitalières ou de santé publique qui relèvent du statut privé sont libres dans la façon de traiter leur patrimoine historique. Parce qu'elles émanent de la sphère privée et ne sont de fait pas soumises à une obligation légale de conservation comme le sont les archives publiques, de nombreuses archives scientifiques, médicales et institutionnelles disparaissent. Malheureusement, elles disparaissent souvent par méconnaissance de leur intérêt, et enfin tout simplement aussi par manque de place et de moyens pour les conserver.

En outre, lorsque des archives photographiques ont pu être conservées, comme celles du Musée Curie, il est dommage qu'elles soient davantage utilisées comme illustrations que comme véritables sources iconographiques. Elles mériteraient en effet d'être (re)découvertes par les chercheurs en sciences humaines et sociales.

Références bibliographiques

« Histoire de l'Institut Curie et Musée Curie », à consulter sur le site de l'Institut Curie (www.curie.fr).

Camilleri J.-P., Coursaget J. (2005), *Pionniers de la radiothérapie*, Paris, EDP Sciences.

Huchette N. (2005a), « Il y a 80 ans. La lutte contre le cancer s'affiche », *Le Journal de l'Institut Curie*, n° 62, juin, p. 19.

— (2005b), « Le cancer : menace de mort et/ou maladie ? », *Sociologie Santé*, vol. 22, p. 312-331.

Le Journal de l'Institut Curie (2009), hors-série, n° 8, « Un siècle d'excellence et d'innovation. L'institut Curie a 100 ans (1909-2009) », décembre.

Pinell P. (1992), *Naissance d'un fléau : histoire de la lutte contre le cancer en France (1890-1940)*, Paris, Métailié.

Verdier M. (2009), *L'Institut Curie, un siècle de lutte contre le cancer*, Le Cherche Midi, coll. « Beaux livres ».

Iconographie

Marie Curie dans son laboratoire de chimie (1921), Paris, Institut du radium, source : Musée Curie/Institut Curie.

Soin d'un malade du cancer par curiethérapie (années 1920), Paris, dispensaire de la Fondation Curie, source : Musée Curie/Institut Curie.

Salle de mesures des chimistes (1922), Paris, Institut du radium, source : Musée Curie/Institut Curie.

Affiche de « propagande anticancéreuse » (1930), source : Musée Curie/Institut Curie.

Affiche pour la lutte contre le cancer (1947), source : Musée Curie/Institut Curie.

– 4 –

L'encadrement juridique de l'image de la personne dans le domaine de la santé

Raruca Preda

L'appréhension de l'image de la personne par le droit peut être considérée comme une étape essentielle dans l'affirmation de l'image comme moyen d'expression et de communication privilégié au XXe siècle. Sous l'influence des médias contemporains, l'image est devenue l'attribut le plus important de la personnalité et se situe à l'entrecroisement de multiples intérêts, droits et libertés. La représentation visuelle de la personne a des fonctions sociales et esthétiques, et détermine sa place dans la société. En même temps, l'image est un document indispensable dans l'éducation et la recherche.

Le monde de la santé n'échappe pas à l'emprise de l'image. Dans ce contexte particulier, l'encadrement juridique de l'image doit tenir compte de plusieurs facteurs parmi lesquels les questions relatives à l'utilisation de l'image de la personne malade et l'importance du matériel iconographique dans l'avancée du savoir médical.

Deux cadres juridiques protègent la fixation de l'image de la personne[1]. Derrière la caméra, le photographe et le réalisateur sont titulaires du droit d'auteur sur l'œuvre de l'esprit dont la forme d'expression est l'image. Devant la caméra, la personne représentée dispose d'un droit à l'image qui lui permet de maîtriser sa propre représentation. La protection conjuguée de l'image par le droit d'auteur et le droit à

1. L'image de la personne comme donnée personnelle (information permettant d'identifier directement ou indirectement une personne physique) ne fait pas l'objet de ce chapitre.

l'image peut être une source de conflits entre le sujet de la représentation et l'auteur, entre le désir de déterminer la manière dont on est vu par autrui et la liberté de création.

Encadré 1. Droit à l'image, droit d'auteur et exploitation de l'image de la personne

La fixation de l'image de la personne est protégée par deux droits exclusifs distincts : le droit à l'image de la personne représentée et, si la reproduction est une œuvre de l'esprit, le droit d'auteur du photographe ou du réalisateur. Afin d'être qualifiée d'œuvre de l'esprit, la reproduction de l'image doit constituer une création, une expression originale. Toutefois, le seuil d'originalité en droit d'auteur est très bas. Seuls les vidéogrammes et photographies réalisés sans aucun apport créatif (prises de vue déclenchées automatiquement, vidéosurveillance) peuvent échapper à la protection par le droit d'auteur.

Le droit à l'image et le droit d'auteur sont des droits exclusifs, ce qui veut dire que, sauf exception, seul le titulaire peut autoriser ou interdire l'utilisation de son image ou de son œuvre.

À la différence du droit à l'image, le droit d'auteur a un cadre juridique spécifique, l'ensemble des textes législatifs relatifs au droit d'auteur étant codifié. Le droit d'auteur est composé de droits économiques cessibles par contrat (notamment le droit de reproduction et le droit de communication au public) et d'un droit moral incessible et inaliénable qui reste attaché à la personne de l'auteur même après la cession des droits économiques (comprenant les droits à la paternité et au respect de l'œuvre). Le droit à l'image créé par les juges a également une nature duale, économique et morale.

Hormis les cas ponctuels couverts par des exceptions, l'utilisateur ou l'exploitant de l'image doit demander l'autorisation de la personne représentée et l'autorisation de l'auteur de la fixation (ou de ses ayants droit). Dans les deux cas, l'autorisation doit comprendre les modalités précises d'exploitation, les supports et les modes de communication (site Internet identifié, périodique papier ou en ligne, affiche, etc.), la durée, les territoires visés, et toute autre information relative à l'exploitation de l'image. Le droit moral n'est pas cessible et même une utilisation conforme aux termes du contrat peut être considérée par l'auteur comme portant atteinte à son droit moral si la paternité ou l'intégrité de l'image n'est pas respectée (publication dans un contexte dénaturant l'image, absence du nom de l'auteur, etc.).

Les deux droits exclusifs sont assortis d'exceptions justifiées par la liberté d'expression. Ainsi, la caricature et la parodie sont des exceptions acceptées au droit d'auteur et au droit à l'image. Le droit à l'image est en outre limité par le droit à l'information légitime du public qui justifie la publication sans autorisation de l'image dans le cadre de la communication relevant d'un fait d'actualité ou d'un débat d'intérêt général. C'est le juge qui décide du caractère légitime de l'information et donc de la mise en œuvre de cette exception. En 2006, une exception à des fins d'illustration dans le cadre de l'enseignement et de la recherche, compensée par une rémunération forfaitaire négociée avec les sociétés de gestion collective, a été introduite en droit d'auteur.

La présentation des règles juridiques encadrant la représentation de la personne dans le milieu de la santé s'articule autour du droit à l'image qui fera l'objet de notre première partie.

Dans un deuxième temps, il sera question des rapports entre droit à l'image, droit d'auteur des professionnels de santé et des chercheurs, et liberté d'expression sous l'angle de la liberté de création.

Le droit à l'image de la personne en milieu hospitalier

Le droit à l'image est un droit de la personnalité qui permet à chaque personne de déterminer souverainement la manière dont elle se présente aux tiers. Dans la plupart des régimes juridiques européens, la personne a la possibilité de disposer de sa propre image avec des limites importantes déduites de la liberté d'expression. En France, le droit à l'image est une prérogative issue d'une construction prétorienne[2] et n'est pas consacré par un dispositif législatif spécifique.

Il est important de souligner que la protection de l'image de la personne peut être fondée sur l'article 16 du Code civil si l'utilisation de l'image porte atteinte à la dignité humaine :

> « La loi assure la primauté de la personne, interdit toute atteinte à la dignité de celle-ci et garantit le respect de l'être humain dès le commencement de sa vie. »

Ce principe a vocation à s'appliquer dans des affaires portant sur l'illustration d'événements violents tels les attentats ou les accidents de la route[3].

C'est le droit au respect de la vie privée qui constitue le fondement juridique principal des droits de la personnalité en France. Ainsi, la base juridique du droit à l'image est constituée par l'article 9 du Code civil : « Chacun a droit au respect de sa vie privée. » Les juges ont confirmé l'existence d'un droit exclusif fondé sur l'article 9 :

> « Toute personne a, sur son image et sur l'utilisation qui en est faite, un droit exclusif et peut s'opposer à sa diffusion sans autorisation[4]. »

Toute modification ou publication d'une image est soumise au consentement de la personne qui est la seule à pouvoir autoriser l'utilisation de son image. Il est donc nécessaire de mettre en place des instruments contractuels aménageant les rapports entre détenteurs et exploitants de l'image. La pratique contractuelle a permis l'essor d'un droit économique sur l'image devenue chose commerciale. Par conséquent, le cadre classique des droits de la personnalité protégeant des biens juridiques hors commerce doit s'adapter pour prendre en compte le développement du marché de l'image.

---

2. Un droit consacré par les juges à la suite de l'interprétation de certaines dispositions juridiques.

3. Il est invoqué dans l'affaire portant sur la photographie de l'assassinat du préfet Érignac et dans l'épisode judiciaire déclenché par la publication de photographies des victimes de l'attentat du RER Saint-Michel.

4. Cour d'appel Paris, 14 mai 1975, *Dalloz* 1976, p. 291, note Lindon.

Le seuil de protection en droit à l'image est représenté par le caractère reconnaissable de la personne. Si le visage de la personne est rendu flou par des moyens techniques et que la personne n'est reconnue que par un cercle restreint de proches, elle ne pourra pas exercer son droit exclusif et empêcher l'exploitation de l'image[5]. Ce critère de protection peut jouer un rôle important dans le milieu hospitalier, car on peut produire un document visuel tout en masquant le visage de la personne.

C'est le lien intime entre sujet (la personne reconnaissable) et objet (son image) du droit qui légitime la maîtrise de la personne sur les reproductions de son image. Le rôle du droit à l'image est de permettre à la personne de construire, présenter et promouvoir une représentation de soi compatible avec la finalité du dévoilement de l'image au public. Ainsi, la protection des attributs de la personnalité (image, voix, réputation) satisfait à un intérêt subjectif de la personne, qui veut être perçue d'une certaine manière, et non pas à la nécessité de présenter une image « objective » de l'individu. C'est à l'individu de fixer les limites de la personne publique et exposée, par rapport à la personne privée dont l'image reste dissimulée et ne correspond pas toujours aux critères de la promotion personnelle.

Dans le domaine de la santé, la personne peut souhaiter « cacher » l'image fragilisée et ne pas s'exposer à un public, qu'il s'agisse de téléspectateurs ou d'étudiants et chercheurs. La maladie peut être perçue comme une déchéance temporaire du corps, comme un obstacle à franchir avant de retrouver une vie et une image considérées comme normales. C'est pour cette raison que l'exploitation de l'image de la personne souffrante dans un cadre plus large que celui de la relation entre médecin et patient peut se heurter au caractère intime de cette représentation de l'individu transformé par la maladie.

Néanmoins, l'ouverture de l'hôpital aux médias et la multiplication des émissions se déroulant dans ce milieu démontrent que les patients peuvent se prêter à la communication propre au documentaire ou à la téléréalité, la question étant de savoir si ces pratiques pourront donner lieu à une exploitation économique de la propre image par la personne malade et si cette entrée sur le marché est compatible avec les sujets abordés dans le domaine de la santé. Les implications de la médiatisation de l'environnement hospitalier sont de nature éthique et juridique. En droit, il est nécessaire de déterminer quel est le fondement d'un droit économique sur l'image exercé par des personnes qui n'entrent pas dans la catégorie des personnes célèbres envisageant l'exploitation de l'image comme un vrai métier.

5. Une personne incarcérée avait été filmée pour un reportage télévisé. Lors de la diffusion, son visage avait été rendu flou, mais le demandeur s'est toutefois reconnu lui-même et il a porté cette affaire devant les juges (Cour d'appel Paris, 15 avril 2005).

L'exposition médiatique de l'hôpital et le rôle de l'image dans l'éducation et la recherche témoignent du fait que le droit à l'image coexiste avec d'autres droits et libertés parmi lesquels le droit d'auteur et la liberté de création.

Image et droit d'auteur dans la recherche et la communication médicales

La fixation d'une image nécessite la participation de deux acteurs: la personne, titulaire du droit à l'image, et l'auteur de la fixation disposant d'un droit exclusif sur sa création.

> « L'auteur d'une œuvre de l'esprit jouit sur cette œuvre, du seul fait de sa création, d'un droit de propriété incorporelle exclusif et opposable à tous[6]. »

Les deux droits exclusifs protègent des intérêts légitimes: la maîtrise de sa propre image, d'une part, et la maîtrise de l'œuvre dès sa création, d'autre part. Si la personne est en mesure de contrôler la manière dont elle est perçue par des tiers, l'auteur doit être libre de créer et de décider du parcours de l'œuvre. Il s'ensuit que le transfert des droits sur une œuvre doit inclure la cession des droits d'auteur, mais aussi l'autorisation de la personne représentée précisant les conditions d'utilisation de l'image.

L'exploitation d'une œuvre photographique ou audiovisuelle peut être entravée si la personne représentée et l'auteur ne sont pas d'accord quant aux modalités choisies. En effet, la liberté de création, dimension essentielle de la liberté d'expression, peut se heurter au désir de la personne de contrôler sa représentation. Les deux perspectives peuvent s'avérer radicalement opposées comme le montre un arrêt portant sur une photo prise dans le métro à l'insu de la personne et publiée dans un ouvrage de sociologie. Le juge avait souligné que les caractéristiques de l'œuvre permettaient l'usage non autorisé de l'image d'autrui au nom de la liberté associée à la création originale[7]. Il n'existe pas de jurisprudence propre au milieu de la santé, mais le raisonnement relatif à une œuvre sociologique peut s'appliquer à toute autre création de nature scientifique.

Ainsi, le rapport entre droit d'auteur et droit à l'image doit être apprécié à la lumière de la liberté d'expression. Comme l'image joue un rôle capital dans la recherche et l'éducation médicales, le droit à

6. Code de la propriété intellectuelle, art. L.111-1.

7. TGI Paris, 17e ch. civ., 2 juin 2004, M. Ben Salah c/L. Delahaye, agence Magnum et autres.

l'image de la personne représentée peut être limité par la liberté du scientifique ou du professionnel de santé qui participe au progrès du savoir et à l'enrichissement du patrimoine visuel dans son domaine. En même temps, l'auteur légitimé par son œuvre de recherche peut s'adapter au milieu dans lequel il évolue et respecter les souhaits des personnes représentées.

Il est plus difficile d'évaluer la légitimité de la démarche d'un auteur dans le cas des productions audiovisuelles destinées à un public large et conçues pour divertir ou pour éduquer et divertir à la fois. Dans ce cas, un éventuel conflit entre droit d'auteur et droit à l'image pourrait être examiné à la lumière des finalités poursuivies par la diffusion de l'œuvre en question, et de la gravité de l'atteinte alléguée par la personne représentée dans l'environnement hospitalier, sachant qu'un accord de principe donné avant la prise d'images peut être revu à la lumière du résultat final.

L'application du droit à l'image et du droit d'auteur au domaine de la santé doit tenir compte de la spécificité du processus de production d'images dans ce milieu et avoir pour but de maintenir l'équilibre entre les intérêts des acteurs impliqués, qu'il s'agisse des patients, des professionnels de santé ou des réalisateurs de documentaires exploitant des thèmes sensibles relatifs à la maladie. Par conséquent, l'exercice du droit à l'image est délimité par les intérêts légitimes liés à la constitution d'un patrimoine iconographique et au progrès du savoir. De la même manière, les auteurs d'images représentant l'environnement hospitalier pourraient être conscients de la nature du sujet traité et de la volonté légitime de la personne qui souhaite maîtriser la représentation publique de son image.

Références bibliographiques

Bertrand A. (1999), *Droit à la vie privée et droit à l'image*, Paris, Litec, coll. « Responsabilités », 222 p.

Bruguière J.-M. (2006), « Le droit à l'image est un possible objet de contrat (et une source nouvelle de propriété incorporelle ?) », *Légipresse*, n° 232, juin, III, p. 111-114.

Cayron J. (2002), « L'image et le contrat: la protection de l'auteur », *in* Bloch P. (dir.), *Image et droit*, Paris, L'Harmattan, coll. « Champs visuels », p. 57-70.

Gauvin P. (2006), *Droit à l'image et droit de l'image*, Centre national de documentation pédagogique, division des affaires juridiques, document en ligne sur Savoirs CDI, 22 p. (consultable sur www.cndp.fr/savoirscdi/).

Rigaux F. (1990), *La protection de la vie privée et des autres biens de la personnalité*, Bruxelles/Paris, Bruylant/LGDJ, 849 p.

Deuxième partie

LA FABRIQUE DE L'IMAGE EN SANTÉ

– 5 –

Une image peut-elle valoir mille mots ? L'image au service de la communication publicitaire en santé publique

Karine Gallopel-Morvan

« Une image vaut mille mots. » Cette citation de Confucius fait aujourd'hui florès et à voir l'omniprésence de l'image dans la publicité commerciale, on serait tenté de croire qu'elle est tout à fait justifiée. C'est en tous les cas ce que semblent penser nombre d'acteurs de santé qui préconisent le recours à l'image à des fins de prévention.

L'image a très vite été privilégiée au texte dans nombre d'affiches d'éducation sanitaire au point de s'insinuer peu à peu sur tous les types de supports.

Cette tendance amène à se poser plusieurs questions. Tout d'abord, le recours au support iconographique est-il justifié ? En d'autres termes, les images sont-elles plus efficaces que les mots pour faire passer un message ? Ensuite, existe-t-il des règles à suivre pour construire, fabriquer et améliorer l'impact des images dans un contexte de communication en santé publique ? Telles sont les questions qui sont abordées dans le présent chapitre.

Une image vaut-elle mille mots ?

Les images sont-elles plus efficaces qu'un texte seul pour améliorer l'attractivité du message, augmenter sa mémorisation et accroître la compréhension du message ? Ces questions ont suscité l'intérêt des chercheurs et ont donné lieu à de nombreuses études.

En particulier, des recherches en psychologie ont comparé l'impact des stimuli imagés *versus* verbaux sur la mémorisation. Il s'avère que les visuels sont mieux mémorisés que les mots (Jamet, 1998). L'hypothèse retenue pour expliquer ce résultat est la théorie du double codage (Paivio, 1991). Selon cette théorie, les visuels sont plus efficaces que les mots, car ils sont codés doublement dans la mémoire des individus, de façon imagée et verbale, alors que les mots abstraits sont codés uniquement de façon verbale.

Dans le même ordre d'idée, une étude a montré qu'un message préventif sur les cancers provoqués par le soleil attirait davantage l'attention des individus et que ceux-ci consacraient plus de temps à le lire lorsqu'un texte était combiné à des images (en comparaison avec un texte seul) (Sargent, 2007).

Toutefois, toutes les images ne se valent pas et des disparités se dégagent selon les visuels et le profil des individus.

Ainsi, l'âge et le niveau de connaissance préalable du sujet semblent être des variables susceptibles de modérer l'impact des images. Les images sont d'autant plus efficaces pour améliorer la mémorisation et aider à résoudre un problème que les individus sont jeunes et qu'ils sont novices sur le sujet présenté (Mayer, Gallini, 1990 ; Jamet, 1998).

De plus, un texte associé à une image apparaît plus efficace qu'un texte seul si le lecteur est capable d'établir des liens entre les mots et les visuels (Mayer, 1997). Ce résultat est conforté par des chercheurs en marketing qui ont montré qu'une incongruité entre un visuel et un texte peut entraîner un moindre impact du message global (Childers, Houston, 1984).

Enfin, la capacité d'une image à susciter de l'imagerie mentale semble également être un facteur explicatif de sa supériorité. L'imagerie mentale se définit comme l'ensemble des images internes (reproductions ou représentations mentales) qui naissent en l'absence de l'objet (chose, personne, image) lui ayant donné naissance (Gavard-Perret, 1987). Un stimulus iconique provoque d'autant plus d'imagerie mentale qu'il est réaliste et intègre une présence humaine. Par exemple, il a été montré qu'une publicité dans le domaine du tourisme est plus efficace pour inciter les gens à venir dans une région quand elle met en scène des personnages (Gavard-Perret, 1993).

Au-delà de ces caractéristiques mises en exergue par des chercheurs, force est de constater que la plus belle image n'a que peu de chances d'atteindre ses objectifs si elle ne s'inscrit pas dans une démarche stratégique réfléchie…

Comment améliorer l'impact de l'image dans un contexte de communication en santé publique ?

Fabriquer et diffuser une image imposent de réfléchir à une stratégie qui prenne en compte la nature du public auquel elle s'adressera. Et pour améliorer encore l'impact des visuels, il existe des astuces créatives, tels le déclenchement des émotions ou le recours à des leaders d'opinion.

Adapter l'image publicitaire à son public : la segmentation et le ciblage

Les spécialistes de la communication s'accordent pour dire qu'une publicité est plus efficace si elle s'adapte à la cible visée. C'est la raison pour laquelle l'association AIDES, afin de valoriser l'image du préservatif et d'inciter à son utilisation, a produit trois courts métrages en format dessin animé qui touchent trois cibles différentes :

– les hétérosexuels (en particulier les femmes) : *Baby, baby* (2005) raconte la vie sentimentale d'une jeune femme à la recherche de l'homme de sa vie ;

– les homosexuels : *Sugar baby love* (2006) met en scène un jeune homme gay à la recherche du grand amour ;

– les bisexuels : *Love stories* (2007) retrace les aventures sexuelles originales, peu ordinaires et bisexuelles d'un jeune garçon.

Cet exemple illustre le principe de la segmentation qui consiste à scinder l'ensemble de la population en sous-groupes homogènes par rapport à un comportement ou des croyances et à fabriquer un message publicitaire différent selon les groupes décelés. Le but est de créer de l'empathie, de toucher les sensibilités des individus, d'utiliser leur langage, de susciter l'adhésion et de faire en sorte que la cible se reconnaisse et s'identifie à la publicité.

Les critères de segmentation généralement retenus dans les communications en santé publique sont variés : âge, sexe, orientation sexuelle des individus, ethnie, etc. Par exemple, la Prévention routière a construit une campagne dédiée aux jeunes, car les accidents représentent pour cette catégorie la première cause de mortalité (chaque semaine, 23 jeunes trouvent la mort dans un accident et plus de 600 sont blessés avec parfois des séquelles à vie). Pour ce faire, cette association a conçu un site de recueil de témoignages de jeunes accidentés (www.mortelscooter.fr) et lance régulièrement des campagnes de communication destinées aux jeunes.

Impliquer des leaders d'opinion

Il n'est pas rare de voir apparaître des leaders d'opinion (chanteurs, top models, acteurs, sportifs) dans les communications en santé publique, par exemple lors de la campagne 2008 de la Sécurité routière (affiche 1).

L'efficacité de cette technique de communication, qualifiée d'« endossement », a été étudiée par des chercheurs (Erdogan, 1999). L'endossement se définit par la mise à contribution d'une star au service d'une marque. Les objectifs attendus sont multiples : attirer l'attention, se démarquer des autres publicités, améliorer la mémorisation du message, susciter de la sympathie, crédibiliser le message, attirer l'attention des journalistes sur la communication, inciter la cible visée à agir comme la star qu'elle apprécie et à qui elle souhaite ressembler.

Dans un contexte de santé publique, la crédibilité, l'honnêteté et l'implication de la star par rapport au problème sont essentielles. En ce sens, le choix du comédien Jamel Debbouze qui est lui-même handicapé pour défendre le message de l'Association pour la gestion des fonds pour l'insertion professionnelle des personnes handicapées (AGEFIPH) visant à encourager l'embauche des personnes handicapées était pertinent.

Déclencher des émotions

Déclencher des émotions positives par le biais de publicités qui présentent des témoignages positifs, des images esthétiquement belles, une musique agréable, etc., est une pratique fréquente et ancienne en communication sanitaire. À titre d'illustration, la campagne télévisée lancée par l'Institut national de prévention et d'éducation pour la santé (INPES) en 2007 pour lutter contre la discrimination des personnes séropositives joue sur ce registre. On y voyait un jeune homme brandissant une pancarte « *Free Hugs* » (câlins gratuits) dans la rue qui se faisait embrasser pour prouver que le sida ne se transmet pas de cette façon. L'idée créative originale, le message positif véhiculé ainsi que la musique ont probablement joué un rôle dans le succès remporté par cette campagne.

Tout aussi fréquent est le recours à l'humour, un moyen particulièrement apprécié dès les années 1950 quand les affichistes chargés des campagnes de prévention de l'alcoolisme rivalisaient de talents pour trouver le gag visuel qui retiendrait l'attention. Décalages visuels, gags, scénarii incongrus, humour noir, personnages amusants, humour décalé sont des formes d'humour que l'on rencontre parfois dans les messages préventifs, tel celui de l'INPES en 2009 réalisé par les artistes M. Gori et V. Roché (affiche 2).

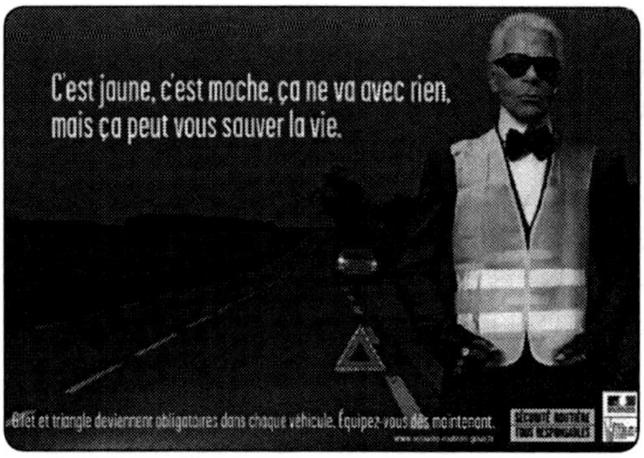

Affiche 1. « C'est jaune, c'est moche, ça ne va avec rien, mais ça peut vous sauver la vie » (2008).

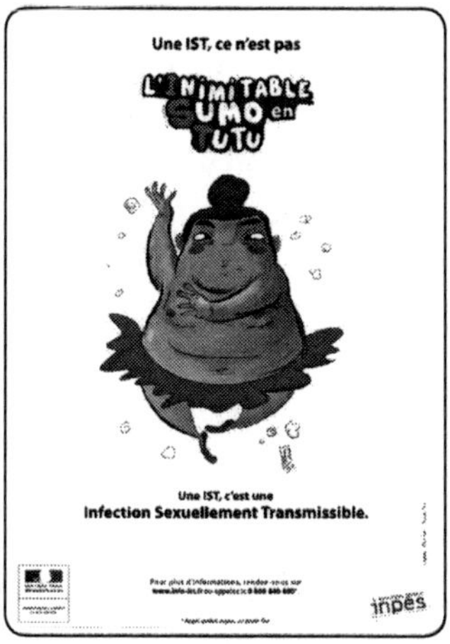

Affiche 2. « Une IST, ce n'est pas l'inimitable sumo en tutu » (2009).

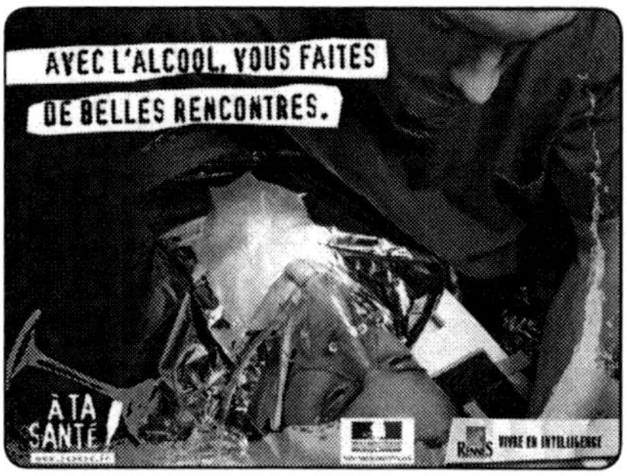

Affiche 3. « Avec l'alcool, vous faites de belles rencontres » (2007).

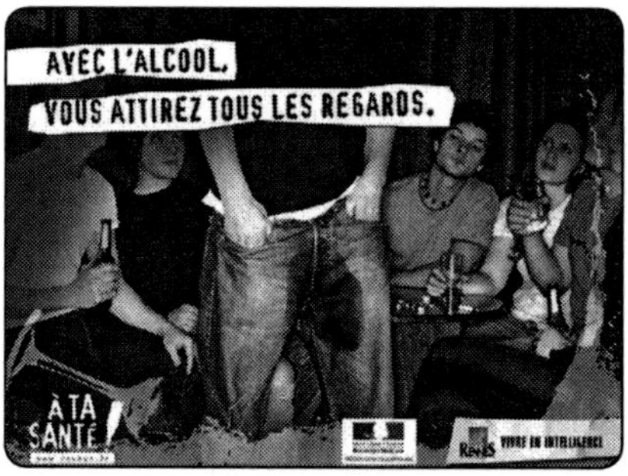

Affiche 4. « Avec l'alcool, vous attirez tous les regards » (2007).

À l'inverse de ces messages positifs, un autre type de communication a cours : chercher à susciter de la peur, de la honte ou de la culpabilité. L'objectif est de faire réagir les gens pour qu'ils adoptent le comportement souhaité. Par exemple, si une publicité engendre un sentiment de culpabilité, un processus de réajustement se met alors en place : les individus vont avoir tendance à adopter des comportements susceptibles de réparer le dommage causé aux autres ou à soi (arrêter de conduire ivre avec des passagers dans la voiture). De même, lorsqu'un sentiment de honte est suscité, la personne qui la ressent face à une publicité va chercher à s'en débarrasser en adoptant des comportements qui n'obligent plus à se cacher des autres (ne plus boire excessivement pour éviter de paraître ridicule aux yeux des amis). Quant à l'émotion de peur, elle est ressentie face à un danger (accidents mortels sur la route) et son rôle est de motiver les spectateurs à échapper au danger présenté en adoptant le comportement recommandé. Récemment, pour une campagne conjointe avec la préfecture d'Ille-et-Vilaine, la ville de Rennes a utilisé de tels visuels pour inciter les jeunes à réfléchir sur la consommation excessive d'alcool[1] (affiches 3 et 4).

L'usage de ce type de publicités est très fréquent en Australie, en Nouvelle-Zélande, en Grande-Bretagne ou encore au Canada. Elles sont plus rares et plus récentes en France où elles suscitent de vives controverses parmi les professionnels de la santé. Certains y sont particulièrement hostiles alors que d'autres considèrent que choquer est nécessaire pour améliorer l'efficacité des campagnes.

Les publicités qui déclenchent des émotions sont-elles efficaces ?

Des recherches réalisées en marketing social, en psychologie et en santé publique éclairent sur cette question.

D'après une synthèse réalisée en 1995 (Monahan, 1995), les communications sanitaires qui suscitent des émotions positives semblent plus efficaces que des messages informatifs et neutres lorsqu'il s'agit d'attirer l'attention des individus, de susciter leur adhésion, d'améliorer la mémorisation d'un message et de modifier les intentions comportementales, en particulier lorsque le public cible se sent peu impliqué, peu concerné ou peu réceptif au thème de la campagne.

Quant aux messages humoristiques, ils semblent efficaces pour attirer l'attention, améliorer la mémorisation, générer un capital sympathie autour du message diffusé et créer une connivence et une complicité avec le spectateur (Weinberger, Gulas, 1992). Toutefois, il existe également des risques inhérents à ces images : agacement si le message est trop répété, publicité difficile à comprendre (il vaut mieux éviter d'utiliser l'humour si le message à faire passer est compliqué) ou encore vampirisme de la création (le cas échéant, le spectateur se concentre sur la forme et oublie le fond). Une autre contrainte liée à l'humour est que la compréhension et l'appréciation de ces publicités varient en fonction de l'âge (les jeunes apprécient plus l'humour que les seniors), du sexe, de la catégorie socioprofessionnelle et de la culture (les Britanniques et les Français sont plus sensibles à des publicités ludiques que les Allemands).

Enfin, concernant les émotions négatives déclenchées par un message (peur, honte, etc.), une majorité des recherches réalisées montre

1. Anonyme (2007), « Alcool, lancement d'une grande campagne de prévention », *Le Rennais*, n° 387, p. 12.

une relation positive entre l'affect négatif ressenti et l'efficacité de la publicité (intentions de modifier le comportement) (Gallopel-Morvan, 2006). Toutefois, des études ont également montré l'inverse si la cible visée ne se sent pas capable de mettre en place le comportement préconisé. Ce constat a conduit à proposer le modèle de la motivation à se protéger qui insiste sur la nécessité d'accompagner des images dramatiques et choquantes par des messages sur les solutions efficaces et les aides qui existent pour échapper aux risques présentés (Rogers, 1975). Par exemple, si un message antitabac génère des émotions négatives, il est important de rassurer les fumeurs sur leur capacité à arrêter de fumer en leur rappelant les soutiens et les techniques de sevrage disponibles (numéro de téléphone 3989, site Internet Tabac info service, etc.). Enfin, des messages qui déclenchent des émotions négatives sont probablement moins efficaces lorsqu'ils sont souvent répétés, car cela provoque une lassitude chez la cible visée.

Conclusion

En conclusion, la réponse à la question « une image vaut-elle mille mots ? » doit être nuancée. En effet, une image publicitaire en santé publique est plus efficace que les mots si plusieurs conditions sont respectées. Tout d'abord, l'image semble améliorer la mémorisation, l'attention portée à une information, le traitement et l'évaluation d'un message si elle est en congruence avec les autres éléments de la communication sanitaire, si elle suscite de l'imagerie mentale et si elle intègre une présence humaine. Par ailleurs, un visuel améliore la persuasion publicitaire si son choix s'inscrit dans une réflexion stratégique globale : adéquation de l'image à la cible visée par la campagne, capacité de l'image à déclencher des émotions positives ou négatives ou encore mise en scène de célébrités qui servent de modèles de référence.

Références bibliographiques

Childers T., Houston M. (1984), « Conditions for a picture-superiority effect on consumer memory », *Journal of Consumer Research*, n° 11, septembre, p. 643-54.

Erdogan B.Z. (1999), « Celebrity endorsement : A literature review », *Journal of Marketing Management*, n° 15, p. 291-315.

Gallopel-Morvan K. (2006), « L'utilisation de la peur dans un contexte de marketing social : état de l'art, limites et voies de recherche », *Recherche et applications en marketing*, vol. 21, n° 4, p. 41-60.

Gavard-Perret M.-L. (1987), « L'image : supériorité et limites. Relations avec l'imagerie mentale et le langage verbal », *Recherche et applications en marketing*, vol. 2, n° 2, p. 49-80.

— (1993), « La présence humaine dans l'image, facteur d'efficacité de la communication publicitaire ? Une expérimentation dans le domaine du tourisme », *Recherche et applications en marketing*, vol. 8, n° 2, p. 1-22.

Jamet E. (1998), « L'influence des formats de présentation sur la mémorisation », *Revue de psychologie de l'éducation*, n° 1, p. 9-35.

Mayer R.E. (1997), « Multimedia learning : are we asking the right questions ? », *Educational Psychologist*, vol. 32, n° 1, p. 1-19.

Mayer R.E., Gallini J.K. (1990), « When is an illustration worth ten thousand words ? », *Journal of Educational Psychology*, vol. 82, n° 4, p. 715-726.

Monahan L. (1995), « Using positive affect when designing health messages », *in* Maibach E., Parrott R.L., *Designing health messages. Approaches from communication theory and public health practice*, Sage Publications, p. 81-98.

Paivio A. (1991), « Dual coding theory : Retrospect and current status », *Canadian Journal of Psychology*, vol. 45, p. 255-287.

Rogers R.W. (1975), « A protection Motivation Theory of Fear Appeals and Attitude Change », *The Journal of Psychology*, vol. 91, p. 93-114.

Sargent S.L. (2007), « Image effects on selective exposure to computer-mediated news stories », *Computers in Human Behavior*, vol. 23, n° 1, p. 705-726.

Weinberger M.G., Gulas C.S. (1992), « The impact of humor in advertising : a review », *Journal of advertising*, vol. 21, n° 4, p. 35-59.

Iconographie

Affiche 1. Sécurité routière (2008), « C'est jaune, c'est moche, ça ne va avec rien mais ça peut vous sauver la vie », campagne de sensibilisation « gilet et triangle » avec la participation de Karl Lagerfeld.

Affiche 2. INPES, ministère de la santé (2009), « Une IST, ce n'est pas l'inimitable sumo en tutu… », campagne d'information sur les infections sexuellement transmissibles.

Affiche 3. Préfecture d'Ille-et-Vilaine, ville de Rennes (2007), « Avec l'alcool, vous faites de belles rencontres », campagne « À ta santé », Rennes, Agence Okó.

Affiche 4. Préfecture d'Ille-et-Vilaine, ville de Rennes (2007), « Avec l'alcool, vous attirez tous les regards », campagne « À ta santé », Rennes, Agence Okó.

– 6 –

Histoire, évolution, état actuel d'un outil de prévention : l'affiche de sécurité

Christian Davillerd

L'affiche de sécurité est un des nombreux moyens de communication et d'information en prévention mis à la disposition des entreprises. Présente dans le monde du travail depuis presque un siècle, elle a toujours représenté une image forte de l'institution prévention et de ses missions. À tel point qu'aujourd'hui encore, sa seule présence dans une séquence d'un film suffit à situer aussitôt la scène dans le cadre d'une entreprise. Parmi les facteurs lui assurant une telle longévité, on peut lui en assigner au moins deux qui semblent prépondérants : les qualités reconnues à ce support depuis des décennies, et la préoccupation constante d'en faire évoluer son contenu.

L'efficacité du support lui-même, l'affiche, pour transmettre rapidement un message impactant est reconnue dans de nombreux domaines autres que celui de la prévention (affiches publicitaires, politiques, annonces de manifestations, sensibilisations diverses...). Pour s'en convaincre, il n'est que de voir les efforts à la fois créatifs et financiers des publicitaires déployés pour faire vivre ce média. L'affiche de sécurité, bien que ne bénéficiant que d'investissements plus modestes, n'échapperait donc pas à cette règle d'efficacité pressentie. Même si les objectifs assignés à ces deux grandes catégories d'affiches, publicitaires et de prévention, diffèrent aujourd'hui bien plus que par le passé. Dans les années 1950, à une époque où la concurrence entre les marques était encore relativement faible, les publicitaires cherchaient plus, à travers leurs affiches, à toucher leur cible en leur faisant adopter un nouveau comportement : par exemple, utiliser à fréquence régulière un shampoing (en remplacement, par exemple, du traditionnel savon de Marseille) ou bien s'assurer d'une meilleure conservation des aliments grâce à l'acquisition d'un réfrigérateur plutôt que les stocker à la cave ou dans un garde-manger, et ce, quelle que soit la saison[1]. Ils étaient en cela très proches des préoccupations des concepteurs d'affiches de sécurité, qui eux aussi visent le changement de comportement. Cette similitude criante apparaît nettement dans les illustrations de l'immédiat après-guerre, où l'on retrouve d'ailleurs très souvent à cette époque les signatures des mêmes dessinateurs dans ces deux types de catégories d'affiches. Aujourd'hui, la donne est différente. Le public ciblé par une campagne publicitaire possède déjà fréquemment l'envie d'acquérir un nouveau produit (automobile, téléviseur...). Le réalisateur de l'affiche cherchera alors avant tout à développer des arguments visant à l'orienter vers telle marque plutôt que telle autre, utilisant au besoin des éléments comparatifs sous-jacents. Alors que l'affiche de sécurité reste toujours dans cet objectif premier de modifier le comportement des salariés afin de le rendre plus sûr. Il faut aussi également mentionner la différence considérable de l'évolution des moyens affectés à ces deux catégories de messages, commerciaux ou de sécurité.

Un autre élément de cette pérennité de l'affiche de sécurité est sans doute à chercher dans son souci constant d'évolution au cours du temps, facteur indissociable d'une recherche de crédibilité. Une évolution qui se traduit à la fois dans la représentation iconique des différentes situations de travail et des évolutions technologiques successives, mais aussi, et peut-être surtout, dans l'adéquation du ton et des artifices communicationnels utilisés pour atteindre le salarié. Pour tout outil de communication quel qu'il soit, il est en effet primordial de « coller » à l'époque pour rester parfaitement crédible aux yeux du destinataire.

De la culpabilisation à la responsabilisation : 60 années d'évolution de l'affiche de l'INRS

L'analyse approfondie des différentes représentations d'un thème unique sur une longue période peut nous aider à mieux comprendre ce souci d'adaptation. Nous choisirons ici un thème, la protection des yeux, que l'on trouve de manière récurrente dans toutes les productions d'affiches depuis la création de l'Institut national de sécurité (INS),

1. « Votre cuisine est aussi chaude en hiver qu'en été... Vous avez toujours besoin d'un réfrigérateur », clame ainsi une affiche de 1956 réalisée par Tag (Thomas Gouba), bibliothèque Forney, Paris.

devenu l'Institut national de recherche et de sécurité (INRS) suite à la construction d'un nouveau site axé études et recherches[2].

La première image de ce minicorpus historique sur ce thème de la protection oculaire date de 1949 (planche 1, affiche 1). On y voit un ouvrier, en pleine action dans la seconde qui précède, porter soudain la main à son visage : des éclats de métal ont atteint ses yeux. Le contremaître arrive aussitôt pour le réprimander : « Pourquoi ne les as-tu pas mises ? » Il parle là bien entendu des lunettes de protection qui figurent en bonne place en bas à droite de l'image, exagérément grossies par rapport aux autres éléments iconiques. La notion de prévention semble alors ici bien ténue : l'accident s'est déjà produit, il est déjà trop tard. Le mode de communication utilisé ici se base essentiellement sur une notion de culpabilisation de ce malheureux ouvrier qui ne s'est pas révélé suffisamment prévoyant.

À la même époque (1949), une nouvelle affiche sur ce thème apparaît (planche 1, affiche 2), là encore très dure. L'énorme tache noire du bas de l'image de laquelle émergent des mains tâtonnantes est censée représenter la détresse d'un salarié devenu aveugle suite à la négligence du port de lunettes de protection. Les mains sont à la recherche de ce qu'il ne peut plus voir : une famille heureuse qui s'ébat sous le ciel bleu du printemps retrouvé, que lui ne reverra plus jamais. La famille, une référence évidente à une valeur incontournable de l'immédiat après-guerre. Le message est accompagné de l'interrogation « Les verrez-vous toujours ? », incitant à une réflexion avant que l'inéluctable ne se produise, et bien entendu à la consigne du port de lunettes de protection en guise de solution.

Une affiche de 1959 est intéressante à plus d'un titre (planche 1, affiche 3). Elle semble en fait une reprise de celle de l'ouvrier meuleur que nous venons d'évoquer plus haut, dans laquelle ont été intentionnellement injectées des références beaucoup plus claires aux notions de la prévention. Des lunettes sont accrochées à un mur d'atelier. Dans l'un des verres se reflète l'image de l'ouvrier précédent, casquette comprise, qui dirige là aussi sa main vers ses yeux. Mais la scène est ici représentée en grisé, comme une simple allusion à cette situation potentielle d'accident, mais qu'il faudra à tout prix éviter. Et pour y parvenir, on fait appel au bon sens de l'ouvrier ciblé par le message : « Des lunettes sont mises à votre disposition, pourquoi les laisseriez-vous au vestiaire ? »

Une affiche du début des années 1970 (planche 1, affiche 4) fait apparaître un visage, dans lequel la présence de l'œil est prépondérante, atteint par des agressions extérieures matérialisées par un

2. Créé en 1947, l'INS deviendra en 1968 l'INRS (www.inrs.fr).

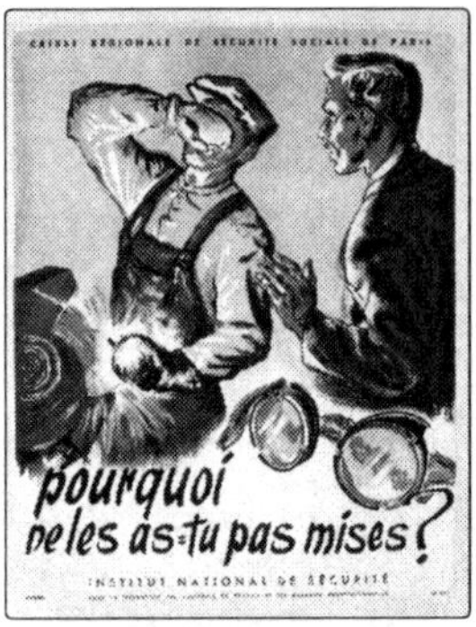

1

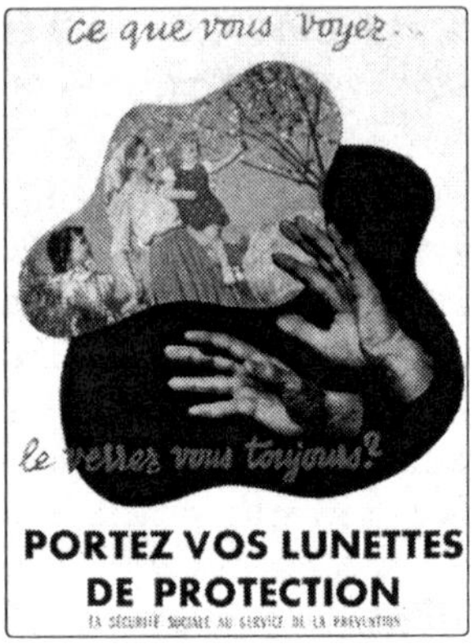

2

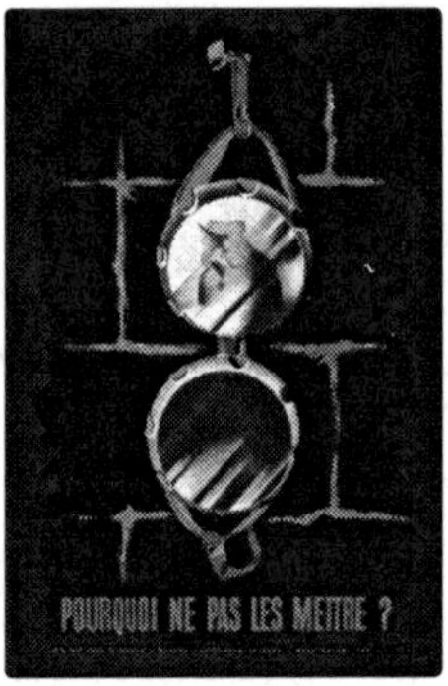

3

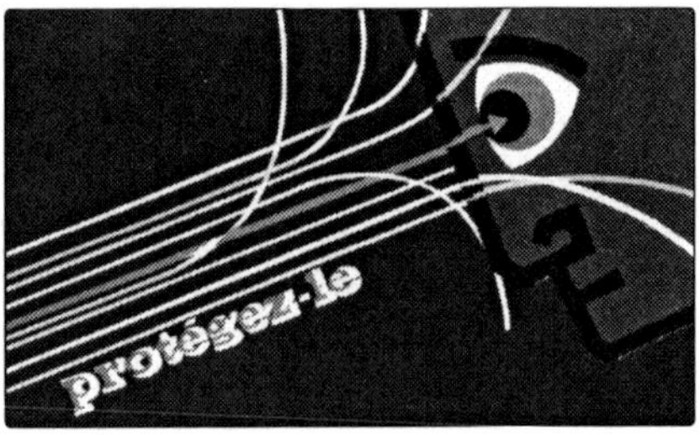

4

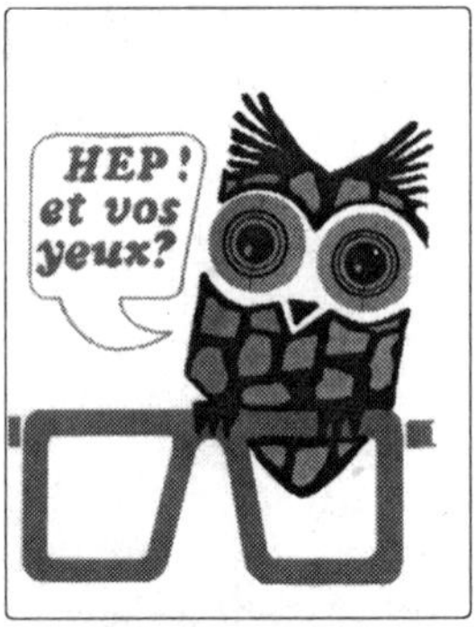

5

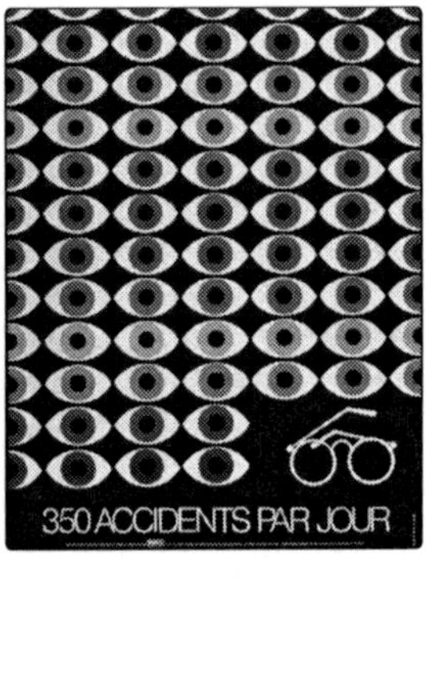

6

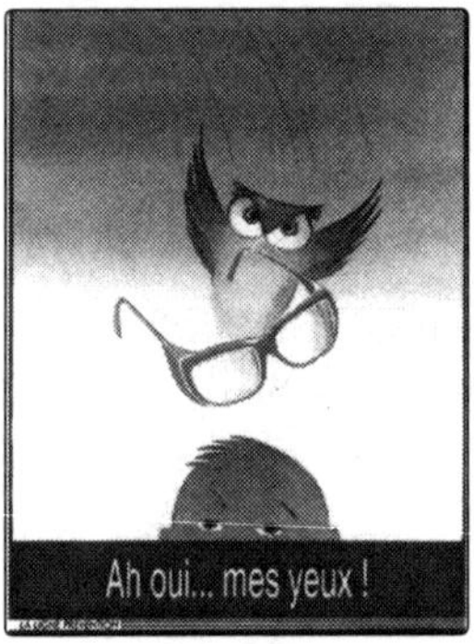

7

Planche 1. La protection oculaire au travail.

faisceau de lignes, dont l'une d'elles atteint le précieux organe. Le choix de l'abstraction semble ici délibéré : aucune référence ici au milieu de travail, aucune précision sur la nature des causes, liberté totale accordée quant au choix de la protection adéquate. La préoccupation du concepteur semble avoir été ici un souci de généralisation et d'utilisation la plus large possible du média, indépendamment du contexte.

En 1974, cette abstraction s'intensifie encore (planche 1, affiche 5). Ici, plus aucune référence à un être humain. Des lunettes bien présentes, de couleur rouge pour en renforcer l'importance, sur lesquelles trône une chouette (l'importance des yeux !). Une sorte de clin d'œil au destinataire, dans une sorte de complicité quant aux mesures concrètes à prendre.

Une affiche de 1977 (planche 1, affiche 6) adopte un mode de fonctionnement directement inspiré des campagnes de sensibilisation en direction du grand public qui commencent à se développer : tout comme les messages de prévention routière s'appuient souvent sur les statistiques telles que le nombre de morts ou de blessés, on cherche ici à frapper les esprits avec un chiffre choc. Ces yeux alignés sont ceux qui sont atteints chaque jour... Mais cet alignement s'interrompt brusquement avec la barrière que représente en bas à droite une paire de lunettes salvatrice !

C'est au début des années 1990 que l'on voit apparaître très nettement la notion quasi exclusive de conscience personnelle dans ces affiches traitant du thème de la protection de l'œil (planche 1, affiche 7). Les lunettes sont à disposition de l'opérateur, c'est une évidence (allusion à l'obligation faite aux employeurs de fournir aux salariés les équipements de protection adéquats ?). Elles figurent même au centre de l'image, comme pour donner à cette présence un caractère évident. Une figure humaine réapparaît. Ou plutôt une partie de celle-ci, ses yeux et sa boîte crânienne renfermant soncerveau, éléments prépondérants du mécanisme de cette affiche. Plus de culpabilisation, plus de dramatisation, plus de consigne ferme... C'est à l'opérateur lui-même qu'il convient de se poser la question et de prendre conscience de l'importance de l'utilisation de la protection oculaire.

Des thèmes et des représentations devenus aujourd'hui obsolètes

Cette rétrospective, non exhaustive, des affiches de l'IN(R)S consacrées à la prévention des atteintes oculaires nous a permis d'aborder ce souci d'adaptation permanent aux références culturelles, sociétales du salarié destinataire, aux évolutions technologiques du monde du travail et enfin, à travers quelques exemples, aux méthodes de communication en vogue aux différentes époques traversées.

Une autre approche peut aussi nous apporter quelques éléments complémentaires en ce sens : l'analyse de thèmes, représentations ou modes de fonctionnement devenus aujourd'hui parfaitement obsolètes.

La culpabilisation

Ce mécanisme, qui apparaît dès les premières affiches de l'INS en 1949, a déjà été évoqué plus haut. À cette époque, on attendait vraisemblablement peu d'accompagnement du contremaître en matière de sécurité lors du travail normal. Ce qui le conduit dans l'affiche présentée à se contenter de faire des reproches à ce malheureux ouvrier qui vient d'être accidenté.

D'autres exemples de culpabilisation du salarié émergent des affiches parues dans les années 1950. Le slogan péremptoire « Imprudent » de l'affiche (planche 2, affiche 1), dont le sujet, certes bien matériel, d'une pièce non bloquée entraînée par le mouvement de la machine, s'adresse directement et sans ménagement à la personne responsable de cet état de fait. Et le paroxysme de l'utilisation de cette recherche de culpabilisation semble être atteint dans cette affiche (planche 2, affiche 2) représentant la fournaise d'une scène d'incendie dévastateur devant lequel un juge, d'une froideur extrême, désigne la cigarette allumée, responsable du désastre. Mais à travers elle, le prolongement de son doigt accusateur pointe « le coupable » qui l'a laissée traîner là... Le texte joue ici un rôle de verrouillage du message, à la fois à travers l'analogie « recherche du coupable-rôle de l'homme de loi » et en renforçant le lien existant entre la cause matérielle immédiate et la personne à l'origine de la survenue de l'accident.

La référence à la famille

Les années 1950 voient les affiches de sécurité sortir du cadre du travail pour amener l'opérateur à réfléchir aux conséquences de ses actes dans l'entreprise sur sa vie familiale. Les slogans claquent : « Sécurité au travail, bonheur au foyer » (planche 2, affiche 3), insistant sur l'imbrication évidente des deux mondes que l'on aurait aujourd'hui tendance à plus nettement séparer. Une autre affiche (« Ils t'attendent, sois prudent »), représentant le visage d'un salarié duquel émerge une famille bien sage, incite le destinataire du message à toujours bien garder en tête l'existence d'une famille très dépendante de lui et de son travail (à cette époque, le budget familial n'est fréquemment assuré que par le père de famille).

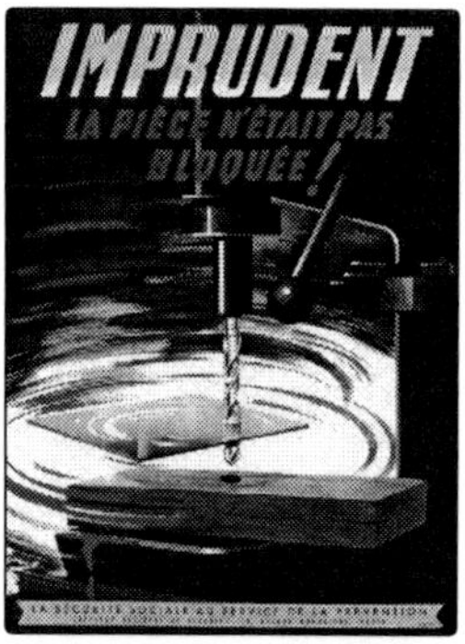

1

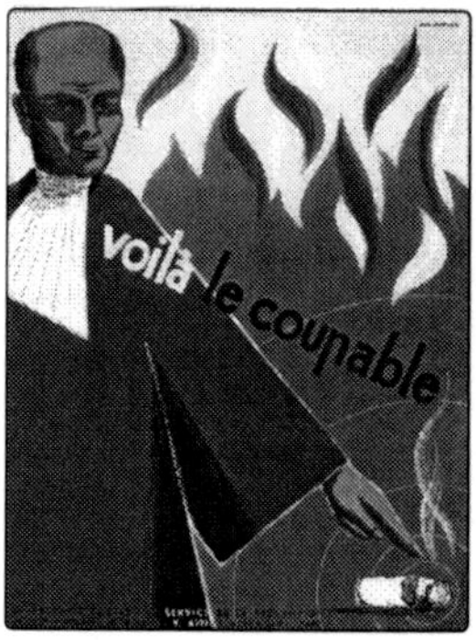

2

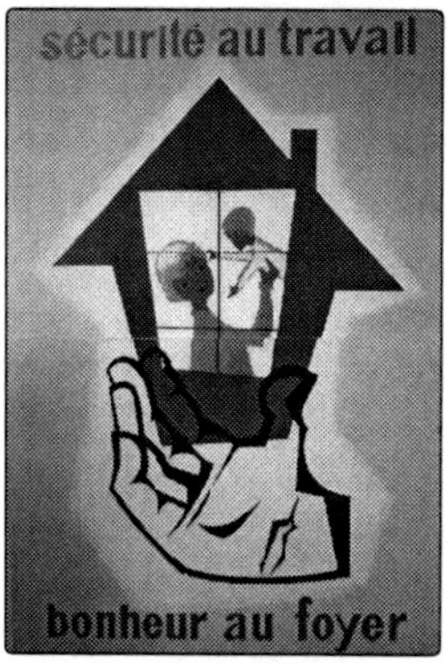

3

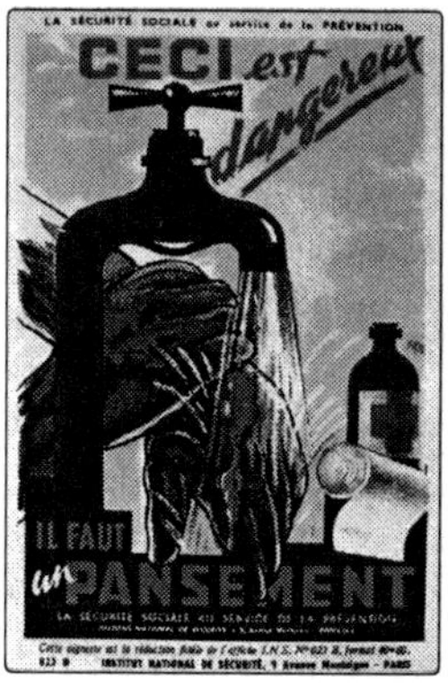

4

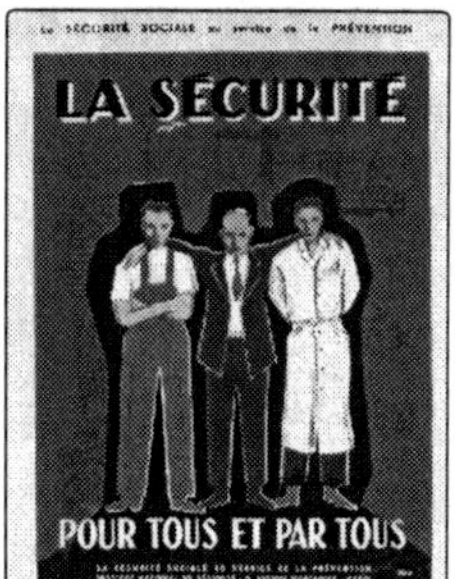

5

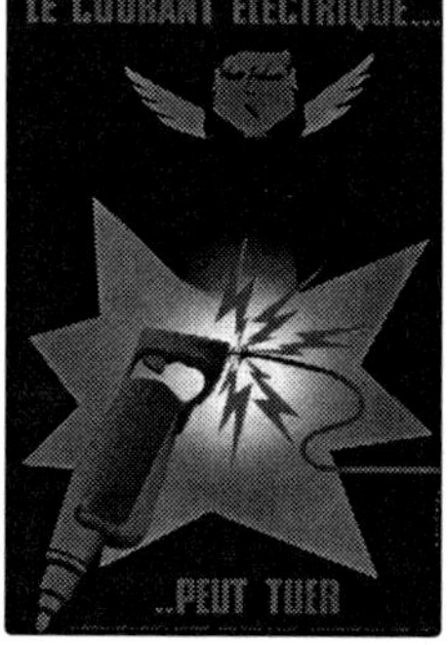

6

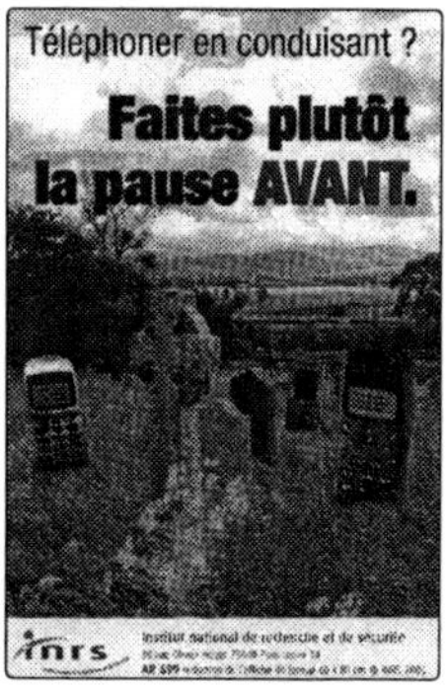

7

Planche 2. Exemples de thèmes et de représentations.

La brutalité

Deux hommes se querellent violemment sur leur lieu de travail, ce dont attestent leurs vêtements. Et le résultat et les conséquences de ce comportement désigné comme bien peu responsable sont clairement illustrés en bas à droite de l'image, le recours incontournable à des béquilles…

La représentation explicite d'un comportement à proscrire

Un message véhiculé par une image se doit d'être immédiatement perçu, lu, compris, mis en application dans un temps relativement court, et ce, particulièrement lorsqu'il s'agit de situations d'urgence.

Que penser alors de ces consignes transmises à partir d'une représentation iconique illustrant précisément l'opposé de la conduite à tenir (planche 2, affiche 4) ? Elles demandent alors au destinataire un décodage laborieux, en plusieurs temps : lecture et compréhension d'une situation présentée comme indésirable, analyse des raisons de son bannissement, et seulement alors passage à la situation ou au comportement recommandés. Dans le cas ici présenté, est-on vraiment sûr qu'aucun ouvrier ne s'est, dans l'urgence précisément, précipité pour nettoyer sa main ensanglantée sous un filet d'eau courante, croyant alors appliquer le message de cette affiche, qu'il n'avait jusque-là qu'entraperçue, et dont la consigne ultime, présentée en bas à droite, semble bien peu percutante par rapport à l'omniprésence du geste déconseillé ?

La connotation paternaliste

La notion d'une sécurité qui ne serait pas que l'affaire du salarié, mais impliquerait tous les acteurs de l'entreprise, notamment les tuteurs des nouveaux embauchés, n'a pas pris une ride et reste aujourd'hui parfaitement d'actualité. Mais ce chef d'entreprise (planche 2, affiche 5) qui pose ses mains sur les épaules de ses collaborateurs pour leur signifier un danger ou se montrer solidaire semble aujourd'hui bien désuet.

La représentation très directe de la mort

Un ouvrier qui « creuse sa tombe », un autre qui passe dans l'au-delà (planche 2, affiche 6)… Des images qui étaient monnaie courante dans les affiches des années 1950-1960. Puis ces allusions morbides ont quasiment disparu de la plupart des affiches de sécurité pendant des décennies. Elles étaient jugées bien trop directes, voire traumatisantes pour leur destinataire.

Les années ont passé... Après de nombreux débats sur le rôle que pourrait jouer l'utilisation de la peur dans les modifications de comportements et de nombreuses campagnes de plus en plus réalistes (sécurité routière notamment), le thème ne semble aujourd'hui plus aussi tabou.

Et les dernières affiches de l'INRS sensibilisant au danger de l'utilisation du téléphone portable au volant n'hésitent pas à exploiter à nouveau ce thème de la mort (planche 2, affiche 7). Comme si les concepteurs d'affiches de prévention s'étaient soudain rendu compte qu'à trop vouloir ménager la sensibilité des destinataires, le message avait fini par s'édulcorer et perdre de son impact, qui reste tout de même le moteur des changements d'attitude dans un premier temps, puis au final de comportement...

La place actuelle de l'affiche de sécurité

Afin de répondre à une meilleure visibilité du rôle de l'affiche de sécurité et des facteurs contribuant à sa réussite dans les démarches de prévention, une étude[3] a été récemment menée à l'INRS sur la base de 500 entretiens téléphoniques auprès d'entreprises françaises, d'une enquête postale auprès d'utilisateurs d'affiches, d'entretiens auprès de techniciens et documentalistes des caisses régionales d'assurance maladie (CRAM), d'entretiens avec des responsables de sécurité d'entreprise, d'observations de terrain, de démarches expérimentales en entreprise, et enfin de l'analyse d'un corpus de 240 affiches de sécurité issues de 34 organismes européens.

Ce sont quelques résultats issus de cette étude qui nous permettront notamment de préciser la place et le rôle actuels de l'affiche dans l'approche prévention des entreprises.

La conception, une phase primordiale

L'affiche de sécurité, outil de prévention à l'usage des salariés en entreprise, doit répondre à de nombreux critères. Ceux-ci se doivent de figurer de manière incontournable dans le cahier des charges remis au graphiste concepteur : définition des objectifs, élaboration du message à transmettre, identification de la population cible. Ces critères indispensables gagnent par ailleurs grandement à être complétés

3. Cette étude, qui s'est déroulée sur plusieurs années (2005-2008), a fait l'objet de communications dans le cadre de congrès et colloques dont quelques références se trouvent dans les indications bibliographiques.

par une connaissance précise des conditions réelles dans lesquelles l'affiche sera utilisée, de son mode pressenti de diffusion et des modalités souhaitables de mise en œuvre dans l'entreprise.

Lorsque le graphiste est en possession du cahier des charges dont il exige clarté, non-ambiguïté, exhaustivité et concision, c'est lui qui devient alors l'acteur essentiel de la phase de conception. Mais la réalisation du produit final l'oblige souvent à de nombreux échanges, compromis, allers-retours avec différents acteurs de sensibilités différentes, commanditaires de près ou de loin du produit. S'ensuit alors une première validation intrinsèque du produit lui-même (essentiellement technique, amenant parfois à proposer des formes alternatives de présentation), qui ne pourra qu'être enrichie par une évaluation plus axée sur son « utilisabilité », auprès d'un échantillon d'utilisateurs potentiels. On s'attachera alors ici à évaluer la lecture, la compréhension, la mémorisation et la perception globale du message, pouvant parfois conduire à une refonte complète ou partielle du média initialement prévu.

Un circuit de diffusion plus complexe qu'il n'y paraît

De sa réalisation à sa phase d'utilisation réelle sur le terrain, l'affiche de sécurité doit alors subir un cheminement long et complexe, émaillé de nombreux intermédiaires qui se comportent parfois comme des filtres. En premier lieu, les circuits officiels de distribution, leur organisation et leur politique de communication, sur lesquels le destinataire n'aura que peu de prise. Mais dans l'entreprise elle-même, de nombreux facteurs vont intervenir également, qui influeront sur le résultat final : le chef d'entreprise et sa conception de la sécurité, la culture de l'entreprise, le mode de communication, la cohérence avec d'autres actions, les moyens matériels et budgétaires à disposition, le niveau d'adhésion supposé du personnel. Et en bout de la chaîne de ces intermédiaires, le commanditaire de l'affiche dans l'entreprise : celui-ci n'est en effet pas toujours représentatif des salariés auxquels il souhaite s'adresser par le biais de l'affiche, notamment en termes de niveau de langue, de perception du problème à traiter, de choix du type de communication…

Par ailleurs, il n'est pas rare que certaines instances extérieures à l'entreprise s'immiscent dans la relation émetteur-utilisateur : organismes (CRAM, Inspection du travail, médecine du travail), consultants, formateurs, gestionnaires administratifs se procurent fréquemment des affiches afin de les faire connaître et utiliser dans l'entreprise.

La présence de l'affiche dans l'entreprise

Une première constatation est la présence massive de l'affiche de sécurité dans les entreprises françaises. Sur la totalité de notre échantillon de 500 entreprises prélevées dans un fichier de l'Institut national de la statistique et des études économiques (INSEE) selon des critères de taille et d'appartenance aux différents secteurs d'activité, 4 sur 5 disaient en posséder actuellement dans leurs locaux.

L'observation de l'affichage d'entreprise fait cependant apparaître des extrêmes : de l'affiche poussiéreuse traînant dans l'atelier depuis des lustres à la campagne structurée appuyée par des réflexions, discussions, décisions, implication du comité d'hygiène, de sécurité et des conditions de travail (CHSCT) et analyse statistique des accidents du travail, il existe une palette variée de modes d'utilisation, conduisant naturellement à l'arrivée à des effets fort différenciés. Au-delà de ce constat de présence massive, il est donc important de s'intéresser à la manière dont l'entreprise fait vivre cette affiche dans l'entreprise, élément primordial de l'atteinte d'une efficacité souhaitée. Parmi les entreprises possédant des affiches, plus de la moitié déclarent les renouveler. Et là se pose tout naturellement la question de la fréquence de ce renouvellement, un quart des entreprises n'effectuant le changement d'affiches que tous les ans, voire plus. À l'opposé, 13 % d'entre elles déclarent une fréquence inférieure à trois mois, évoquant alors la difficulté de trouver des graphismes novateurs pour illustrer des problèmes le plus souvent pérennes au sein de leur entreprise.

L'affichage peut se voir attribuer des fonctions bien différentes, souvent tributaires de la taille de l'entreprise. Dans les plus petites d'entre elles, on aurait plutôt tendance à utiliser l'affiche comme un moyen de pallier les faiblesses ou l'inexistence de communication générale en matière de sécurité : les actions de type campagne y sont souvent rarissimes et les affiches la plupart du temps en rapport direct avec un problème particulier ou un poste spécifique. Dans les plus grandes entreprises, l'utilisation de l'affiche est généralement considérée comme un moyen de renforcement, d'appui des actions plus globales en santé et sécurité.

Une grande hétérogénéité des cibles et des acteurs

Les conditions de mise en œuvre des affiches se révèlent extrêmement variables d'un secteur d'activité à l'autre. Dans l'industrie, on rencontre des niveaux de sensibilisation fort différents selon les risques en présence et l'existence d'un responsable de sécurité. La mise en place du document unique semble cependant y avoir joué un rôle primordial d'incitation au dialogue et à la réflexion commune. Dans la construction, où les risques sont bien identifiés et bien connus (chantiers, routes), on note une sensibilité particulière à la prévention. Les activités de transport, souvent le fait de petites structures, se déclarent surtout concernées par le risque routier, ce qui les amène à plus évoquer la responsabilité individuelle du chauffeur. Les prestataires de services, quant à eux, se calent généralement sur le plan de prévention de leurs entreprises clientes. Et dans le secteur commerce, l'approche pourra être très différente selon que la structure se compose majoritairement de bureaux ou de points de vente.

Dans l'entreprise elle-même, le relais de sécurité, souvent principal acteur des actions de communication en prévention, se révèle une catégorie assez peu homogène. L'enquête auprès des 500 entreprises françaises fait certes apparaître que la majorité d'entre eux (75 %) se répartit entre responsables dédiés et membres de direction, et 40 % des entreprises interrogées ont expressément nommé un responsable sécurité qui, dans certains cas, possède également d'autres fonctions au sein de l'entreprise (qualité, environnement...). La direction déclare s'occuper elle-même de la sécurité dans un tiers des entreprises interrogées, le CHSCT en étant par ailleurs chargé dans 10 %. Lorsque personne n'est nommément désigné, ce sont alors des responsables d'entité qui prennent le relais.

Une implication forte : la personnalisation de l'affiche

Les affiches de sécurité émises par un organisme tel que l'INRS s'adressent généralement à une population vaste et hétérogène de salariés (l'ensemble des salariés du régime général de la sécurité sociale). Or, même dans le cas où l'activité est identique, les besoins en outils de communication peuvent être fort différents d'une entreprise à une autre. Il s'ensuit pour les organismes émetteurs l'impossibilité d'y représenter des situations trop précises, pourtant garantes d'une bonne appropriation du message.

C'est donc dans ce contexte que des entreprises en viennent à s'impliquer directement, en termes de modifications d'affiches existantes, voire de créations intégrales de produits « maison » : 46 % des relais de sécurité interrogés lors de l'enquête nationale se déclaraient favorables à ce type de personnalisation, et 27 % des entreprises réalisaient elles-mêmes en interne leurs affiches de prévention (parfois d'ailleurs en complément d'utilisation des affiches traditionnelles).

Cette démarche volontaire de personnalisation (signe indéniable d'un intérêt certain pour le média affiche) vise à répondre à des préoccupations non entièrement satisfaites par les médias traditionnels à disposition :

– un souci d'adéquation à une situation particulière de l'entreprise ;

– une actualisation de représentations devenues soudain obsolètes ;

– une volonté de rendre un message plus global, à partir d'affiches jugées trop spécifiques, ou à l'inverse de cibler une partie spécifique d'un message jugé trop général ;

– une décision de renforcer l'appartenance du message à l'entreprise (logo, termes maison...).

Cette adaptation présente de nombreux avantages, dans le sens où elle se pare alors des caractéristiques d'une véritable démarche de prévention : acte de communication interne, intégrant la culture et les objectifs propres à l'entreprise, elle amène ses acteurs à la réflexion, à l'échange, au dialogue, à l'approfondissement, à l'implication directe. Et enfin elle rend le message plus concret, mieux adapté, mieux assimilable par une intégration réfléchie du vécu. D'autant que l'entreprise continue alors à se reposer sur un produit validé (une affiche institutionnelle), légitimant – en partie du moins – la crédibilité du produit. Car il est bien évident qu'un tel produit, créé de toutes pièces par des personnes ne maîtrisant pas les arcanes des techniques de la communication, peut se révéler bien aléatoire en matière d'efficacité réelle.

L'efficacité de l'affiche : quelle perception ?

Se référant toujours à cette grande enquête nationale citée plus haut, 81 % des relais de sécurité interrogés considèrent l'affiche comme « un bon moyen de prévention », allant même jusqu'à évoquer pour certains son caractère indispensable. Mais un nombre encore plus important de ces personnes interrogées (87 %) insistent aussitôt sur le fait qu'il ne s'agit là que d'un moyen parmi beaucoup d'autres, qui ne saurait donc fonctionner seul.

Plus qu'une perception liminaire largement positive, il est donc important de souligner que la moitié des entreprises interrogées déclarent concrètement constater des modifications du comportement de leurs salariés. Et ce, notamment en termes de port plus fréquent des équipements de protection individuelle (EPI), d'améliorations tangibles des situations à risques, ou même encore de diminution du nombre d'accidents.

Plusieurs responsables soulignent l'aide que leur fournit l'affiche dans leur délicate mission du passage de consignes ou d'élaboration de recommandations. Ils évoquent une « fonction de levier » que leur apporterait le média. Le caractère officiel de l'institution émettrice de l'affiche crédibiliserait leurs propos. L'affiche placardée favoriserait aussi le dialogue, le salarié se sentant ainsi autorisé, voire incité, à évoquer certains aspects qu'il aurait peut-être auparavant hésité à soulever publiquement.

Les opérateurs rencontrés au cours de cette étude se montrent également favorables à ces démarches d'affichage, qu'ils disent remarquer. Elles contribuent selon eux à leur prouver « que l'on s'occupe de leur sécurité ». Ils lui reconnaissent une utilité globale, notamment en termes d'incitation aux changements de comportement. Ils insistent sur le fait que « de toute façon, non-changement immédiat de comportement constaté ne signifie pas pour autant inutilité », se référant ainsi aux messages spécifiquement axés sur le rappel de choses déjà connues, qu'ils jugent indispensable de « rabâcher » pour arriver à un résultat. Et tout comme nous l'avons entendu des relais de sécurité, les opérateurs rencontrés insistent sur la nécessaire complémentarité avec d'autres moyens. L'entreprise ne doit surtout pas se contenter d'un affichage qui lui donnerait certes une « bonne conscience », mais ne serait qu'un simple palliatif à des mesures prioritaires plus collectives (« ne pas préconiser le port de casques de protection avant d'avoir envisagé la pose de revêtements antibruit »). Ces opérateurs attendent de leurs supérieurs hiérarchiques directs (agent de maîtrise, contremaître...) qu'ils relaient l'information donnée dans les affiches par l'institution émettrice, la complétant ou l'adaptant au besoin et qu'ils s'assurent de la mise à disposition des EPI préconisés dans les nombreux messages sur ce thème. Ils mettent également l'accent sur l'importance qu'a à leurs yeux le fait que les messages diffusés restent en cohérence avec la logique et la réalité de l'entreprise, incitant au passage la hiérarchie à ne jamais perdre de vue la part d'effort souvent demandée au salarié au travers des messages diffusés.

Et maintenant ?

Comment cette affiche de sécurité, dont les limites en termes d'utilisation et d'efficacité potentielle ont été clairement pointées, va-t-elle, peut-elle maintenant évoluer parmi les nombreuses possibilités actuelles de communication, dont certaines font appel à des technologies de plus en plus sophistiquées ? Il est évident que l'affichage papier présente des avantages en matière de coût de réalisation, de facilité de mise en œuvre. Il se heurte cependant aujourd'hui à ce besoin de personnalisation que nous avons longuement évoqué. Nombre de relais de sécurité souhaiteraient aujourd'hui disposer d'éléments partiels qu'ils assembleraient à leur guise, à partir d'un CD-Rom par exemple. Certains se procurent déjà d'ailleurs des dessins, figures, logos, sur Internet pour affiner la spécificité de leurs messages.

Il est également évident que le message de sécurité ne pourrait que se trouver valorisé en devenant plus dynamique : écrans plats, bornes d'affichages électroniques, panneaux lumineux, voire envoi de messages sur assistants personnels dans le cas des entreprises nomades. De nombreuses possibilités d'évolution existent, conditionnées à la volonté des entreprises d'investir dans le développement d'équipements de ce type. Ce qui conduirait immanquablement à terme la nécessaire adaptation des messages fournis par les institutions.

Indications bibliographiques

Davillerd C. (2003), *L'affiche de sécurité, un outil au service de la prévention*, Paris, INRS, coll. « Les notes scientifiques et techniques de l'INRS », n° 233, 24 p.

— (2004), « Affiches de sécurité et prévention dans l'entreprise », *Face au risque*, n° 406, octobre, p. 15-18.

— (2005), *Das Sicherheitsplakat : Aktueller Beitrag zur Arbeitssicherheit (L'affiche de sécurité, sa contribution actuelle à la prévention)*, actes du 13e *workshop* de psychologie de la sécurité et de la santé au travail, Bad Munstereifel, Allemagne.

— (2007), *Hintergründe zur Nutzung von Sicherheitsplakaten, eine Untersuchung in 500 Betrieben (Contextes d'utilisation de l'affiche de sécurité : enquête auprès de 500 entreprises)*, actes du 14e *workshop* de psychologie de la sécurité et de la santé au travail, Potsdam, Allemagne.

— (2007), *De l'analyse des pratiques d'entreprise pour une meilleure conception d'un outil de prévention : l'affiche de sécurité*, actes du 42e congrès de la SELF, Saint-Malo.

— (2008), *Interne Kommunikation im Betrieb : Erhöhung der Wirksamkeit von Sicherheitsplakaten (La communication interne dans l'entreprise, accélérateur d'impact de l'affiche de sécurité)*, actes du 15e *workshop* de psychologie de la sécurité et de la santé au travail, Laubach, Allemagne.

Davillerd C., André J.-C. (1999), *50 ans d'affiches de l'IN(R)S*, Paris, INRS, coll. « Les notes scientifiques et techniques de l'INRS », n° 174, 33 p.

Fresnault-Deruelle P. (1997), *L'image placardée*, Paris, Nathan Université, 1997, 186 p.

INRS (1997), « Affiches de prévention. De l'atelier… au musée », *Travail et sécurité*, n° 564, septembre, p. 2-7.

— (2005), « Dossier "Prévention et information". Des outils adaptés au besoin de chacun », *Travail et sécurité*, n° 649, p. 20-28.

— (2007), « L'affichage au service de la prévention », *Travail et sécurité*, n° 677, p. 14-16.

— (2007), *Inventaires. 60 ans de films à l'INRS*, DVD vidéo, réalisation : Le Guennec A., Maupied N., 29 min, réf. DV 0378.

— (2010), *Santé et sécurité au travail. Catalogue des productions 2010*, avec DVD, Paris, Éditions INRS, réf. ED 6000.

Labialle G., Galliano, M. (1994), « La reconnaissance visuelle des pictogrammes : les effets de contexte », *Le Travail humain*, t. 57, n° 2/1994, p. 163-177.

Laner S., Sell R.G. (1960), « An experience on the effect of specially designed safety poster », *Occupational Psychology*, n° 34, juillet, p. 1-17.

Ministère de l'emploi, de la cohésion sociale et du logement (2006), *La prévention s'affiche : 100 ans pour convaincre (1906-2006)*, catalogue d'exposition, 59 p.

Undeutsch U. (1966), *Psychologische Analyse von Unfallverhütungsplakaten (Analyse psychologique d'affiches de sécurité)*, Bonn, Hauptverband der gewerblichen Berufsgenossenschaften, 71 p.

Iconographie

Planche 1

1. « Pourquoi ne les as-tu pas mises ? » (1949), affiche INS/Caisse nationale de sécurité sociale de Paris 011 auteur : Havas.
2. « Portez vos lunettes de protection » (1949), affiche INS 000A, auteur : R.-L. Dupuy.
3. « Pourquoi ne pas les mettre ? » (1959), affiche INS 011B, auteur : M. Trochon.
4. « Protégez-le » (1971), affiche INRS 148B, auteur : B. Chadebec.
5. « Hep ! et vos yeux ? » (1974), affiche INRS 315D, auteur : B. Chadebec.
6. « 350 accidents par jour » (1977), affiche INRS 356, auteur : B. Chadebec.
7. « Ah oui… mes yeux ! » (1992), affiche INRS 536, auteur : F. Metzger.

Planche 2

1. « Imprudent. La pièce n'était pas bloquée ! » (1952), affiche INS 044A, auteur : Seyl.
2. « Voilà le coupable » (1954), affiche INS 132A, auteur : M. Dufour.
3. « Sécurité au travail/bonheur au foyer » (1958), affiche INS 176, auteur : J. Denis.
4. « Ceci est dangereux. Il faut un pansement » (1950), affiche INS 023, auteur : Seyl.
5. « La sécurité pour tous et par tous » (1954), affiche INS 130A, auteur : M. Dufour.
6. « Le courant électrique… peut tuer » (1959), affiche INS 028B, auteur : M. Trochon.
7. « Faites plutôt la pause AVANT » (2008), affiche, INRS 699.

– 7 –

Itinéraire d'un producteur audiovisuel au sein d'un CHU

Entretien avec Loïc Després[1]

Loïc Després, vous êtes concepteur-réalisateur au CHU de Rennes depuis bientôt 25 ans. Cette fonction reste assez rare, quelle en a été l'origine ?

Un responsable de la formation continue, M. Henri Terret (attaché de direction à la formation continue) sous la tutelle de M. Lemoine, directeur du personnel, a eu l'intuition que l'image mobile pouvait représenter un plus pour un hôpital comme le nôtre. Pouvant bénéficier d'un soutien financier de l'Association nationale de formation des hospitaliers (ANFH), il a proposé en 1985 au directeur général adjoint (DGA) de faire l'acquisition de matériel audiovisuel. Son objectif était de participer à la formation du personnel non médical (il existait une forme de réticence par rapport au corps médical). Mais la décision d'équipement a été prise sans projets précis. L'idée était que des projets apparaîtraient, et qu'ils seraient soumis au DGA pour approbation. La direction entendait contrôler et garder la main par rapport à l'institution médicale surtout, mais aussi aux syndicats qui jouaient un rôle important en matière de formation continue. Elle était soucieuse que la production soit faite par et pour le personnel. Le premier investissement a été conséquent : 280 000 F (45 000 €) pour un banc U-matic, comprenant lecteur, enregistreur, magnétoscope, caméra, pied, etc. Le but était de « faire de l'institutionnel », c'est-à-dire de la qualité professionnelle. Trois objectifs étaient énoncés :

1. Entretien réalisé par François-Xavier Schweyer.

la formation, la constitution d'une vidéothèque pour le plan directeur (suivi des bâtiments et de leurs évolutions) et enfin l'image de l'établissement, la communication.

À l'arrivée du matériel, fin 1985, la direction a constitué un comité composé de directeurs et de cadres supérieurs de soins pour piloter le projet. Il n'y a pas eu d'annonce officielle pour recruter ou pour organiser des stages d'initiation. Le directeur de la formation continue avait donné carte blanche à un réalisateur externe pour trouver le ou les profils adéquats pour gérer le matériel et réaliser des documents audiovisuels. L'idée était de trouver parmi le personnel des passionnés qui pourraient répondre ponctuellement aux besoins, en sachant utiliser le matériel mais tout en gardant leur fonction au sein de l'hôpital. Le premier stage d'initiation a eu lieu en juin 1985. Il n'y avait pas eu de publicité ni d'information systématique, plutôt des contacts au gré des rencontres.

J'ai eu la chance de connaître un membre du comité de pilotage, une surveillante (cadre supérieur de soins) Mme Le Mescam, auprès de qui j'avais travaillé de 1982 (date de mon arrivée à l'hôpital) à 1984. Je travaillais dans le service de chirurgie dirigé par le Pr Launoy, dont un confrère, le Pr Campion, faisait de la vidéo et filmait les interventions au bloc. C'est dans ce service que j'ai fait mes premières armes. En 1985, alors que j'étais ASH dans un autre service, Mme Le Mescam m'a téléphoné pour m'informer de l'existence d'une formation d'initiation à la vidéo. Elle avait repéré que j'étais un passionné de cinéma et de photo. Elle me conseilla de m'inscrire au stage, en me précisant qu'il n'y aurait pas de poste, mais seulement une formation. Alors qu'elle me demandait de réfléchir, ma réponse fut immédiate : j'étais candidat.

En juin, la formation a réuni huit personnes de profils très différents (techniciens, cadres, soignants) : elle était animée par M. Véron, réalisateur indépendant recruté par le directeur de la formation continue, M. Terret. En septembre, un second stage technique a été organisé à l'issue duquel M. Véron a eu une commande du CHU pour réaliser un document audiovisuel de présentation de l'hôpital. Il était accompagné par un cadreur professionnel et par deux stagiaires, dont moi. Nous portions le matériel et regardions comment cela se passait.

Ce fut mon initiation, je découvrais ma vocation, je concrétisais une aspiration nourrie par les centaines de films que j'avais vus depuis mon adolescence.

Pour ce nouveau métier, quelle a été votre formation ?

Les deux stages que j'avais suivis étaient assez théoriques. Ma véritable formation s'est plutôt faite sur le tas, comme cela se faisait à l'époque où il n'y avait pas encore d'écoles spécialisées dans la vidéo. Il y avait bien des écoles de cinéma (IDHEC, Louis-Lumière), mais le recrutement n'était pas fait pour moi.

Le tournage s'est bien passé. Mais le réalisateur n'a pas gardé son cadreur ni l'autre stagiaire qui refusaient les horaires très lourds imposés par la brièveté du temps de tournage. La réalisation devait se faire sur quelques jours et il n'était pas question pour le réalisateur de s'arrêter à 16 h. Pour ma part, j'étais un passionné et j'acceptais ces contraintes qui d'ailleurs n'en étaient pas pour moi. J'ai terminé le film seul avec lui, et même je suis venu la nuit pour assister au montage du film qui devait être présenté le lendemain matin. Je crois que ce fut le critère décisif pour ce qui allait devenir ma carrière. En fait, M. Véron n'était pas favorable à l'idée que le matériel soit géré par plusieurs personnes : il conseillait de ne retenir qu'une, voire deux personnes, pas plus. Mais à demeure. Il avait la crainte, d'ailleurs partagée par les directeurs, que le matériel ne soit dispersé et mal suivi. Que s'est-il passé ? Je ne sais pas précisément. Après le tournage, j'ai repris mon travail dans un service de soins. Le matériel n'a pas été utilisé pendant plusieurs mois et en janvier 1986, M. Terret, qui tenait toujours à mettre en place cette activité, a fait appel à moi pour trois jours de tournage. Et je ne suis jamais revenu dans le service de soins que je venais de quitter.

Comment s'est organisé votre travail ?

Le premier sujet traité était une commande de la direction. Il concernait la transformation du standard téléphonique en autocommutateur, sorte de gros ordinateur qui représentait un saut technologique. Et une deuxième demande est arrivée aussitôt, qui venait de Rennes Urgences Mains. Le chef du service de réimplantation des membres désirait un film pour communiquer sur son activité et la rééducation des membres. Les projets se sont succédé. Concrètement, je disposais d'un bureau dans le service de formation continue, au sein de la direction du personnel (les ressources humaines aujourd'hui), local qui avait été aménagé avec une porte blindée par mesure de protection du matériel. Il y avait une volonté de la direction, soutenue par les syndicats, que l'audiovisuel reste au sein de la formation continue.

Vous devenez donc le réalisateur du service de formation continue ?

Non, je ne dirais pas « réalisateur », mais plutôt « assembleur d'images ». Ma formation était très succincte : deux semaines en tant que stagiaire et une première expérience de tournage ne pouvaient pas faire de moi un réalisateur ou un vidéaste... C'est M. Terret qui m'a donné la possibilité de suivre des formations. Par exemple, j'ai suivi plusieurs stages à l'Institut national de l'audiovisuel (INA) en tant que cadreur, puis d'autres stages comme concepteur-réalisateur. J'ai également suivi une formation par correspondance d'un an, organisée par Educatel, un organisme de formation parisien dont le contenu était essentiellement théorique, avec en fin de formation un stage pratique. C'était très intéressant. J'ai obtenu le diplôme de concepteur-réalisateur audiovisuel, mais qui n'est pas reconnu.

L'enrichissement se situait d'abord sur le plan personnel. Ma formation pratique, je l'ai faite en étant l'assistant du réalisateur indépendant, M. Véron, quand il travaillait pour le CHU. J'ai donc réalisé des documents et surtout je me suis efforcé de créer le besoin, avec le soutien du directeur de la formation continue qui, lui, croyait dans le développement de cette activité.

Je voulais continuer à exister, à progresser, à bien maîtriser la réalisation d'un vidéogramme. Et M. Terret était là pour m'en donner les moyens. Son idée était que si, pendant un an, une production de plusieurs films était assurée, alors il serait possible d'envisager de créer un poste à temps plein, d'officialiser la fonction. Cette situation a duré presque deux ans pendant lesquels je ne savais pas si j'allais repartir dans un service ou non. Je l'acceptais.

Le directeur de la formation continue a compris qu'il fallait tout de suite communiquer auprès des autres directions. Le message était clair : « Nous avons un outil, un technicien réalisateur pour répondre à vos demandes. Envoyez vos propositions. » Et c'est ainsi que se mit en place une procédure où les demandes remontaient au cours du dernier trimestre pour l'année suivante, le service de formation continue faisait une première sélection qu'il soumettait à la direction générale pour décision. À ce plan de charge pouvaient s'ajouter des interventions ponctuelles à la demande de la direction. En fait, c'était un planning annuel de réalisation qui était constitué, toujours un peu supérieur aux capacités de réalisation, de façon délibérée. Mais il ne fallait pas de « débordements », c'est-à-dire que les demandes des médecins soient trop nombreuses. S'il y en avait trop, la direction bloquait, car certains professeurs avaient vu l'opportunité que représentait cette communication gratuite !

Aviez-vous un statut ?

Non. Je n'avais qu'un CAP d'ajusteur outilleur au départ[2]. J'ai travaillé dès 17 ans, sans le bac, ce qui me pénalise aujourd'hui. Dans beaucoup d'établissements, on recrutait en interne et selon la qualification de départ, les gens devenaient infirmiers ou ouvriers. Je suis devenu ouvrier professionnel. Mon vrai travail aujourd'hui, c'est

2. Loïc Desprès a une formation d'ajusteur outilleur. Il a travaillé dix ans dans une entreprise métallurgique avant d'intégrer l'hôpital public.

d'être concepteur-réalisateur, qui fait tous les métiers : monteur, cadreur, preneur de son, tous les rôles de la production vidéo. Certains directeurs ont souhaité que je puisse évoluer sur le plan statutaire, c'est pourquoi j'ai pu suivre des formations.

Je rappelle que le statut de technicien audiovisuel est tout récent dans la fonction publique. C'est depuis le milieu des années 2000 qu'il existe un statut de technicien supérieur qui regroupe les infographistes, les métiers de la vidéo (on dit « vidéaste » ou « réalisateur audiovisuel »). Le recrutement nécessite d'avoir au minimum Bac + 2 ou un BTS. L'autre possibilité est de passer un concours, si la direction décide de créer un poste... Pour ma part, je suis toujours maître ouvrier.

En termes de production audiovisuelle, quels ont été vos sujets ?

La plupart du temps, il s'agissait de commandes venant des services ou de la direction. Par exemple, une des premières commandes a été de filmer l'inauguration de l'IRM, avec des manifestations à la clé ! Le n° 05 p. 96 a eu pour objet le rôle de l'aide-soignant en bloc opératoire. Je dis « n° 05 », car très tôt, j'ai pensé archivage. Mes films ont été numérotés, avec un copyright, car je voulais conserver. Cette pratique n'existe pas partout.

Ce film sur les aides-soignants en bloc opératoire avait deux objectifs. D'une part, montrer comment le service se réorganisait et donc présenter une démarche et, d'autre part, constituer un outil de formation pour les futurs aides-soignants, en insistant sur le fait que l'aide-soignant est sous la responsabilité de l'infirmière. Ce film vient d'ailleurs d'être « remastérisé » pour sortir en DVD.

Le n° 06 p. 96 portait sur le service de rééducation fonctionnelle des enfants. Il a été réalisé au cours d'un stage de formation, car M. Véron a animé quelques stages pour former des personnels d'autres établissements, l'expérience rennaise étant connue à l'extérieur. J'ai par la suite moi-même formé du personnel hospitalier sur le thème (initiation et découverte de la vidéo).

Je peux dire que j'ai bénéficié d'une liberté dans mes productions. Cette indépendance qui m'a été donnée, je la dois à M. Lemoine, qui était directeur du personnel à mes débuts. Pour un de mes premiers films, j'avais interviewé un directeur et gardé dix minutes d'entretien. Mais lors du montage du film, qui durait dix minutes, j'avais décidé de ne garder que l'essentiel soit une minute pour le directeur. Ce directeur estimait que c'était inconcevable et qu'il fallait garder la totalité de l'interview. Devant ce problème, je suis allé voir le directeur du personnel qui était mon supérieur, et il m'a dit de ne garder que l'essentiel. Il m'a donné une légitimité que j'ai toujours gardée. Pour autant, je l'invitais à visionner les films et nous en parlions, mais il n'intervenait jamais dans la réalisation du projet. La procédure de validation d'un film est toujours la même : je présente une maquette pour la soumettre au commanditaire. Nous en discutons, des modifications sont apportées si besoin et je procède à la finalisation du projet. Mon objectif est de répondre aux mieux aux attentes du ou des commanditaires.

Ces films institutionnels avaient quel format et quelle durée ?

C'était variable. Beaucoup de 10 minutes, parfois moins, 6 ou 7 minutes, j'ai fait aussi du 15 minutes. On est là dans le format institutionnel classique qui est de 13 minutes. Je ne me suis lancé dans le reportage, c'est-à-dire le format télévisuel de 52 minutes, que tardivement, quand j'ai été à l'initiative des réalisations.

Quelles ont été les avancées technologiques ?

Les premiers films réalisés ici à l'hôpital Pontchaillou de Rennes (qui n'était pas encore CHU) l'ont été dès 1948 par le Pr Leroy qui s'occupait de la rééducation. Il bénéficiait de l'appui d'un médecin généraliste, le Dr Cathala, passionné de cinéma, qui passait beaucoup de temps à l'hôpital à filmer les patients en 16 mm noir et blanc et même en couleur. Cette technique coûteuse nécessitait des moyens, l'université participait grandement au financement. Pendant les années 1950 et 1960, des films ont été tournés au sein de l'hôpital, mais surtout dans le service de rééducation. Jusqu'à la fin des années 1970, les films étaient tournés en 16 mm.

On peut parler d'un basculement avec l'arrivée de la vidéo dans les années 1980. C'est le moment où je commence ma carrière. Le standard U-matic était le premier format institutionnel accessible seulement aux grandes structures, car la technologie restait d'un coût élevé. Après quelques années, j'ai loué du matériel Bétacam, le matériel initial étant complètement obsolète, mais cela représentait un coût.

Au milieu des années 1990, l'informatisation a représenté un grand renouveau. Au CHU, c'est en 1998 qu'un directeur a proposé de renouveler l'équipement, ce que je demandais depuis un certain temps déjà. Je passais de l'âge de pierre à l'informatisation, ce fut un grand changement pour moi. Les techniques et les standards avaient évolué, mais je n'en avais pas bénéficié car je continuais à travailler essentiellement sur U-matic, le montage à l'époque était manuel. L'informatique ne m'était pas inconnue toutefois. Dès l'arrivée des premiers ordinateurs dans les secrétariats de la DRH au début des années 1990, je me suis familiarisé à l'utilisation de l'ordinateur. Un peu par curiosité au début, je trouvais cela magique. Dans leurs moments libres, les secrétaires m'apprenaient la mise en forme de documents et, après leur départ en fin de journée, j'allais me former.

Je n'ai donc pas été très perturbé avec le nouveau matériel, d'autant que j'ai reçu une formation au montage virtuel. Mais pour l'essentiel, c'était de l'auto-apprentissage.

Qu'est-ce qui change ?

Tout. Tout change, la caméra, le support; on passait au tout numérique. Pour donner un exemple, quand je travaillais avec l'U-matic, et que je devais monter un film, j'avais deux magnétoscopes. Sur l'un, une bande sur laquelle je choisissais un plan, avec un point d'entrée et un point de sortie (j'avais une petite table de commande) et je copiais ce plan sur une autre bande, le master, dans l'autre magnétoscope. Mais si je m'étais trompé ou qu'en cours de validation, au premier visionnage, le commanditaire me disait de modifier un plan, ou de supprimer une séquence, il fallait remonter tout le film. Tandis qu'avec la numérisation, on est dans le virtuel au plein sens du terme. Vous faites l'acquisition de toutes vos séquences vidéos, elles sont sur le disque dur et après vous sélectionnez, vous coupez, vous rallongez, vous déplacez. En fait, je vivais pour le film ce que les secrétaires avaient connu en passant des machines à écrire à l'ordinateur. Les changements ne posaient plus de problèmes, tout se recale automatiquement.

À l'époque, il y avait plusieurs standards, j'ai choisi le DVcam. Pour moi, c'était un bouleversement considérable, la révolution. Je ne gagnais pas nécessairement du temps, mais le travail était plus souple. Pour le tournage, le numérique ne changeait rien sinon que la caméra était plus compacte. La qualité de l'image était beaucoup plus performante.

Entre-temps, en 1996, j'avais changé de local. La direction avait besoin de place, par ailleurs je commençais à travailler avec les écoles qui manifestaient leur intérêt pour mon travail. La cabine de projection d'un grand amphithéâtre était libre, car les écoles ne louaient plus de films 16 mm, et j'ai pu l'aménager. Aujourd'hui, mes vrais collègues, mon équipe, ce sont les enseignants plus que les infographistes du service communication.

Le système de production restait-il inchangé ?

Le principe des commandes existait toujours, mais des changements se faisaient sentir, le service fonctionnait seul, en autonomie. Durant les années 1990, de jeunes attachés de direction avaient tenté de créer un service de communication, mais la direction générale s'y était opposée.

Elle n'était sans doute pas prête ! Déjà à l'époque l'image faisait peur, vos propos pouvaient être mal interprétés, d'où une certaine méfiance de la part des dirigeants d'alors.

À mes débuts, le DGA aimait la nouveauté, il venait d'un hôpital où avaient été réalisés des films, il était donc ouvert à cette activité qui brille par certains aspects. Puis les directeurs ont changé, et leur style aussi. Finalement, ce n'est qu'en 1999 qu'un service de communication a été officiellement créé, rattaché à la direction générale.

J'ai donc quitté la DRH pour être sous la responsabilité d'une chargée de communication recrutée pour structurer le service. Je travaillais à 80 % pour le service communication et à 20 % pour les écoles paramédicales.

Au début des années 1990, je m'étais investi au niveau des écoles. J'avais senti qu'il y avait un potentiel d'activité, surtout dans le domaine pédagogique. La directrice faisait évoluer les outils mais investissait sans consulter, sans démarche d'équipe et parfois avec des erreurs d'investissement. Les directeurs d'instituts ont changé et progressivement je suis devenu le référent dans le domaine de l'audiovisuel.

Peut-on estimer le coût d'un film ?

En fait, cela représente essentiellement mon salaire, peu élevé, et l'amortissement du matériel sur 5 ans, sachant que le dernier renouvellement a coûté 22 000 €. Le dernier investissement remonte à plus de dix ans (1998).

De quoi êtes-vous le plus fier ?

Beaucoup de mes productions étaient commanditées. J'ai été à l'initiative de certains documents, de tous les films historiques par exemple, qui sont des 52 minutes. Je suis passionné par l'histoire. Mais le film dont je suis le plus fier s'intitule *Sida au quotidien.*

Il a été réalisé en 1989, à une époque où le sida était très tabou, l'homosexualité surtout. Il s'agissait d'une commande qui m'a beaucoup marqué. Personne ne voulait en parler, personne ne voulait témoigner. Et quand on a débuté ce projet, on a eu énormément de mal à trouver des gens qui acceptaient de parler. L'intérêt pour le CHU était de communiquer sur le sida. Il y avait une Journée mondiale, le 1er décembre, et ce film a été projeté à la Halle Martenot, en partenariat avec la ville de Rennes (il m'arrivait de travailler pour eux). J'ai trouvé un témoin, un ami personnel atteint du sida. On m'a donné les moyens d'aller à Paris pour l'interviewer. J'ai rencontré aussi, sur le conseil du Dr Michelet, une maman et son fils, et je parle encore aujourd'hui avec une certaine émotion de l'entretien réalisé avec cette femme. Je n'ai vu cette maman que deux heures dans ma vie et cette rencontre est encore très présente dans mon esprit. Elle m'a utilisé comme si j'étais un psy pour dire ce qu'elle avait à dire, espérant faire passer le message et dire l'essentiel pour que son fils l'entende quand il verrait le film. Et c'est ce qui a été fait, et j'ai été très touché, car son fils a vécu encore deux ou trois ans. Il est mort après mon ami, mais juste avant la trithérapie, et dans des conditions atroces, il ne pesait que 35 kg. Cette femme m'a écrit pour me raconter le décès de son fils et me remercier encore alors que je ne l'avais vu que deux heures. Dans le film, elle a pu dire à son fils qu'il était malade, qu'il fallait partir de là, ne pas vivre avec le passé mais aller de l'avant et vivre ensemble. Ce qui les a beaucoup rapprochés.

Ce film n'est sans doute pas le meilleur de mes films, mais il y a cette rencontre et ce message. Les témoins n'ont pas été filmés, seulement interviewés. Il m'a fallu recréer un décor, avec des pieds, des mains, ma femme a joué un rôle, un collègue un autre. J'ai eu beaucoup de mal, ce film me prenait, j'ai connu des impasses, un jeune réalisateur m'a conseillé. Je regrette que mon plus beau film ne soit qu'un court-métrage de 9 min 30 ! Et je n'ai pas d'images pour le reprendre.

Vous avez réalisé plusieurs films historiques. Pourquoi ?

Par nature, je suis passionné d'histoire, je suis soucieux d'archiver, de transmettre. On m'a remis les films du Dr Cathala et du Pr Leroy, et je les ai transférés sur bande, ce qui m'a pris beaucoup de temps.

Les films avaient pour objet les patients et leur handicap, notamment beaucoup de polio. Le Pr Leroy avait fait réaliser par le Dr Cathala un film sur l'ouverture du bâtiment de rééducation en vue de présenter les différents métiers : ergothérapeute, kinésithérapeute, maîtresse d'école, etc. Il savait trouver les fonds pour financer les tournages.

Les films étaient projetés dans une perspective pédagogique, pour travailler sur les images. Ils étaient aussi présentés à de nombreux partenaires pour obtenir des financements, mais peut-être surtout pour travailler avec eux. Par exemple, une coopération existait avec les ateliers de la SNCF qui fabriquaient du matériel de rééducation et on peut penser que les films permettaient d'expliquer les besoins. Par ailleurs, certains patients handicapés ont pu trouver dans ces ateliers une opportunité de travail.

J'ai sauvegardé une trentaine de ces films, qui ont été en grande partie déposés à la cinémathèque de Bretagne. En travaillant dessus, j'y ai vu des images uniques, des scènes de vie qui m'ont convaincu qu'il y avait matière à faire quelque chose. Mon premier projet de film historique a porté sur l'histoire des infirmières, à partir de films et de photos d'archives, avec des entretiens d'universitaires.

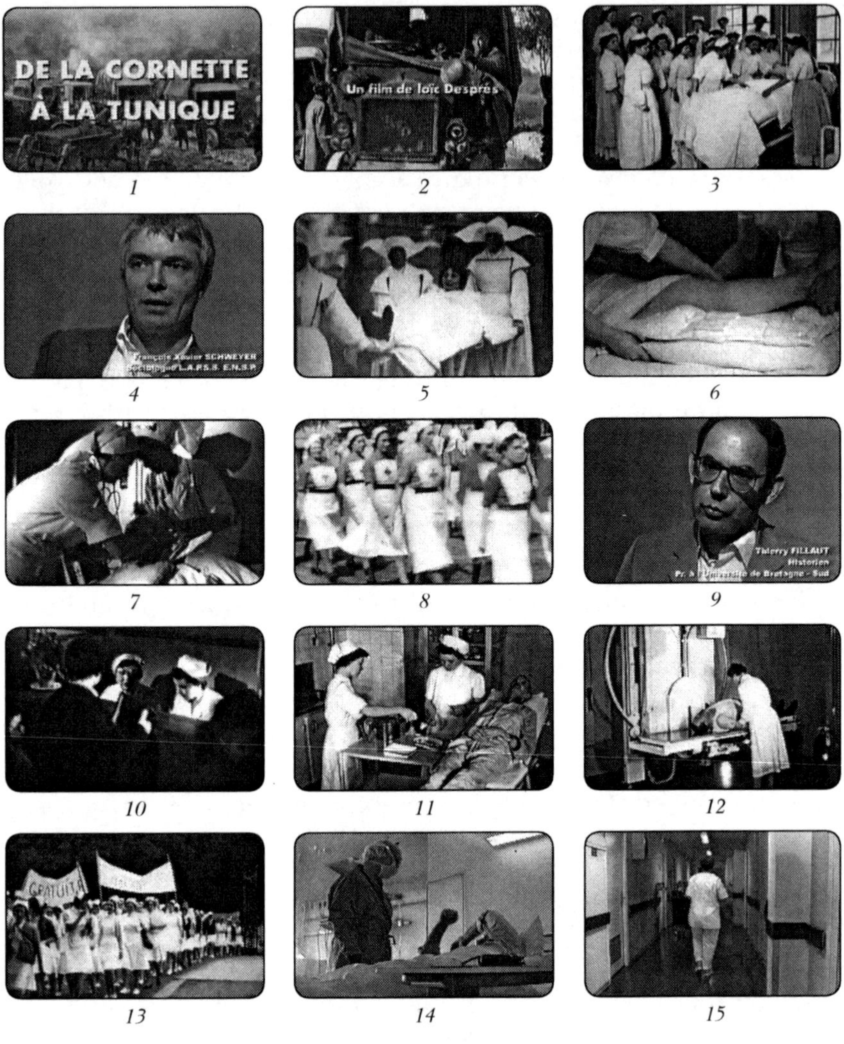

Planche 1. *De la cornette à la tunique* (2001) © n° 120.

Quelle est votre politique d'archivage, et avez-vous un fonds cinématographique ?

Pour l'archivage, je parlerais de la grande évolution qui a concerné les moyens de diffusion. Quand on travaillait en U-matic, il fallait faire des copies en VHS et ce transcodage provoquait une perte de qualité. Sans compter l'autre problème de la diffusion télévisuelle qui était en Secam alors que le matériel professionnel était en PAL. Avec le numérique, ce problème n'existe plus. Aujourd'hui, un grand nombre de films sont sur DVD, mais une quantité non négligeable ne réintègre pas la vidéothèque. Mon but est donc de tout dématérialiser, c'est-à-dire qu'il n'y ait plus de support, mais un accès à un serveur où les enseignants et les étudiants, sous certaines conditions, peuvent visionner les films, y compris à distance. D'ailleurs, la formation à distance (FOAD) appartient aujourd'hui à mes projets, je contribue à alimenter le serveur. Pour ce qui est d'un fonds, il s'agit d'abord de ma production : à ce jour (2010), j'ai réalisé 194 films. Auxquels s'ajoutent une trentaine de films provenant de l'hôpital et une cinquantaine d'autres. Mais en termes de fonds, je dirais environ 250 films.

Avez-vous des homologues dans d'autres hôpitaux et l'idée d'un fonds partagé existe-t-elle ?

Aujourd'hui, nous sommes une trentaine de réalisateurs audiovisuels dans divers hôpitaux, en excluant Marseille, où existe un gros centre avec 10 personnes, et l'Assistance publique-Hôpitaux de Paris qui comprend de nombreux hôpitaux. Les statuts sont différents, selon la profession exercée en début de carrière, mais en général il s'agit de soignants. À Orléans par exemple, mon homologue est un infirmier. Les services audiovisuels sont de taille réduite, une personne seule, parfois deux. Un certain nombre ont disparu ou ont été externalisés et privatisés. On se rencontre parfois, lors de festivals ou d'échange de films. À la fin des années 1980, la vidéo était nouvelle et des concours ont été organisés par l'ANFH, le Comité général des œuvres sociales des établissements hospitaliers (CGOS) ou par des établissements comme Aurillac par exemple. J'ai participé à plusieurs concours, j'ai aussi été membre d'un jury de festival. *Sida au quotidien* a été primé, j'ai eu aussi plusieurs prix du CGOS. Mes collègues ont le même parcours que moi, le même itinéraire. Mais les services n'ont pas toujours les mêmes orientations. Ici, à Rennes, l'orientation est restée celle de la formation, avec peu d'ouverture sur le médical, ce qui nous a peut-être pénalisés. Sans cette restriction, le service aurait peut-être connu un autre développement, c'est mon avis. À Orléans, la production est largement médicale, avec le soutien des médecins pour sauvegarder cette activité.

Depuis les années 1990, l'idée de travailler avec les autres services audiovisuels est régulièrement évoquée, mais sans jamais aboutir. Il y a eu plusieurs tentatives, comme HTV à Nancy par exemple, ou plus récemment une rencontre organisée par l'INSERM avec pour but de mettre en commun nos productions, de produire et réaliser des sujets exploitables par tous afin de les diffuser sur un canal interne (télévision). Les sujets traités sont souvent spécifiques à chaque établissement, d'où des difficultés pour les exploiter sur d'autres sites hospitaliers. Le problème des droits des images explique aussi les difficultés rencontrées.

Filmographie citée de Loïc Desprès[3]

Rennes Urgences Mains (1986), durée : 25 min, © CHU Rennes : n° 03.
La fonction d'aide-soignant(e) en bloc opératoire (1986), durée : 15 min 24, © CHU Rennes : n° 05.
La rééducation fonctionnelle enfants (1986), durée : 20 min, © CHU Rennes, n° 06.
Les urgences (1987), durée : 11 min, © CHU Rennes : n° 15.
Préparation et pose d'une perfusion (1988), durée : 9 min, © CHU Rennes : n° 19.
Sida au quotidien (1989), durée : 9 min 30, © CHU Rennes : n° 30.
Soin et sécurité (1991), durée : 11 min, © CHU Rennes : n° 50.
Le sourire retrouvé (1993), durée : 17 min 30, © CHU Rennes : n° 61.
Chroniques de soignants à Claude Bernard (1993), durée : 19 min, © CHU Rennes : n° 62.
La sécurité dans l'acte transfusionnel (1994), durée : 15 min, © CHU Rennes : n° 03.
La circulation extracorporelle (1995), durée : 9 min 30, © CHU Rennes : n° 77.
L'allogreffe de moelle osseuse (1997), durée : 15 min, © CHU Rennes : n° 99.
Infirmière anesthésiste au SMUR : un métier passionnant (1998), durée : 12 min, © CHU Rennes : n° 107.
Ambulancier entre transport et soin (1999), durée : 9 min, © CHU Rennes : n° 111.
Être soignant en milieu pénitentiaire (2000), durée : 25 min, © CHU Rennes : n° 117.
De la cornette à la tunique (2001), durée : 32 min, © CHU Rennes : n° 120.
L'école à l'hôpital (2003), durée : 16 min, © CHU Rennes : n° 128.
Prévenir et guérir les maladies cardio-vasculaires (2003), durée : 15 min, © CHU Rennes : n° 129.
Paroles de retraités (2004), durée : 58 min, © CHU Rennes : n° 130.
Travail et santé à l'hôpital (2005), durée : 6 min 20, © CHU Rennes : n° 137.
Les jouets buissonniers (2006), durée : 12 min, © CHU Rennes : n° 147.
La mesure de la pression artérielle (2007), durée : 6 min 30, © CHU Rennes : n° 157.
50 ans d'histoire du CHU racontés par des hospitaliers (2008), durée : 65 min, © CHU Rennes : n° 166.
Au fil du temps : la formation infirmiers (2009), durée : 47 min, © CHU Rennes : n° 18.

Iconographie

Loïc Desprès, *De la cornette à la tunique* (2001), durée : 32 min, © CHU Rennes : n° 120.

3. Pour toute information : Loïc Desprès, cellule communication, CHU Rennes, Bâtiment des écoles, 2, rue Henri-Le-Guilloux, 35033, Rennes.

– 8 –

Télévision et santé : entre médecine et santé

Hélène Romeyer

La santé est très présente à la télévision française : émissions spécialisées, émissions de société, journaux télévisés, fictions. Toutefois, la mise en image des sujets de santé ainsi que leur place évoluent. Cela tient autant à l'évolution du média qu'à des raisons sociétales complexes qui vont de l'histoire de la prise en charge des malades, à celle des représentations liées à la maladie, la mort, ou encore la place des experts. Cette évolution est également liée à des mouvements historiques plus larges comme la libéralisation des moyens d'expression, le développement des récits de vie, et la judiciarisation de la pratique médicale.

Une cartographie générale du discours télévisuel de la santé à partir d'un corpus issu de la base INA du dépôt légal de 1995 à 2008[1] met en relief l'augmentation constante des sujets sur la santé. Au cours de cette période, les questions de santé à la télévision ont été multipliées par 8,3. Ensuite, le corpus révèle le lien étroit entre sujets de santé et actualité politique : la période 2000-2005, marquée entre autres par le plan cancer de Jacques Chirac, les procès de l'amiante, le plan nutrition santé, la loi sur le droit des malades, le plan Alzheimer, est ainsi celle où se situe la plus forte augmentation avec une multiplication par 4,9 des sujets.

Cette cartographie met enfin en relief la diversification de ce discours. Voilà qui résume l'évolution générale du discours télévisuel sur

1. *Cf.* annexe, p. 110.

la santé et les tensions nées de cette histoire : émissions spécialisées *versus* émissions de société ; information *versus* divertissement ; experts *versus* parole ordinaire ou témoignage. Tels sont les discriminants qui se profilent de l'observation des journaux télévisés, des débats et des émissions. Caractéristiques relayées par les principaux acteurs du média : Jean-Daniel Flaysakier fait ainsi remarquer que si « dans les JT, il y a une appétence pour les sujets de santé, forme, etc. [...], en revanche, le service santé de la rédaction a disparu. La santé au sens médical est très en retrait[2] ». De fait, la présence massive de la santé à la télévision masque une scission entre santé et médecine. Pour le Dr Marcel Ichou (2009, p. 9), il n'y a plus d'émissions médicales, mais des émissions abordant « le bien-être, la forme, la beauté, le coaching, la psycho, le sexe... » Laura Fontaine, rédactrice en chef de *Ça se discute* (France 2), explique :

> « Nous, ce qu'on veut, c'est faire connaître et accepter les maladies, montrer comment on les vit au quotidien, pas donner des solutions. Les émissions médicales et la nôtre sont complémentaires[3]. »

Le discours informatif : l'actualité routinière

Le discours informatif, c'est-à-dire celui diffusé par les JT, est un format particulier. Les JT sont en effet des émissions courtes, où l'information est soumise à une grande concurrence de sujets. Une hiérarchisation de l'information et de l'image s'y opère, sous la forme de reportages, de brèves ou d'interviews. Appliqué à la santé, ce formatage provoque une certaine routinisation des sujets, et attache la thématique essentiellement à deux calendriers : celui de l'actualité scientifique lorsqu'il s'agit de découvertes importantes (et donc de médecine), et surtout l'actualité politique pour les aspects de santé.

La santé au JT

Entre 1995 et 2008, d'après la base INA du dépôt légal, hors fiction[4], 21 071 sujets ont abordé une question de santé. Sur cet ensemble, le discours informatif, avec 70,6 % du discours télévisuel[5], fait plus que se maintenir.

---

2. J.-D. Flaysakier, scientifique, est chroniqueur médical des journaux télévisés de France 2 (entretien réalisé le 23 mai 2006).

3. Interview au supplément *TV Magazine Centre France*, 28 août 2009-4 septembre 2009, p. 5.

4. Pour les précisions méthodologiques, *cf.* annexe p. 110. Le choix d'exclure les fictions de ce corpus tient à la difficulté d'y évaluer la part informative et la part de divertissement.

5. Somme des JT, magazines spécialisés et débats spécialisés.

Pour preuve, l'étude plus précise du corpus révèle que 30,48 % des sujets de santé dans les JT dépassent les deux minutes. Cette durée est très inhabituelle dans les JT où les sujets font en moyenne autour d'une minute. Ce traitement journalistique de la santé nous indique que les images reflètent des enquêtes et la réalité du terrain, et non de simples « sujets cabines[6] ». De fait, un peu plus de 80 % des sujets sont traités sous forme de reportages contre environ 15 % sous forme de brèves. La santé est donc une thématique relativement récurrente dans les JT français, sous forme de reportages essentiellement et par des formats inhabituellement longs pour ce type de dispositif.

Pour autant, ces thématiques de santé restent très fortement dépendantes de l'actualité puisque ce sont les questions se référant au personnel médical ou à l'hôpital qui sont les plus nombreuses. C'est donc le système général de santé publique qui est le plus évoqué, c'est-à-dire une information de santé et non une information médicale ou scientifique. À noter encore que plus la thématique est sociétale (malade ou allergie), moins elle est représentée dans notre corpus de JT ; et inversement, plus elle est politique, plus elle est prégnante.

Cet attachement à l'actualité politique explique que ce soit les JT de TF1 qui diffusent le plus de reportages sur la santé (28 % du corpus). La chaîne n'a pas d'émissions spécialisées, mais a fait le choix éditorial d'un discours informatif d'actualité sur la santé. Ce sont en effet les lignes éditoriales qui priment ici les caractéristiques de la santé. Ainsi, côté service public – même si les sujets dans les JT restent proches de ceux de TF1 –, le discours informatif sur la santé passe par les émissions spécialisées scientifiques à visée explicative. De même, Canal Plus, chaîne qui a développé une partie de son succès sur les talk-shows, est la seule chaîne à accorder une place aux interviews. En effet, si pour l'ensemble du corpus la ventilation s'établit entre plus de 80 % de reportages, 10 à 12 % de brèves, sur la 4e chaîne, la ventilation est légèrement différente avec 56 % de reportages, 32 % de brèves et 11 % d'interviews.

L'attachement à l'agenda politique crée, du point de vue de l'image, une multiplication des images de personnalités ou institutions officielles : les ministres chargés des dossiers sont très présents dans les reportages, de même que les grandes institutions (Pasteur, Institut national de prévention et d'éducation pour la santé ou INPES, Agence française de sécurité sanitaire des aliments ou AFSSA, etc.) ou encore les grands professeurs des grands hôpitaux parisiens. À travers les JT, les thématiques de santé sont en quelque sorte politisées

---

6. On appelle « sujets cabines » les sujets qui ont été entièrement réalisés depuis la cabine de montage et donc sans recours au terrain.

et incarnées par des personnalités et de grandes institutions, donnant de la solennité aux propos.

Le traitement des informations relatives au cancer peut illustrer ces tendances.

Le cancer dans les JT : une information routinisée en cours de diversification

La dépendance des JT vis-à-vis de l'agenda politique est patente lorsque l'on observe que l'annonce du chantier présidentiel de 2002 a accru essentiellement le discours informatif sur le cancer : statistiquement, les JT français ont relayé la politique de santé publique sur le cancer et moins les informations liées à la maladie elle-même. À partir de 2005, l'effet « plan cancer » s'essouffle pour le discours informatif (diminution du nombre de sujets dans les JT sur le cancer), mais reste important dans les émissions.

Le nombre de sujets sur le cancer dans les JT de 1995 à 2005 révèle, en dehors de la hausse continue et régulière de la thématique sur la période, deux pics : 1996 et 2003. Le pic de 1996 s'explique par le scandale de l'Association pour la recherche sur le cancer (Arc), la sortie du livre du Dr Gubler sur l'état de santé de François Mitterrand, et les 10 ans de Tchernobyl, celui de 2003 par les annonces liées à la mise en place du plan cancer et de l'Institut national du cancer (INCa). Nous avons donc bien confirmation ici du lien étroit entre les JT et l'agenda politique[7].

Les genres convoqués pour aborder les sujets sur le cancer démontrent que le discours télévisuel évolue peu ou pas : en 10 ans, les JT français ont abordé le cancer majoritairement par des *reportages*, à la marge par des *brèves* et très rarement par des *interviews*. Seules les *brèves* suivent l'évolution générale, ce qui signifie que c'est à ce genre journalistique que l'effet plan cancer a profité.

De façon générale, nous constatons que le genre *brèves* accompagne les « affaires » (1996) et les annonces politiques (2003). Ainsi, la hausse générale des sujets masque en réalité une exposition par le biais de sujets courts et techniques. Notons enfin que la seule année où les *interviews* ont été un peu plus importantes est 1996 : hommes politiques et juristes y ont été représentés à plus de 75 %, et il y fut moins

---

7. Si l'on « gomme » le pic de 1996, la hausse est régulière et laisse paraître une lente montée en puissance de la thématique dans les JT entre 1998 et 2001, avant le pic 2002-2003. Cette récurrence et l'ancienneté de la présence du cancer dans les JT ont en quelque sorte préparé un socle d'actualité et de connaissance, par effet de sédimentation sur lequel est venue prendre appui l'annonce du président de la République : le discours était devenu dicible.

question de cancer que d'éthique, et de secret médical. Enfin, ce discours informatif routinier, très marqué par le reportage, est partagé par l'ensemble des chaînes françaises, indistinctement.

Ces observations chiffrées montrent que la médiatisation du cancer dans les programmes d'information télévisée existe depuis longtemps, sous une forme bien établie, et se caractérise par des informations brèves. Il s'agit des caractéristiques traditionnelles du discours sur les sujets scientifiques dans les médias, proposant explication et traduction.

Pour autant, même routinisé, le discours informatif des JT français sur la décennie 1995-2005 évoque le cancer de façon différenciée selon le genre convoqué.

L'étude du contenu des *brèves*, amputées de l'intégralité de l'année 1996, fait état d'un discours majoritairement porté sur les annonces scientifiques et les informations publiques sur l'ensemble de la période (35,7 % des sujets), devant les annonces de décès (22,8 %). Les *brèves* sont des sujets qui font en moyenne 40 secondes, ce qui tend à montrer que le registre court, sous forme d'alerte, est privilégié.

L'analyse thématique des reportages sur le cancer dans les JT entre 1995 et 2005 permet de dissocier trois types d'informations :

– *Les actions contre la maladie et en faveur du dépistage et de la prévention :* à partir de 2001, ces thèmes s'affirment plus fortement dans les sujets télévisés et par le lancement de grandes campagnes de prévention ; le tabagisme revient sur le devant de la scène, couplé à l'alcoolisme. En devenant un problème public, au sens fort du terme, c'est-à-dire porté par l'État et en l'occurrence le législateur, le discours devient responsabilisant et se pose à l'appui d'un discours de prévention.

– *L'issue de la maladie est toujours très présente.* Cependant, si la mort reste présente, à la fin de notre période, il ne s'agit plus de comptabiliser des décès, mais d'évoquer l'accompagnement des malades. En outre, pour les années 2002-2004, les reportages abordant la rémission et la guérison sont plus nombreux, allant de pair avec le développement des témoignages d'anciens malades et avec les premières campagnes de communication du plan cancer.

– *Les malades apparaissent dans les reportages en 2002 et connaissent trois phases d'exposition :*

- le malade est d'abord une victime, de tout âge, qui se bat et qui fait preuve de courage : « Les victimes de l'amiante » (28 février 2002), « Le combat de Guillaume » (29 octobre 2002), « Elle a vaincu le cancer » (16 janvier 2003), « Autoportraits d'enfants cancéreux » (1er février 2003 et 19 décembre 2003) ;
- c'est ensuite un malade auquel il faut apporter un réconfort psychologique et un certain bien-être à défaut de pouvoir le guérir : « Un soutien psychologique pour le cancer du sein »

(12 octobre 2002), « Des soins esthétiques pour les malades du cancer » (25 novembre 2002), « Des perruques enfin remboursées » (5 décembre 2002) ;

- enfin, à partir de 2003, les difficultés auxquelles sont confrontés les malades du cancer et leurs proches émergent dans les reportages : « Le choc de l'annonce » (15 avril 2004), « Cancer et discriminations » (28 octobre 2004), « Portraits de veuves de salariés décédés de l'amiante » (15 décembre 2004), « Emplois et cancer » (12 mars 2005). À noter que le discours informatif sur le cancer s'humanise par une différenciation des thématiques par les genres. Les *reportages* s'intéressent ainsi à la maladie et aux malades en fin de période.

Au final, toutefois, le discours informatif a peu évolué sur le cancer : il est routinier, marqué par une surreprésentation de l'action publique, même si les aspects sociaux apparaissent en fin de période. Les émissions spécialisées ou généralistes ont connu quant à elles des mutations plus profondes durant la période de notre étude. Leur discours est caractérisé par une tendance à la socialisation, c'est-à-dire à privilégier les aspects sociaux et sociétaux de la maladie, ainsi qu'à une certaine humanisation : le malade, sa souffrance et la vie avec la maladie, ou aux côtés du malade sont désormais exposés.

Émissions de débats et magazines : socialisation *versus* pédagogie scientifique

Jusqu'à la fin des années 1980, deux types de représentations de la santé coexistent à la télévision : des émissions spécialisées sur la santé et la médecine (*Savoir Plus Santé, Le Journal de la santé,* etc.), et des émissions de société qui abordent parfois des thématiques de santé (*Ça se discute, C'est quoi l'amour ?, 52 sur la Une*) (Delforce, 2004 ; Cheveigné, 2005). Les unes ont pour objectif de diffuser des informations scientifiques, les autres se saisissent d'une thématique de santé pour la mettre en scène et susciter de l'empathie à travers la présentation de récits de vie et de discussions en plateau. Un phénomène d'hybridation de ces deux genres se développe depuis les années 1990 (Romeyer, 2007). Cette évolution est due au média lui-même qui a vu se développer les talk-shows, et surtout les témoignages (Mehl, 1996). Ce genre inédit d'émission multiplie les images susceptibles de provoquer le plus d'implication (portrait en très gros plan), d'empathie (visages de souffrance, la dégradation physique du corps) et des images chocs (filmer une opération, zoomer sur des cicatrices, exposer une tumeur à la caméra). De fait, médecine et santé ont largement débordé le cadre des émissions médicales et donc la sphère scientifique pour intégrer celle des émissions de société.

Les aspects sociaux de la santé

La santé dans les émissions de TV est une préoccupation majoritairement de service public (plus de 70 % de notre corpus). Cela semble cohérent pour les débats puisqu'ils sont essentiellement diffusés sur France 5 qui est, en outre, la chaîne des émissions médicales en France[8]. Si les débats comme pour les JT font état d'une certaine appétence pour l'hôpital (thématique la plus représentée), ce sont les sujets sociétaux qui sont mis à l'honneur, aux premiers rangs desquels le poids et la mort. Même sur les sujets médicaux (sida et cancer), ce qui est débattu n'est pas l'aspect médical, mais le quotidien de la maladie, ses conséquences sociales ou encore le regard de la société sur les malades. Nous pouvons en conclure que les débats hésitent à mettre en discussion (et donc à remettre en cause) la médecine proprement dite au sens curatif du terme, mais s'intéressent volontiers aux sujets sociétaux. D'ailleurs, le seul thème parmi les 12 choisis[9] qui est traité prioritairement par des émissions de débats est celui de l'allergie : 80 % du discours télévisuel sur l'allergie se fait dans des émissions de débats. Voilà un sujet qui, très souvent analysé au regard de la pollution, de la qualité de l'air, etc., présente l'avantage de faire l'actualité de façon récurrente (pollens ou pics de chaleurs, par exemple), de ne pas engager une pathologie lourde ou chronique et de faire écho à des discussions déjà présentes comme l'environnement, le réchauffement climatique, etc.

Les thématiques les plus abordées dans les magazines sont les questions se référant au système de santé en général, à savoir l'économie de la santé, le personnel médical, la politique de santé et l'hôpital.

L'effacement des experts, déjà constaté dans les débats, est également une réalité des magazines de société comme *Capital*, *52 sur la Une* ou *Ça se discute*. Dans ce genre d'émissions, la santé est véritablement mise en scène, et ce, par tous les outils qu'offre la télévision : plateau, micro-trottoir, comparatif avant/après, témoins stigmatisés, empathie, etc. Ainsi, le numéro du 6 novembre 1996 de *52 sur la Une* commence par clairement s'identifier comme « magazine de grand reportage » (planche 1), puis l'animateur annonce en plateau sèchement : « En novembre 1994, nous avions déjà diffusé un *52 sur la Une* sur *les gros* [c'est nous qui soulignons], c'est à nouveau le cas aujourd'hui. » S'ensuivent 45 minutes de reportage racontant le quotidien d'un homme au régime pendant un an, à grand renfort d'avant/après (planche 1).

8. La seule chaîne à avoir encore des émissions régulières spécialisées sur la santé depuis l'arrêt de *Savoir Plus Santé* sur France 2.

9. *Cf.* annexe, p. 110.

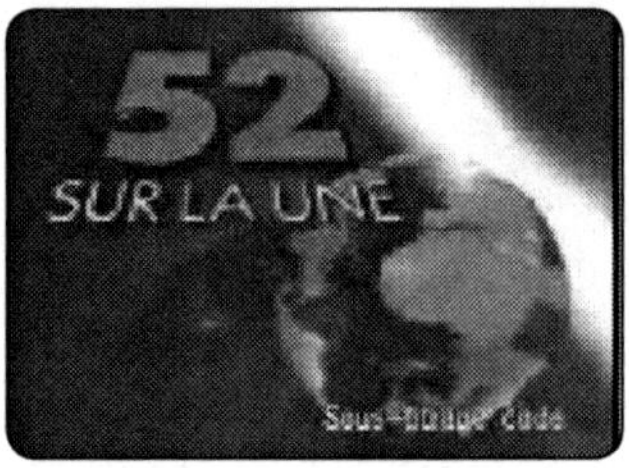

1

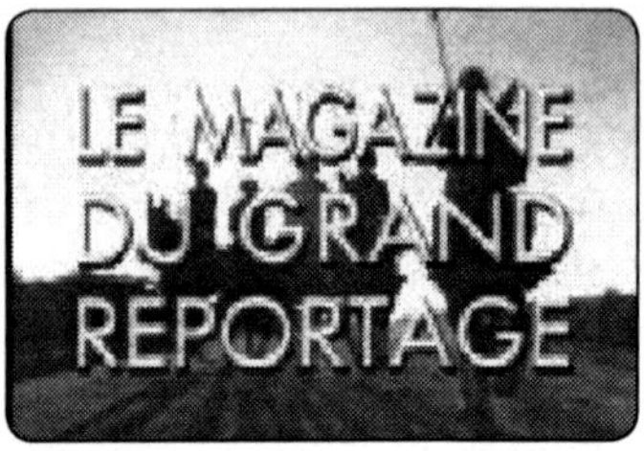

2

La mise en scène de la santé.

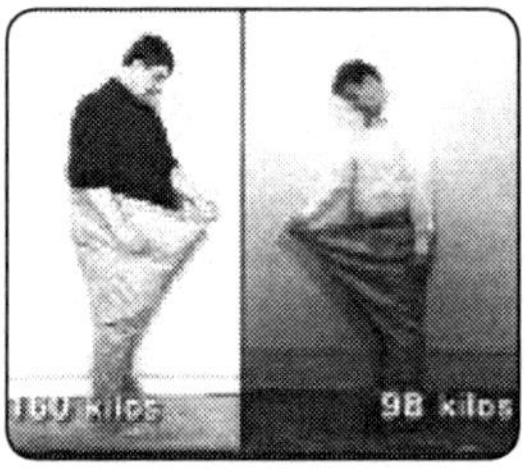

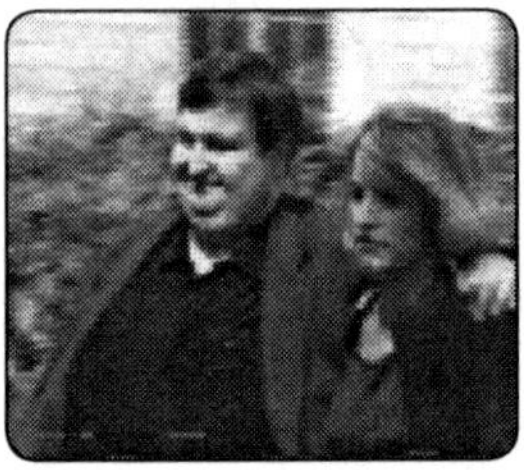

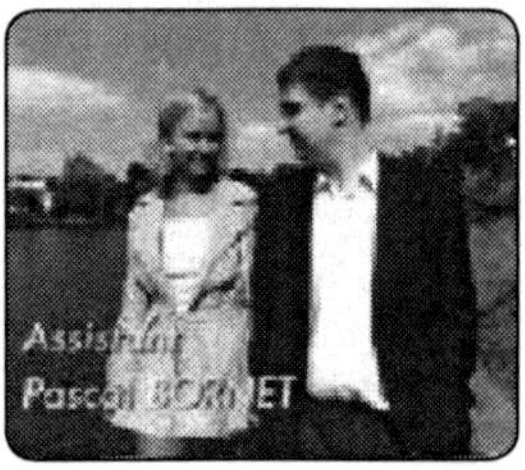

3 4 5

L'« avant/après » en guise de preuve.

Planche 1. Extraits de *52 sur la Une* (6 novembre 1996).

Sur le même thème, l'émission *C'est quoi l'amour ?* du 19 mai 2006, débute ainsi :

> « Trop mince, trop gros, le poids est devenu une véritable obsession dans notre société… Ce soir je vous propose de suivre trois femmes : Emma, qui se bat ; Claudine qui alterne anorexie et boulimie ; et Stéphanie qui aime ses rondeurs et les affiche. »

C'est ici une autre caractéristique des émissions de société qui est utilisée : les récits de vie d'anonymes. Cet anonymat les réduit même à ce qu'il symbolise par la dénomination du prénom suivi d'un archétype (« Emma, qui se bat »). Dans cet exemple, les trois témoins incarnent les « trop mince », « trop gros » et « l'obsession » lancés par la présentatrice en début d'émission. Sont ainsi montrés et composant le panel de l'émission, la personne « trop grosse en sursis », celle qui alterne « trop grosse » et « trop mince », et « la trop grosse suspecte ». Il est tout à fait remarquable que les trois témoins retenus soient trois femmes, la télévision jouant là d'une représentation sociale de la femme et de la beauté. D'ailleurs, si dans le *52 sur la Une*, dix ans plus tôt, le gros était un homme, cet état était un « risque, dans son métier de cuisinier ». S'il cherchait à maigrir, c'était « pour des raisons de santé évidentes ». Ici, les trois témoins ont des problèmes de poids pour des raisons psychologiques, ce qui nécessite la présence sur le plateau de deux médecins psychiatres et de leur famille, et, si elles souhaitent régler leur problème de poids, c'est « pour ne plus souffrir du regard des autres ».

La santé dans les émissions de société est donc l'occasion de stigmatiser des comportements, d'alerter l'opinion (« Les erreurs médicales se multiplient » ou encore « Alerte sur les hôpitaux »), de renforcer des représentations de genre presque caricaturales, ou encore de mettre en avant des héros modernes (« J'ai survécu au cancer »). Ces émissions ne s'intéressent pas aux aspects médicaux de la santé, mais à ce qui est susceptible de provoquer de l'empathie chez le téléspectateur ou de faire polémique. Les plateaux sont dès lors composés d'anonymes venus faire part de leur expérience à des animateurs plus souvent qu'à des journalistes. Très peu de médecins sont présents sur les plateaux, à l'exception notable des psychiatres.

Si les aspects sociétaux émergent dans les magazines de société et les débats, les émissions spécialisées parviennent toutefois à résister. Ainsi, en 2002, 34 % des magazines ayant abordé une question de santé dans l'année étaient des magazines spécialisés, en 2005 ce taux est de 44 % et, en 2008, il s'établit à 47 %. Pour autant, magazines de société et magazines spécialisés développent deux discours distincts sur la santé.

Les aspects scientifiques par les spécialistes

Sur France 5, résistent aujourd'hui les dernières émissions spécialisées. De *Qui vive* en 1995 au *Magazine de la santé* aujourd'hui, le service public a maintenu une longue tradition d'émissions spécialisées sur les sujets de santé. Des émissions toutes confiées à Michel Cymes et développant un discours scientifique et pédagogique sur des sujets de santé, au sens médical du terme. Ces émissions sont donc intéressantes car elles créent une chaîne chronologique de 1995 à aujourd'hui : ont été à l'antenne *Qui vive* (1995-1998), *Le Journal de la santé*, quotidien puis hebdomadaire (1998-2004), *Le Magazine de la santé* hebdomadaire (2000 à aujourd'hui), *Le Magazine de la santé au quotidien* (2004-2007), et *Allô docteurs* (depuis 2007).

L'objectif d'un discours et d'images pédagogiques est exposé dès le lancement du *Journal de la santé* (26 janvier 1998). Voici ce que déclarait Michel Cymes à l'antenne :

> « C'est la première fois qu'une chaîne de télévision prend le pari de vous proposer tous les jours, en direct, un journal entièrement consacré à la santé. [...] Alors pourquoi un journal de la santé ? Parce que pratiquement tous les jours il y a une ou des informations qui tombent dans ce domaine. Mais aussi parce que la santé dans son ensemble et la médecine en particulier sont de plus en plus pointues, ce qui signifie que pour bien comprendre les avancées, qu'elles soient techniques ou qu'elles concernent les traitements, il faut avoir des bases solides[10]. »

---

10. *Journal de la santé*, 26 janvier 1998 (13 h 15' 15''-13 h 17' 15'').

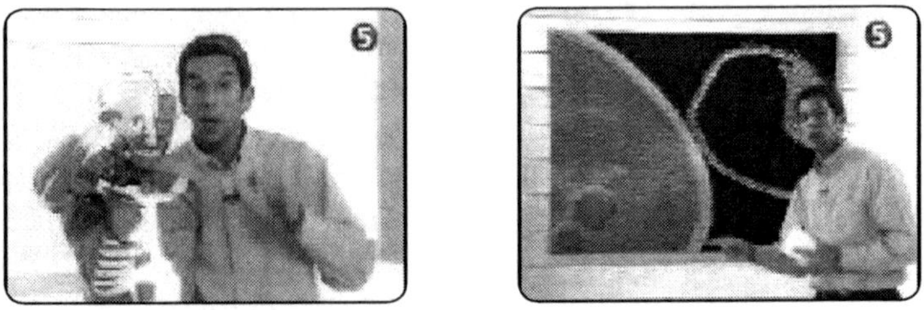

1 *2*

Mannequin et schémas au service de la pédagogie.

Planche 2. Extraits du *Journal de la santé* (26 janvier 1998).

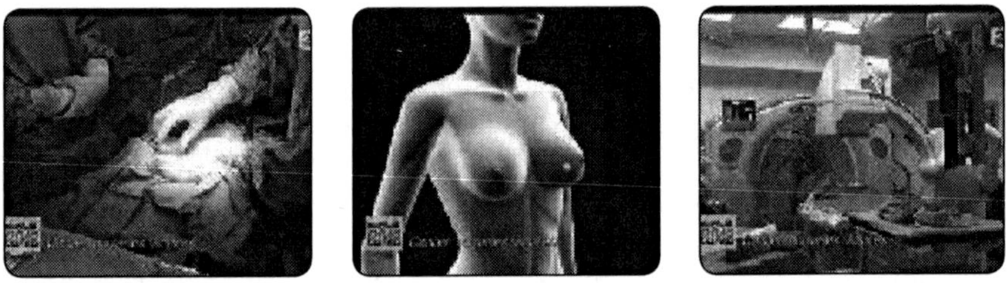

1 *2* *3*

La mise en image de la santé.

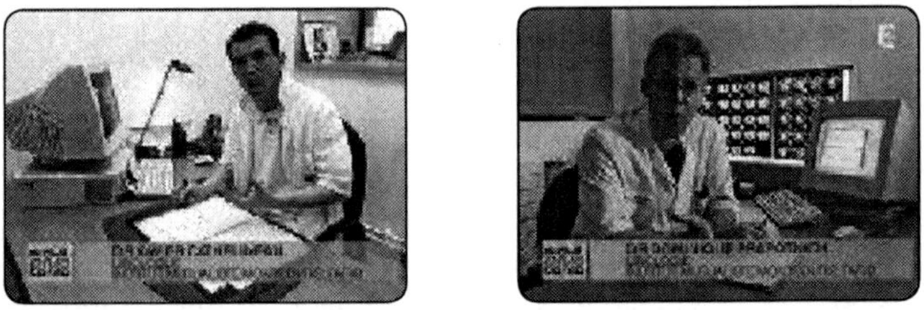

1 *2*

La mise en image des scientifiques.

Planche 3. Extraits de *Savoir Plus Santé*, « Cancer : nouvelles victoires » (4 septembre 2004).

Il s'agit de parler de science, de médecine, d'informer et d'expliquer. Pour transposer cette volonté en termes de dispositif visuel, de nombreux outils sont mobilisés : schémas sur paperboard, images scientifiques, personnel médical au travail, interviews de spécialistes, ouvrages spécialisés signalés, etc. Et Michel Cymes poursuivait par : « Avant et après avoir montré des reportages, je vous expliquerai sur le plateau grâce à *Anatole* [le mannequin] ou à l'aide de schéma [exemple de schéma à l'antenne] » (planche 2).

L'image, dans ces émissions de vulgarisation, sert à la fois à montrer sur un mannequin, sur un schéma, pour expliquer un élément scientifique, et aussi de preuve par l'image d'un propos qui vient d'être énoncé. Même si *Le Journal de la santé* a évolué en intégrant les formats de télévision modernes (reportage, rubriques, chroniqueurs, plateau façon talk-show, interactivité), la santé y reste une affaire de médecine aux mains de spécialistes[11]. De fait, ces émissions font appel à des experts, investis d'une mission pédagogique. C'est ainsi que *Le Magazine de la santé* du 17 janvier 2004 propose cette démonstration didactique composée de schémas et de propos explicatifs :

> 1'49'' : Marina Carrère d'Encausse : « Il n'existe pas un seul type de cancer du sein et, pour les distinguer, il faut d'abord savoir comment est fait un sein. Le sein est fait de plusieurs composants ».
>
> 1'56'' : Coupe transversale d'un sein et les explications de son fonctionnement.
>
> 2'09'' : Marina Carrère d'Encausse : « Et parmi les grands types de cancer qui existent, la grande majorité se développe à partir des cellules dans ces canaux » [elle montre sur le schéma].

De même, de nombreuses images de matériel médical illustrent ces émissions. Rarement commentées, elles semblent se suffire à elles-mêmes : leur rôle est de garantir le sérieux et le caractère scientifique de la médecine. Parfois, le programme télévisé montre les sondes, les perfusions, le sang, la réalité des soins, comme cette tumeur du sein exposée à la caméra, dans *Le Magazine de la santé* du 17 janvier 2004. Sophie Aurenche, présentatrice de *Savoir Plus Santé*[12], déclare d'ailleurs que « la force de la télévision est de montrer et donc, une

---

11. Michel Cymes et Marina Carrère d'Encausse sont d'ailleurs tous les deux médecins et non pas journalistes.

12. *Savoir Plus Santé* est une émission hebdomadaire diffusée sur France 2, le samedi à 13 h 45 depuis 1994. Elle est présentée par Sophie Aurenche, journaliste, et Laurent Broomhead, animateur. À noter que cette émission est devenue en septembre 2006 *Sentez-vous bien*, transposant jusque dans son titre l'évolution des émissions dites spécialisées. France 2 a par ailleurs décidé en mars 2007 d'en arrêter la diffusion, ce qui supprime le genre « émission scientifique » de la grille de programmation de France 2.

image d'un bloc opératoire, ou un schéma en 3 dimensions sont bien plus explicatifs que de longs discours[13] » (planche 3).

Dans la même logique d'image légitimante, ou servant de caution scientifique, les reportages sont composés de multiples spécialistes, interviewés sur leur lieu de travail, avec toujours un bandeau de présentation en bas de l'écran qui rappelle leur appartenance aux professions médicales : « On insiste sur la légitimité des scientifiques avec les bandeaux de présentation [...] ils sont là "au titre de..."[14] » (planche 3). C'est donc une volonté d'encadrement didactique des sciences qui accompagne ces émissions avec de nombreux schémas, et des spécialistes en situation. Autant de caractéristiques traditionnelles renvoyant à la mission d'information de la télévision qui cohabitent avec un autre univers, plus contemporain de la télévision, mettant en scène témoignage et intimité.

La santé à la télévision : des émissions de service ?

La télévision a développé des émissions à visée de plus en plus de services et/ou divertissement, y compris sur les sujets de santé. Tel est le cas des émissions comme *E=M6* ou *C'est au programme*. Ces émissions de service peuvent être rapprochées des magazines spécialisés pour leur aspect recommandations utiles (*Santé Magazine* par exemple), qu'Éric Giacometti appelle « faire de la bobologie[15] ». Il y aurait donc un clivage entre d'un côté une visée vulgarisatrice et un intérêt pour la médecine dans les JT et les émissions spécialisées, et, de l'autre côté, les questions de santé – au sens le plus large, c'est-à-dire proche de la notion de bien-être – dans les émissions de société.

Cette tendance, ou volonté, à développer des programmes dits de proximité, explique que la santé ait gagné progressivement l'ensemble des magazines de société. Pour autant, l'émergence de la parole ordinaire et la mise en avant du malade renvoient à des évolutions sociétales qui sont relativement bien connues (Barbot, 2007 ; Dodier). Ce processus répond en outre à l'injonction publique de replacer le malade au centre des préoccupations (le malade au centre du plan cancer pour le chef de l'État, les malades au cœur des dispositifs hospitaliers pour le législateur, les associations intégrées dans l'organisation de l'INCa, etc.). Si les associations de malades du sida ont

13. Sophie Aurenche, journaliste, co-présentatrice de l'émission *Savoir Plus Santé* sur France 2 depuis 2004 (entretien réalisé le 30 mars 2006).

14. *Id.*

15. Éric Giacometti est journaliste au *Parisien*. Il a travaillé sur les effets du vaccin de l'hépatite B et a publié, en 2001, *La santé publique en otage*, ouvrage dans lequel il revient sur les caractéristiques du discours journalistique sur la santé en France (entretien réalisé le 31 mars 2006).

renouvelé les formes de militantisme et les représentations de la maladie (Barbot, 2007), les associations de lutte contre d'autres maladies n'ont pas systématiquement adopté ce fonctionnement. Si les associations ont évolué dans leurs rapports à l'espace public, il en est de même des pratiques des médias. C'est ce que souligne la journaliste Sophie Aurenche en notant que « la lutte contre le cancer n'a pas interpellé de ministres ou mis de préservatif sur un monument [une des actions phares d'Act Up sur l'Obélisque de la place de la Concorde à Paris]... [...] Après l'épisode sida, ce sont les médias qui se sont imposés, qui se sont autorisés à aller voir plus de malades parce qu'on avait compris sans doute qu'ils avaient une force et qu'ils pouvaient amener quelque chose[16] ».

Quelle qu'en soit la raison, les émissions de société se saisissent de cette présence des malades et de l'empathie qu'elle provoque. Les discours émotionnels sont en effet porteurs d'audience. Au final, c'est la santé et la science dans son ensemble qui sont mises en spectacle à travers un raffinement de la mise en scène qui s'éloigne des canons traditionnels du discours d'information et de la vulgarisation scientifique.

Ainsi, Jean-Luc Delarue a consacré trois émissions au cancer en quatre ans[17]. Sur son plateau, aucun médecin n'est présent en tant qu'expert. Tout juste deux médecins sont-ils venus en fin d'émission donner un point de vue. Lors du numéro de mars 2001, intitulé « Avoir une maladie grave à 20 ans », sur les quatre reportages, aucune interview de médecins, aucune prise de parole de chirurgien ou autre spécialiste.

Sur des thèmes sensibles comme le cancer, les témoignages sont largement suffisants pour combler le temps d'antenne, d'autant que ceux qui parlent emploient presque toujours les « bons » mots et recréent, à partir de leurs expériences, toute une spectacularisation de la maladie et des soins.

Les magazines de société (*Ça se discute*, *Zone interdite*, *C'est au programme*, ou *Contre courant*) produisent donc une image de la souffrance et s'appuient sur l'empathie provoquée par les témoignages. Ces programmes sont portés, à la différence des émissions spécialisées, par des animateurs (parfois animateur-producteur), non spécialistes des questions de santé (Sophie Davant, Jean-Luc Delarue, etc.). Toutefois, comme les émissions médicales s'approprient des procédés jusque-là spécifiques des émissions de société (notamment l'utilisation du témoignage), c'est à une hybridation que nous assistons. En effet, la distinction entre émissions médicales et émissions de société est de

16. Sophie Aurenche (entretien du 30 mars 2006).

17. *Ça se discute*, le 28 mars 2001, le 5 novembre 2003 et le 16 novembre 2005.

plus en plus difficile. Néanmoins, le statut de ces témoignages n'est pas le même selon les émissions : témoignage-illustration dans les émissions médicales, il devient témoignage-argument dans les émissions de société, et ce, en raison du contexte de production et des lignes éditoriales de ces émissions (Romeyer, 2007).

Finalement, un double discours télévisuel existe :

– un discours informatif prenant en charge deux aspects, l'un lié à la médecine, à la recherche, et diffusant un discours essentiellement scientifique, l'autre lié à la politique de santé publique sans lien avec la médecine. Ce discours est routinier dans sa mise en pratique (genres) et des thématiques. Toutefois, il s'humanise en fin de période ;

– et un discours sociétal caractérisé par un élargissement amenant à passer des aspects médicaux à des sujets sur la santé en général, puis une plus large place faite aux malades (même s'ils n'ont pas tous le même statut).

Conclusion

D'un point de vue général, nous pouvons donc affirmer que la santé est abondamment abordée à la télévision française, et que cette prégnance n'a fait que se renforcer depuis 1995.

Néanmoins, le discours télévisuel sur la santé connaît une pluralité de genres : traitement informatif routinier dans les JT, socialisation et débordement vers des sujets plus sociétaux dans les débats et les magazines de société, et pérennité du genre le plus ancien, l'émission spécialisée, scientifique à visée pédagogique. Cette pluralité des discours recouvre plusieurs logiques sociales : place et représentation de la maladie et du malade, émergence de la parole testimoniale, remise en cause des expertises traditionnelles, etc., mais aussi les mutations structurelles propres aux médias eux-mêmes : concurrence accrue, course à l'audimat, émergence des talk-shows puis des *reality-shows*, la porosité entre vie publique et vie privée, etc.

S'il est difficile de tirer des conclusions sur l'ensemble des sujets de santé, nous pouvons toutefois affirmer qu'il existe une confusion entretenue par le discours télévisuel entre médecine et santé. Confusion qui s'aggrave aujourd'hui avec Internet et qui entraîne un flou sur les définitions de l'information médicale et l'information de santé.

Annexe. Méthodologie

Thématiques	Mots clés interrogés dans la base INA
Allergie	Allergies
Alzheimer	Alzheimer
Amiante	Amiante
Association	Association patient ; association malade, collectif
Cancer	Cancer
Économie et politique de santé	Financement, économie, coût, déficit, rentabilité, ministre, Premier ministre, président République, réforme, plan, politique de santé publique
Hôpital	Hôpital, réforme, urgences, palmarès, hygiène
Malade	Malade, patient, personne hospitalisée
Mort	Mort, décès, euthanasie, suicide
Personnel médical	Médecin, professeur, infirmier, chirurgien, soignant
Poids	Anorexie, boulimie, obésité, poids, maigrir
Sida	Sida

Afin de saisir les grandes tendances chronologiques, nous avons fait le choix de travailler dans un premier temps sur un corpus large (82963 occurrences), issu de la base INA du dépôt légal de 1995 à 2008.

Pour ce texte, nous nous sommes concentrée sur les journaux télévisés (JT), les magazines, les émissions de débats et les campagnes d'informations, soit un corpus de 21 552 occurrences, corpus encore réduit en le recentrant sur 12 thématiques choisies en fonction de leur prégnance ancienne dans le discours médiatique ou permettant de travailler l'hypothèse de la socialisation de la santé dans le discours télévisuel (allergie, Alzheimer, amiante, association, cancer, économie et politique de santé, hôpital, malade, mort, personnel médical, poids, sida).

Le discours télévisuel se composant à la fois de paroles et d'images, nous proposons alternativement l'analyse de l'un et/ou l'autre. La combinaison de ces caractéristiques constitue le dispositif télévisuel et les rapports entre fonctions de l'image et types d'énonciation permettent de révéler des formes télévisuelles souvent complexes (Charaudeau, 1997).

Indications bibliographiques

Adam P., Herzlich C. (2004), *Sociologie de la maladie et de la médecine*, Paris, Armand Colin, 127 p.

Barbot J. (2007), *Les malades en mouvements. La médecine et la science à l'épreuve du sida*, Paris, Balland, 307 p.

Charaudeau P. (1997), *Le discours d'information médiatique. La construction du miroir social*, Paris, Nathan.

Cheveigné (de) S. (2005), « Publicisation de la science : plaidoyer pour un horizon de recherche européen », *in* Pailliart I. (dir.), *La publicisation de la science*, Grenoble, Presses universitaires de Grenoble.

Delforce B. (2004), « La médiatisation de la science : processus, dynamiques et enjeux d'une forme spécifique de publicisation », in *Actes du colloque « La publicisation de la science »*, Grenoble, GRESEC, université Stendhal Grenoble 3.

Dodier N. (2002), « Recomposition de la médecine dans ses rapports avec la science. Les leçons du sida », *Santé publique et sciences sociales*, n° 8-9, p. 37-52.

— (2003), *Les leçons politiques de l'épidémie sida*, Paris, Éditions de l'EHESS, 360 p.

Giacometti (2001), *La santé publique en otage. Les scandales du vaccin contre l'hépatite B*, Paris, Albin Michel, 219 p.

Hennion A. (1990), « De l'étude des médias à l'analyse de la médiation : esquisse d'une problématique », *Médias Pouvoirs*, n° 20, p. 39-52.

Ichou M. (2009), *La télé-santé vous ment*, Paris, Éditions Jacob-Duvernet.

Kervasdoué (de) J. (2009), *Très cher santé*, Paris, Librairie Académique Perrin, 238 p.

Lafon B., Romeyer H. (2008), « Le cancer à la télévision : enjeux médiatiques et politiques d'une cause légitimante », *Politique et Sociétés. Revue québécoise de science politique*, vol. 27, n° 2, « La construction de la légitimité dans l'espace public », p. 73-104.

Mehl D. (1996), *La télévision de l'intimité*, Paris, Seuil, 253 p.

Romeyer H. (2007), « La santé à la télévision : émergence d'une question sociale », *Question de communication*, n° 11, « Malades et maladies dans l'espace public », coord. I. Pailliart et B. Lafon, p. 51-70.

— (dir.) (2010), *La santé dans l'espace public*, Presses de l'EHESP, coll. « Communication, santé et social », 216 p.

Walter J. (1998), *Le Téléthon. Scènes, intérêts, éthique*, Paris, L'Harmattan, coll. « Champs visuels ».

Iconographie

Planche 1. Extraits de *52 sur la Une*, émission du 6 novembre 1996, TF1 (source : archives INA).

Planche 2. Extraits du *Journal de la santé*, émission du 26 janvier 1998, France 5 (source : archives INA).

Planche 3. Extraits de *Savoir Plus Santé*, émission du 4 septembre 2004, France 2 (source : archives INA).

– 9 –

Réalisme scientifique, réalité et représentation de l'image médicale en neurochirurgie vus par l'ergonome

Entretien avec Thierry Morineau[1]

L'analyse et la simulation en imagerie médicale sont en plein essor depuis une vingtaine d'années. Quel est l'objectif de ce domaine et en quoi intéresse-t-il l'ergonome ?

Dans les années 1990, le développement technologique de l'imagerie médicale et de la réalité virtuelle a permis de faire émerger ce nouveau domaine de recherche en informatique que sont l'analyse et la simulation en imagerie médicale. L'objectif principal de ce champ de recherche est de concevoir des images du corps humain réalistes d'un point de vue scientifique, à travers des modèles mathématiques, anatomiques et physiologiques. En termes d'application, ce domaine fournit une assistance au médecin et notamment au chirurgien, puisqu'il met à sa disposition des informations sur l'architecture anatomique et fonctionnelle du patient. À travers l'image, le chirurgien accède à des informations cachées rendant compte du milieu corporel interne du patient, ce qui lui permet de mieux anticiper les gestes opératoires. On comprend ainsi que les neurochirurgiens sont très demandeurs d'images sur le cerveau pour guider leur geste chirurgical.

Ceci étant, l'image fournie, quel que soit son réalisme, demeure une représentation de la réalité. Et c'est en cela que son appropriation

---

1. L'auteur tient à associer à sa démarche ses collègues, Nadège Le Moëllic (laboratoire du CRPCC, équipe LESTIC, université de Bretagne Sud), Xavier Morandi et Pierre Jannin (unité/projet VISAGES U746, INRIA-INSERM, Rennes) avec lesquels il mène diverses études avec le soutien de la Maison des sciences de l'Homme en Bretagne (MSHB) à travers le projet PELICAN.

par le chirurgien retient l'attention de l'ergonome. Le recours à l'imagerie médicale peut être en effet source d'écueils. Et c'est l'un des rôles de l'ergonome que de pointer les écueils qui peuvent interférer avec l'activité du praticien, pour dans un second temps proposer des solutions. Pour préserver une démarche scientifique, il est par exemple essentiel de bien distinguer, d'une part, le domaine de réalité qu'un neurochirurgien veut étudier, comme le cerveau et son fonctionnement et, d'autre part, les instruments permettant l'étude de ce domaine, le système d'imagerie cérébrale.

Pour répondre aux besoins des utilisateurs, on devine aisément que les images doivent être en amont les plus fidèles possible. Comment ces images sont-elles élaborées ?

La première étape d'élaboration des images médicales relève de l'acquisition de données. Différentes techniques existent : la tomographie par émission de positons (TEP), les rayons X (scanner), la résonance magnétique anatomique ou fonctionnelle (IRM, IRMf). Si l'acquisition de données se veut être une « photographie » de la réalité, il n'en reste pas moins que chaque technique d'acquisition des données apporte une information particulière, produisant des contrastes spécifiques dans l'image, faisant apparaître-disparaître certaines informations sur les structures du cerveau. Après l'étape d'acquisition, les images vont être traitées par les ingénieurs de manière à les recaler par rapport à un référentiel géométrique commun de manière à les mettre à l'échelle du réel. Ce recalage permettra alors une fusion des images pour concevoir un modèle unique permettant une reconstruction du cerveau du patient en 2D ou en 3D.

Sur la base de cette image reconstruite à partir de différents points de vue, une phase dite de « segmentation » permet de délimiter des zones ou objets dans l'image. Cette étape peut s'effectuer automatiquement à travers un algorithme de reconnaissance de formes ou manuellement par le dessin de contours sur l'image. La délimitation des structures cérébrales n'est pas toujours évidente. Des structures considérées comme homogènes peuvent présenter des variations d'intensité à l'image, par exemple la boîte crânienne pour laquelle l'image discrimine la moelle, de l'os proprement dit. D'autre part, l'échelle de mesure pertinente en neurochirurgie est très petite, de l'ordre du millimètre. Par exemple, l'épaisseur du cortex humain varie entre 1 et 4,5 mm. La résolution de l'image à la frontière de deux tissus différents peut être insuffisante au regard de la délimitation des frontières entre tissus. La segmentation est donc une étape importante qui nécessite beaucoup de précision. Elle aboutit à la mise à disposition d'une scène visuelle, une reconstruction finale 2D ou

3D du cerveau fondée sur des objets mathématiques qui simulent les objets réels « photographiés » à l'origine. Les objets mathématiques de base utilisés sont les surfaces, les lignes séparant les surfaces, les cubes et les sphères. L'unité de base pour le rendu d'un modèle mathématique sous forme d'images numériques est le pixel : une surface rectangulaire ou bien le voxel pour un rendu 3D, c'est-à-dire un cube, dont la taille plus ou moins grande déterminera le niveau de résolution de l'image tridimensionnelle. Les objets mathématiques, par leur généricité, permettent de modéliser les tissus et les structures organiques. Le traitement informatique de ces objets mathématiques permet alors au chirurgien d'interagir avec eux *via* des interfaces classiques comme l'écran, le clavier, la souris, mais également des interfaces innovantes relevant des techniques de réalité augmentée.

Comment le neurochirurgien s'approprie-t-il les images ? Comment l'imagerie médicale s'insère-t-elle concrètement dans l'activité du neurochirurgien ?

Dès le début, le neurochirurgien est fortement impliqué dans l'élaboration technique des images. Nous allons le voir à travers une description d'une opération en neurochirurgie en cinq grandes phases : le pré-planning, la préparation, la simulation du geste, la réalisation du geste chirurgical en salle d'opération et, enfin, l'évaluation post-opératoire du geste (tableau 1).

Tableau 1. Phases d'une opération du cerveau avec ses implications cognitives et en imagerie médicale

Phases de la neurochirurgie	Activité cognitive du neurochirurgien	Assistance de la neurochirurgie par l'image
1. Pré-planning	Diagnostic, évaluation du cas clinique, premier choix de stratégie chirurgicale.	Acquisition des données, recalage, fusion de données multimodales, reconstruction 2D/3D, analyse et segmentation des images.
2. Préparation du geste	Sélection des données pertinentes. Définition précise de la stratégie opératoire : modèle mental, connaissances biomédicales, état du patient, expérience acquise.	Segmentation des images : extraction et sélection des informations pertinentes à partir des images, construction d'une scène 3D incluant ces informations pertinentes.
3. Simulation du geste	Simulation partielle de l'opération.	Visualisation et interaction avec une scène 3D.
4. Réalisation du geste	Articulation de connaissances et d'habiletés, mise en relation connaissances-patient.	Localisation 3D, mise en correspondance image-patient, neuronavigation, visualisation en réalité ou virtualité augmentée.
5. Évaluation du geste	Diagnostic, évaluation de l'état du patient et du résultat du geste.	Acquisition et traitement des données post-opératoires, quantification (estimation du pourcentage de résection, comparaison clinique pré/post-opératoire).

À chaque étape correspondent une appréhension et une utilisation particulière des images.

La phase de pré-planning correspond à la réalisation d'un diagnostic, une évaluation de la pathologie et de son traitement par chirurgie. Le chirurgien décide des modalités d'acquisition des données sur le patient, afin de vérifier son diagnostic, de valider les hypothèses qu'il a posées.

La seconde phase relève de la préparation du geste. Sur la base des images médicales, le chirurgien sélectionne les données pertinentes pour l'opération (obstacles, zones fonctionnelles à préserver, cible à atteindre, trajectoire...). Puis il planifie une stratégie opératoire impliquant un modèle mental basé sur l'imagerie médicale et sur un ensemble de connaissances biomédicales et cliniques. À cette phase correspond la phase technique de segmentation des images médicales.

L'étape suivante consiste pour le chirurgien à simuler mentalement le geste qu'il va accomplir, les différentes phases de la procédure chirurgicale : positionnement du patient, scalp, craniotomie, ouverture des tissus composant les méninges, sélection d'une voie d'abord de la cible à travers le cortex, extraction de la cible... Les chirurgiens disent visualiser mentalement la procédure et cela plusieurs fois de suite le jour ou la nuit précédant l'opération. Il a été montré à travers des tests psychométriques que les chirurgiens disposaient d'une aptitude visuo-spatiale supérieure à la moyenne des individus. Cela peut s'expliquer par l'intérêt adaptatif de cette aptitude pour faire face aux contraintes de leur travail. Avant l'opération, le chirurgien pourra interagir avec l'image 3D représentant la tête du patient, les zones cérébrales critiques segmentées et les différents plans de coupe du cerveau.

La phase de réalisation du geste implique que le neurochirurgien articule ses connaissances avec son savoir-faire. En procédant à l'opération, il va découvrir de nouvelles informations sur le cerveau du patient et provoquer des événements satisfaisant ou non la tâche à réaliser. L'imagerie médicale assiste ce travail en permettant une mise en relation directe de l'imagerie médicale du patient avec la position effective de ce dernier dans la salle d'opération. Ce couplage peut s'effectuer par la mise en œuvre de techniques de réalité augmentée comme la neuronavigation : le chirurgien va pouvoir disposer d'informations provenant de l'imagerie médicale du patient dans les oculaires de son microscope. Ces informations seront couplées en temps réel avec la position de la tête du patient et la position du microscope dans l'espace grâce à l'utilisation d'un système de localisation 3D qui agit comme un GPS détectant la position des outils utilisés par le chirurgien, du microscope chirurgical, ainsi que la position du patient en salle d'opération.

Enfin, une évaluation du geste s'effectue après l'extraction de la cible et ceci juste après l'acte opératoire en salle d'opération et après-coup. Le chirurgien évalue alors le résultat de son geste opératoire, tant sur la zone opérée que plus généralement sur le plan de l'état de santé du patient. De nouvelles acquisitions et traitements en imagerie médicale vont permettre de comparer l'état pré-opératoire du cerveau avec son état post-opératoire.

Cette description montre à quel point l'imagerie médicale est une *réalité reconstruite* sur la base des choix techniques effectués par le praticien et les ingénieurs, et des connaissances et objectifs du praticien. La délimitation de zones identifiables, la navigation dans la palette des images feront que le domaine de travail, *i.e.* le corps du patient, sera appréhendé d'une manière variable par le chirurgien. On notera également la place importante prise par la manipulation d'instruments liés à l'utilisation de l'imagerie médicale dans l'activité du chirurgien. Ces conclusions nous conduisent à identifier deux grands écueils lors de l'interaction avec l'imagerie médicale.

Quels sont ces écueils ?

Le premier écueil est lié au réalisme de l'image.

Le réalisme des images au regard de l'anatomie corporelle peut en effet, dans certaines conditions, perturber le diagnostic, les décisions et les actions des utilisateurs. Un manque d'expertise à l'égard de la réalité décrite par les images peut conduire à des interprétations erronées ou déformées. Au niveau de l'imagerie cérébrale, le risque est de considérer l'image, ses formes, ses couleurs comme le reflet direct et non déformé de structures ou de mécanismes cérébraux.

Quiconque s'est confronté pour la première fois à des images médicales sait à quel point la détection des informations pertinentes requiert une expertise significative. Cette expertise est la résultante de l'adaptation de l'observateur averti aux propriétés du domaine de travail. Certains résultats expérimentaux et les observations sur le terrain que nous avons pu réaliser tendent à montrer que les chirurgiens débutants valorisent « par principe » l'image 3D par rapport à l'image 2D classique, tandis que les experts semblent avoir une approche plus pragmatique de l'image. Les experts considèrent l'image 2D comme plus pertinente dans certains cas que l'image 3D. D'autre part, il a été montré que les chirurgiens expérimentés se distinguent des novices par leur capacité à élaborer des modèles mentaux visuo-spatiaux. On peut penser que la mise à disposition de modèles visuo-spatiaux 3D préconstruits à travers une imagerie virtuelle peut gêner dans certaines conditions l'expert, qui dispose de son propre modèle mental de l'anatomie du patient. D'autre part, l'apport d'une imagerie enrichie pourrait peut-être dans certains cas inhiber la formation chez le débutant de modèles mentaux visuo-spatiaux.

Il est donc essentiel de souligner qu'une image médicale donnée est une *construction* provenant d'un système de travail. L'image ne présente pas une réalité qui peut être explorée par un observateur non averti recherchant une information intéressante. Il s'agit au sens strict d'une *re-présentation* construite sur la base de postulats, d'hypothèses et de choix instrumentaux guidant *a priori* l'observation.

Et le second écueil ?

Le second écueil tient pour sa part à une centration de l'activité sur l'usage de l'imagerie médicale.

Considérer l'imagerie médicale de manière abstraite, en dehors du contexte de son usage, peut conduire à négliger l'importance des contraintes liées à sa mise en œuvre. Comme tout instrument, l'imagerie médicale présente un ensemble de contraintes et celles concernant l'imagerie sont particulièrement lourdes. Comme nous l'avons vu, l'acquisition d'images et leur traitement impliquent une équipe d'ingénieurs et de médecins, différentes technologies de pointe apportant leurs propres instruments, des examens préalables, un temps de mise en œuvre, un coût. Une fois l'image acquise et traitée, la manipulation de l'image par le médecin s'inscrit dans une interaction avec un ordinateur, un logiciel dédié. En salle d'opération, une part non négligeable du temps opératoire de l'équipe soignante est consacrée à l'interaction avec ces instruments informatiques permettant d'accéder à l'image recherchée. En soi, l'imagerie qui est censée aider le chirurgien implique de nouvelles tâches pour maîtriser l'interaction avec la machine. Ces tâches ne relèvent pas du domaine d'expertise de l'opérateur et sont, de ce fait, souvent sujettes à difficultés : comment accéder à telle fonction avec le logiciel ? Pourquoi l'image n'a-t-elle pas été sauvegardée par le logiciel ?, etc.

Ces tâches secondaires présentent peu d'intérêt en elles-mêmes d'un point de vue médical, mais peuvent constituer des perturbations significatives dans le déroulement de la procédure opératoire. Elles montrent l'importance de considérer l'imagerie médicale comme un instrument concret inséré dans un réseau d'autres instruments (ordinateur, écran, logiciel, capteurs) dont l'imagerie dépend fortement. Si ce réseau d'instruments présente des défaillances ergonomiques, l'imagerie en elle-même héritera de ces défaillances. Dès lors, on peut aboutir à des situations où l'utilisation de tel ou tel type d'imagerie médicale sera évitée par le chirurgien, malgré sa pertinence pour l'opération. En effet, le coût en termes d'utilisation sera jugé trop lourd par rapport au gain apporté pour l'activité.

Connaissant ces écueils, quelles leçons peut en tirer l'ergonome ?

Sur un plan ergonomique, la démarche à mener pour éviter cette trop forte centration de l'activité du praticien sur l'usage de l'instrument est de concevoir des instruments qui deviennent de simples intermédiaires « transparents » entre le praticien et le domaine de travail (le patient). Le réseau d'instruments permettant de faire émerger l'imagerie médicale doit être pensé de manière à faciliter l'accès à la représentation des objets du domaine de travail. Ce domaine de travail présente un ensemble de propriétés que l'observateur cherche à percevoir facilement et à connaître afin de les contrôler (l'état du patient, la cible à atteindre...). Il faut que la perception des informations sur les images par le praticien soit dépendante uniquement à la fois des propriétés des objets du domaine de travail (zones cérébrales) et des caractéristiques propres au praticien : son niveau d'expertise, ses objectifs de travail. Autrement dit, pour qu'une image médicale soit un instrument utile, il faut qu'elle soit réaliste *sur un plan écologique*, c'est-à-dire qu'elle reflète les propriétés de l'environnement pertinentes pour un observateur donné et cela, compte tenu de son niveau d'expertise et des objectifs qu'il cherche à atteindre.

C'est ainsi que nos travaux actuels dans le champ de l'ergonomie cognitive pour la neurochirurgie assistée par l'image visent à prendre pleinement en considération à la fois le mécanisme d'élaboration fonctionnelle des images dans l'activité du neurochirurgien et la dimension écologique dans la perception des informations provenant de ces images. Actuellement, nous essayons de mettre en évidence des indicateurs cognitifs reflétant des moments clés dans l'interaction entre le chirurgien, l'imagerie médicale et le domaine de travail (l'état du patient). Ces moments clés sont des moments où un besoin en information émerge chez le chirurgien compte tenu de la situation de travail en cours et de son niveau d'expertise. À plus long terme, il s'agira d'identifier automatiquement ces moments clés pour fournir également automatiquement une image médicale enrichie par des informations directement pertinentes permettant de faire face aux difficultés de l'opération chirurgicale.

Références bibliographiques

Ayache N. (1995), « Medical computer vision, virtual reality and robotics », *Image and Vision Computing*, vol. 13, n° 4, p. 295-313.

Bosc M. (2003), *Contribution à la détection de changements dans des séquences IRM 3D multimodales*, thèse de sciences de l'ingénieur-électronique, Strasbourg, université Louis-Pasteur, 185 p.

Jannin P., Grova C., Gibaud B. (2001), « Fusion de données en imagerie médicale : une revue méthodologique basée sur le contexte clinique », *ITBM-RBM. Innovation et technologie en biologie et médecine*, vol. 22, n° 4, p. 196-215.

Jannin P., Morandi X. (2007), « Surgical models for computer-assisted neurosurgery », *NeuroImage*, vol. 3, n° 37, p. 783-791.

Troisième partie

L'IMAGE POUR ENSEIGNER ET FORMER

– 10 –

L'éducation pour la santé en images : des pratiques pédagogiques contrastées

Christine Ferron[1]

Les actions d'éducation pour la santé font souvent appel à des supports visuels ou à des techniques créatives, où les images prennent une place importante. Elles peuvent le faire essentiellement de deux manières (Tessier, 1999) :

– soit en présentant une image susceptible de déclencher une réaction de la part du public ;

– soit en lui proposant une image dans laquelle il pourra se projeter et à partir de laquelle il pourra exprimer ses propres représentations de la santé.

La principale différence entre les deux approches réside dans l'attitude qui est demandée au public.

Dans le premier cas, on lui demande de réagir à une image qui lui est proposée et qui est étudiée spécifiquement pour susciter telle ou telle réaction. Le créateur de l'image considère la réaction du public comme prévisible et allant dans le sens de l'émergence d'une intention d'agir ou d'une mise en œuvre immédiate d'un changement de comportement.

Dans le second cas, la réaction du public aux images qui lui sont présentées est imprévisible, puisqu'il lui est demandé d'exprimer

1. L'auteure souhaite adresser ses plus vifs remerciements à Claire Garreau, documentaliste au comité départemental d'éducation pour la santé d'Ille-et-Vilaine, pour son aide précieuse dans l'identification et la recherche des sources bibliographiques utiles à la rédaction de ce texte.

ses propres représentations à partir de ces images. Les réflexions ou le dialogue qui s'ensuivront seront alors fondés sur la perception par la personne des formes que peuvent prendre ses représentations individuelles. Cet usage de l'image apparaît de manière récurrente dans les actions éducatives de proximité, qui s'appuient sur une analyse des représentations des publics auxquels elles s'adressent pour construire une démarche éducative adaptée.

L'utilisation de l'image comme un stimulus destiné à entraîner une réponse prévisible et attendue

L'image dans la communication médiatique sur la santé

L'utilisation de l'image pour induire une intention de changer de comportement ou un changement effectif de comportement est caractéristique d'une modalité d'intervention en éducation pour la santé centrée sur la communication médiatique. Les supports sont des affiches de taille variable, des brochures, des guides, mais aussi des spots télévisés ou diffusés sur Internet. Les principaux objectifs de cet usage de l'image sont de diffuser des informations sur la santé, de sensibiliser la population à de grandes causes de santé et de contribuer à modifier progressivement les représentations et les normes sociales. Cet usage de l'image vise également à porter à la connaissance du grand public une parole institutionnelle. En effet, ces campagnes témoignent de l'intérêt du gouvernement ou d'une collectivité territoriale pour la santé publique et d'une préoccupation, voire une responsabilité des pouvoirs publics, concernant la santé des citoyens. À plus long terme, et de manière plus ou moins explicite pour leurs concepteurs, les images utilisées dans ce cadre visent essentiellement la prise de conscience, la responsabilisation et le changement de comportement individuel.

L'image dans les actions d'information sur la santé

L'utilisation d'images à visée informative peut également se concevoir dans le cadre d'une action collective de proximité en éducation pour la santé. On s'appuiera alors essentiellement sur des affiches ou des planches pédagogiques. On pense par exemple aux planches anatomiques pour l'éducation à la sexualité, aux représentations schématiques de lieux de vie dans la prévention des accidents de la vie courante, aux représentations simplifiées du fonctionnement du corps humain en éducation thérapeutique, etc. Ces images interviennent régulièrement dans la composition des outils pédagogiques (mallettes, CD-Rom, jeux de fiches...). Les images seront également présentes dans des films dits éducatifs utilisés comme supports à l'intervention éducative. Dans ce cas, la visée de changement de comportement et de responsabilisation passe souvent par des objectifs d'apprentissage et de compréhension, les images étant des moyens au service de ces objectifs.

Les écueils de l'image informative ou injonctive

Qu'il s'agisse de communication médiatique ou d'actions de proximité, l'utilisation des images pour accroître la connaissance qu'ont les individus d'une question de santé publique ou des conséquences d'un comportement se fonde sur une vision rationnelle de l'Homme et de ses motivations à agir (Fortin, 2004) et sur la croyance selon laquelle il existe un lien direct de cause à effet entre les connaissances et les comportements (O'Neill, 2003). Or :

– il ne suffit pas d'être informé d'un risque pour choisir de l'éviter ;

– les facteurs influençant les comportements sont cognitifs, mais aussi d'autres natures (degré de motivation ou d'estime de soi, capacité à choisir et à agir, recherche de plaisir ou d'intégration sociale, etc.) ;

– les savoirs que l'on cherche à transmettre sont relatifs (valables de façon différente selon les contextes) et évolutifs (changeants au fil du temps), parfois même contradictoires (selon les sources) ;

– ce qui est vrai en termes de probabilité ne l'est pas forcément pour un individu particulier (Sandrin-Berthon, 1997).

Les images dont le contenu est avant tout informatif posent finalement les mêmes problèmes que toute information en santé. On constate qu'une information qui bouleverse les croyances de celui qui la reçoit, ou entre en conflit avec des habitudes de vie prises depuis l'enfance, ne peut être reçue. Un savoir dissonant plaqué sur un fond de représentations et d'attitudes profondément ancrées ne peut être à l'origine d'une prise de conscience génératrice d'un changement de comportement. De même, l'injonction à agir en fonction de recommandations définies en dehors de soi, dans le cadre d'images véhiculant des messages normatifs et moralisateurs, tend à figer le public dans l'inhibition ou dans le rejet de ces messages. Pour prétendre à une quelconque efficacité, cette utilisation des images ne peut donc se concevoir qu'après un travail préalable d'exploration des savoirs, attitudes, représentations et pratiques préexistantes chez le public destinataire, afin de s'inscrire dans une complémentarité avec les connaissances déjà assimilées et dans le respect des valeurs personnelles et culturelles des individus auxquels on s'adresse.

L'utilisation de l'image comme initiatrice et médiatrice d'une démarche d'éducation pour la santé

L'image comme support de l'expression des représentations de la santé

Les représentations sociales sont par définition un savoir pratique (Jodelet, 1989). Qualifier ce savoir de « pratique » renvoie à l'expérience à partir de laquelle il est produit ainsi qu'aux cadres et conditions dans lesquels il l'est. De plus, les représentations sociales servent à agir sur le monde et sur autrui. Ayant une fonction constitutive de la réalité, les représentations sociales permettent de structurer toute action éducative (Vincent, 2006). Elles permettent de partir des motivations et conditions de vie des personnes, de mieux connaître leur façon d'appréhender le monde, de mieux comprendre le sens des mots qu'elles utilisent, de connaître les similitudes et les différences entre leurs discours et celui des éducateurs pour la santé. Elles aident enfin à choisir des stratégies et techniques pédagogiques adéquates. Ce sont les représentations qui vont ainsi déterminer les priorités des interventions éducatives.

Il ne s'agit pas seulement de « faire avec », en les faisant émerger, ni de « faire contre elles », en les réfutant ou les contournant, mais de prendre appui sur elles, d'interférer avec elles afin de les faire évoluer au cours de la relation éducative. Les représentations se modifient progressivement, à partir d'une série d'ajustements et de reformulations, pour finir parfois par être totalement remises en cause lorsqu'elles apparaissent obsolètes. En mettant au centre de la relation éducative le public bénéficiaire de ces interventions, l'exploration des représentations de la santé répond à un impératif méthodologique de toute démarche éducative.

Cette méthode d'exploration des représentations peut se faire dans le seul dialogue, mais se base le plus souvent sur l'utilisation du Photolangage®, méthode initiée à la fin des années 1960 par deux psychosociologues, Alain Baptiste et Claire Belisle[2]. Au-delà de l'intérêt du support iconique (des photographies) pour favoriser l'expression des représentations, la spécificité du Photolangage® tient à la méthode de travail avec ces photographies. Il est demandé à chacun, à partir d'un choix personnel d'une ou plusieurs photographies dans un jeu de 40 à 50 photographies portant sur un thème de santé, de se positionner dans un groupe par rapport à une question posée. Le travail de l'éducateur est fondamental :

---

2. Voir la présentation de la méthode par l'un de ses auteurs sur le site www.photolangage.com.

« [Il permet] une articulation des différentes paroles et garanti[t] la qualité de l'écoute au sein du groupe. Les éléments qui composent les photographies facilitent les échanges en lien avec les expériences personnelles des participants. Les photographies deviennent le moyen, l'occasion et le lieu d'une prise de parole personnelle permettant à chacun de s'intégrer dans un travail de groupe, d'élaborer une compréhension profonde de la situation et de construire des éléments de connaissance. » (Baptiste, Belisle, 1991, p. 21)

Selon la façon dont le conduit l'animateur, le travail Photolangage® permet d'atteindre un ou plusieurs des objectifs suivants :

« – faciliter la rencontre et la communication entre des personnes ;
– permettre l'échange d'un grand nombre d'informations entre les personnes ;
– prendre conscience de son point de vue personnel et l'exprimer dans un groupe ;
– relativiser sa propre position par rapport à d'autres ;
– contenir et canaliser les appréhensions, les hésitations et les angoisses de chaque membre du groupe ;
– enfin, exprimer les représentations que l'on a d'un sujet, exposer les clichés, identifier les stéréotypes et aller au-delà en donnant la parole à l'expérience personnelle de chacun ».

Les créateurs du Photolangage® insistent bien sur le fait qu'il ne s'agit ni d'un support destiné à « faire parler pour parler » (ce qui présente un risque de manipulation), ni d'un test projectif. L'objectif du travail n'est ni de recueillir des propos qui seraient comparés à ceux d'une population type, ni de classer les réactions de chaque personne. Cependant, le travail Photolangage® peut donner lieu à des conduites projectives :

« En parlant des photographies qu'ils ont choisies, les participants parlent aussi d'eux-mêmes et prennent conscience qu'en effet ils parlent d'eux-mêmes et pas seulement des photographies. »

Ces deux écueils potentiels du travail avec Photolangage® (faire parler sans but précis ou susciter une situation de test projectif) soulignent la nécessité d'une formation spécifique de l'animateur, qui lui donnera les moyens :

« – d'être réellement là pour écouter, sans avoir de réponses toutes faites, de donner le ton de l'écoute dans le groupe ;
– d'être positivant et accueillant pour chacun, d'éviter de porter des jugements sur ce qui se dit ou de réduire la parole de quelqu'un en la ramenant à celle d'un autre participant ;
– de situer les photographies comme des médiatrices des échanges ayant lieu dans le groupe ;
– d'informer les participants des objectifs de la rencontre et de l'usage des informations qui circulent dans le groupe » (Baptiste, Belisle, 1991, p. 34 *et passim*).

C'est à ces conditions que l'utilisation du Photolangage® pourra valablement prendre place dans une démarche éducative.

L'image comme outil de développement de l'esprit critique

À côté de l'expression et de l'exploration des représentations, l'utilisation des images dans une démarche éducative sur la santé se retrouve également dans l'analyse des outils de marketing et de communication des fabricants susceptibles d'avoir des conséquences néfastes sur la santé ou d'entraîner une dépendance. Cette analyse peut être réalisée par exemple en s'appuyant sur l'outil « ESTI : dans les coulisses de l'image » conçu, réalisé et largement diffusé par l'Association départementale d'éducation sanitaire et sociale de l'Isère (ADESSI, 2003). Dans ce cas, le travail à partir des images publicitaires a pour objectifs « de faire prendre conscience de l'influence de la publicité et de notre perméabilité à la publicité, de travailler sur l'ancrage des slogans dans les images, de mettre en évidence l'importance du message visuel dans une publicité, de travailler sur l'importance des couleurs, et de déchiffrer les publics ciblés par les images ». Sous-jacente à ce travail, se trouve l'hypothèse selon laquelle donner aux enfants les moyens de comprendre les techniques de la publicité les protégera de l'influence de ces images et donc des consommations à risque.

Il est indéniable que certaines techniques publicitaires portant sur des produits comme les boissons alcoolisées ou les aliments peuvent contribuer à en accroître la consommation. Cependant, l'offre publicitaire n'est pas le seul déterminant des comportements liés à des consommations. Déjouer les trucs et astuces des firmes ne doit pas faire oublier que ces consommations se produisent dans un contexte qui ne se limite pas aux stratégies mercantiles encourageant tel ou tel comportement. Il s'agit pour l'essentiel de comportements adaptatifs pour trouver, dans une situation donnée, du mieux-être, qu'il soit social, physique ou psychique. Détacher les conduites individuelles de ce qui leur donne sens pour dénoncer les dégâts sur la santé des usagers et les profits des producteurs est très tentant et réputé efficace en tant qu'action de promotion de la santé. Cette approche est en réalité contre-productive à plus d'un titre (Morel *et al.*, 2001) :

– d'une part, elle conduit inexorablement à une surenchère dans la lutte contre une consommation ou des consommateurs[3], elle met en avant des normes et des interdits de plus en plus stricts au nom

3. À cet égard, la censure des images d'archives (Tati, Sartre, Coco Chanel...) est particulièrement représentative des dérives de cette approche (tout en soulignant, si besoin était, la force de persuasion attribuée aux images !).

du bien commun, et par conséquent place l'éducation pour la santé dans une position purement morale ;

– d'autre part, cette stratégie, qui suppose de considérer chaque risque de manière distincte, empêche toute réflexion globale au profit d'une guerre contre un produit, matérialisée par la lutte contre ceux qui le commercialisent.

Cette approche donne donc peu d'éléments de compréhension permettant aux personnes ou aux groupes d'analyser en profondeur les motivations de leurs comportements au regard de la santé.

L'image, contributrice de l'atteinte des objectifs de la promotion de la santé

Malgré leurs inconvénients et leurs faiblesses, ces deux techniques à base d'images favorisant l'expression, l'analyse et le réinvestissement dans l'action des représentations, personnelles ou sociales, de la santé, présentent l'avantage de permettre d'approcher des objectifs qui sont précisément ceux de l'éducation pour la santé pratiquée dans une perspective de promotion de la santé. Ces objectifs sont centrés sur le développement de l'autonomie et de l'*empowerment* des personnes, sur leur mobilisation et leur engagement dans l'action d'éducation pour la santé, sur la clarification de leurs croyances et représentations, sur le développement de leur esprit critique et de leur esprit d'analyse. En développant l'*empowerment* des personnes, leurs compétences de vie et leur capacité à s'exprimer dans l'espace public sur des thèmes de santé, cette utilisation des images favorise leur implication dans des actions de promotion de la santé centrées notamment sur l'interpellation des décideurs politiques, l'amélioration de l'environnement social, la réorientation des services de santé dans le sens d'une meilleure prise en compte des besoins des usagers.

Des utilisations de l'image compatibles ?

La première utilisation de l'image, destinée à faire passer un message informatif et à offrir un support visuel à une injonction comportementale, s'inscrit dans une vision traditionnelle de l'éducation (Downie *et al.*, 1996). Cette conception traditionnelle correspond à l'étymologie du verbe éduquer qui le relie au verbe latin *educare*. Ce dernier renvoie à une représentation des destinataires de l'action éducative comme des réceptacles vides à remplir, à « nourrir », au moyen d'informations, d'un savoir sur la santé dont ils seraient auparavant dépourvus.

La seconde modalité d'utilisation de l'image, comme support de l'émergence de représentations de la santé, nécessaire à l'élaboration puis la mise en œuvre d'une démarche éducative adaptée, renvoie au verbe latin *educere*, qui signifie « enfanter », « conduire hors de... », « exhausser », « guider », « faire progresser ». Cette approche moderne de l'éducation, qui prend en compte la complexité de la notion de santé et des déterminants qui l'influencent, est fondée sur des concepts et des méthodes issus de récents développements de l'évaluation et de la recherche. Elle vise explicitement non seulement la prévention, mais aussi la promotion de la santé considérée comme une ressource de la vie et non une fin en soi. Elle reconnaît que la santé, dans ses dimensions positives et négatives, est déterminée par des facteurs physiques, psychologiques, sociaux et culturels. Cette reconnaissance entraîne un élargissement des interventions d'éducation pour la santé selon les cinq axes de la promotion de la santé définis par l'Organisation mondiale de la santé (OMS) dans le cadre de la Charte d'Ottawa, qui fait une place importante à la dimension sociopolitique de l'éducation pour la santé.

En théorie, ces deux conceptions de l'éducation, et donc ces deux modalités d'utilisation de l'image, ne sont pas mutuellement exclusives. En éducation pour la santé, il n'est en effet jamais question de se priver des apports de l'information, considérée comme le socle de base des interventions. Or, l'image est souvent considérée comme une modalité efficace de transmission d'un savoir :

> « – Les images motivent. Elles prennent appui sur l'imaginaire pour présenter un savoir.
>
> – Les images ont une valeur synoptique. Elles permettent de considérer plusieurs éléments de connaissance et leurs interrelations.
>
> – Les images fonctionnent comme des "médiateurs intersémiotiques". Elles reformulent dans un autre code plus universel, et donc plus aisé à comprendre pour l'apprenant, un concept ou une théorie scientifiques. » (Giordan, 1988)

En réalité, cependant, l'utilisation des images à des fins exclusives de communication ou d'information tend à établir avec les publics destinataires des actions une relation qui peut constituer un obstacle à l'établissement d'un accompagnement éducatif.

L'illusion de la neutralité des informations transmises par les images

En premier lieu, n'oublions pas qu'il est vain de prétendre transmettre une information « neutre » en matière de santé, et la transposition de ces informations sous la forme d'images, aussi épurées soient-elles, n'y change rien. Aucune neutralité n'existe dans ce domaine, et toute action que nous entreprenons est imprégnée des valeurs provenant du milieu dont nous sommes issus, de la formation que nous avons suivie et du contexte professionnel dans lequel nous évoluons, tout un univers généralement assez éloigné de celui où évolue la majorité de la population. C'est ce qui a fait dire au Pr Jean-Pierre Deschamps qu'on s'est longtemps attaché, en réalité, à vouloir « apprendre aux pauvres les bonnes manières des riches » (Deschamps, 1984). Afin d'éviter ces écueils, il est essentiel non seulement d'être au clair sur ses propres valeurs, mais aussi d'être attentif aux valeurs et aux représentations d'autrui.

Les images au service d'une relation descendante

En second lieu, notons que la relation qui s'établit à partir d'images censées diffuser une information est dans la plupart des cas descendante : de maître à élève, de celui qui sait vers celui qui ne sait pas. Or, la santé ne s'enseigne pas comme la géographie ou les mathématiques. La santé a chez les personnes une résonance intime, elle renvoie à leur histoire et à leur expérience propre. Par exemple, « quand on parle à un jeune de sa bouche à propos de l'hygiène dentaire, de ses poumons à propos du tabac, de son ventre ou de son sexe à propos de contraception, on oublie trop souvent qu'il en a une connaissance intime, une représentation personnelle » (Sandrin-Berthon, 1997). Il est inconcevable de vouloir transmettre un savoir sur la santé sans s'appuyer sur cette expérience vécue et sur les ressources des personnes, sans tenir compte de cette connaissance intime qu'ont les personnes de leur santé.

Cette approche « scolaire » de la santé, étayée par des images présentées comme facilitatrices de la transmission de l'information, et comme neutres sur le plan de leur contenu, présente plusieurs inconvénients. Le premier est l'accentuation des différences entre ceux qui sont à l'aise avec cette modalité d'intervention et ceux qui ne le sont pas, accentuation qui peut dans certains cas contribuer à accroître les inégalités sociales de santé. Le second inconvénient, qui découle du premier, est la dévalorisation et la stigmatisation de ceux à qui ces images ne « parlent » pas, soit parce qu'elles les renvoient à un univers trop différent du leur, soit parce que les références sociales et culturelles illustrées par ces images ne sont pas les leurs[4]. Dans une relation éducative digne de ce nom, le respect des origines socioculturelles des personnes, de leur modalité d'appréhension des questions de santé, et l'attention apportée à leur estime de soi, oblige à utiliser les images sur la santé avec discernement.

---

4. L'utilisation de modèles blancs, jeunes et plutôt « BCBG » est encore largement majoritaire dans les supports de prévention dits « grand public ».

Les effets pervers des images à contenu émotionnel négatif

Les effets pervers éventuels issus de l'utilisation des images à des fins uniquement informatives se trouvent démultipliés lorsque les réactions attendues et suscitées par la présentation des images consistent en des émotions fortement négatives : peur, honte, culpabilité, choc[5], mais aussi colère, tristesse, irritation, dégoût, sentiment d'impuissance, tension, anxiété, dépression… La relation entre « éducateur » et « éduqué » s'en trouve alors affectée de façon péjorative, selon le mécanisme suivant :

– En premier lieu, le destinataire de l'image cherchera à contrôler et à éliminer les émotions négatives (et non pas la menace illustrée dans l'image) par le déni (« Je ne suis pas aussi gravement atteint », « Cela concerne d'autres que moi »), l'évitement défensif (« Cette image me fait trop peur, je vais tout faire pour l'oublier, pour ne pas y penser ») ou le rejet (« En me montrant cela, ils essayent de me manipuler, je les ignore ») (Witte, Allen, 2000). Ce mécanisme de défense adaptatif, et inconscient pour une grande part, se révèle particulièrement fréquent dans les cas où l'individu doute de l'efficacité de la réponse comportementale attendue suite à la présentation de l'image (« Si je m'arrête de boire aujourd'hui, qui me dit que je n'aurai pas de cancer ? ») et/ou de sa capacité à la mettre en œuvre (« De toute façon, je ne peux pas me passer de ma dose d'alcool »). Cet effet est évidemment démultiplié lorsque le texte accompagnant l'image vient, en un maladroit contrepoint, appuyer ces doutes : « Alcool : votre corps se souvient de tout[6] ».

– En second lieu, utiliser des images provoquant des réactions négatives chez les personnes destinataires instaure entre elles et les éducateurs pour la santé une relation incompatible avec la mise en œuvre d'un véritable accompagnement éducatif. En effet, il paraît antinomique de vouloir « faire grandir le sujet de l'éducation », et ce faisant, de le ramener à ses terreurs primitives ; de vouloir « le faire exister comme différent de soi, comme autonome » (Develay, 2000), et en même temps d'établir une relation de dépendance où la peur suscitée par les menaces de l'éducateur ne peut se dissiper que si le sujet de l'éducation obéit à ses injonctions. L'utilisation de ce type d'image conduit donc l'éducateur pour la santé dans une contradiction d'où il lui sera difficile de s'extraire. La cohérence entre les intentions affichées (améliorer la santé du plus grand nombre, aider

---

5. *Cf. supra*, p. 61, le chapitre de Karine Gallopel-Morvan.

6. Campagne de prévention lancée en novembre 2004. Voir le dossier de presse et les supports sur le site de l'Institut national de prévention et d'éducation pour la santé (INPES : www.inpes.sante.fr).

chacun à faire des choix favorables pour sa santé et celle des autres) et les images qui les portent demande donc qu'une attention toute particulière soit accordée à la nature des émotions et réactions suscitées par ces images.

L'utilisation des images en éducation pour la santé : un révélateur de postures éducatives

Le choix des images utilisées dans les actions d'éducation pour la santé, tout comme les modalités et les objectifs de leur utilisation dans ces actions, s'avère révélateur des représentations qu'ont les éducateurs pour la santé de leurs publics et de leurs missions, et plus encore de l'équilibre des pouvoirs entre les professionnels et leurs publics. L'utilisation des images est tout sauf anodine ou indifférente, quelle que soit la nature de l'action dans laquelle elle s'inscrit. Il convient donc de lui accorder toute l'importance requise, dès lors que l'on souhaite leur faire jouer un rôle pédagogique, en particulier dans le champ de la santé.

Les images peuvent être des supports formidables à l'établissement d'une relation éducative avec un public, quels que soient son âge, ses conditions de vie, son appartenance socioculturelle, ses capacités d'abstraction, etc. Si ces images témoignent du respect et de la confiance que nous lui portons, et lui renvoient une image valorisante de lui-même, elles créent les conditions d'une démarche éducative aussi enrichissante et constructive pour les bénéficiaires de l'action que pour les éducateurs pour la santé, ces derniers y puisant de quoi accroître à la fois leurs propres compétences et leur capacité d'agir.

Références bibliographiques

ADESSI (2003), ESTI : dans les coulisses de l'image, Grenoble, ADESSI.

Baptiste A., Belisle C. (1991), « Photolangage® : une méthode de travail en groupe », *in* Baptiste A., Belisle C., Péchenart J.-M., Vacherte C., *Photolangage® : une méthode pour communiquer en groupe par la photo*, Paris, Éditions d'Organisation.

Develay M. (2000), « À propos de l'éducation du patient », *in* Sandrin-Berthon B. (dir.), *L'éducation du patient au secours de la médecine*, Paris, Presses universitaires de France.

Deschamps J.-P. (1984), « Porter un regard nouveau sur l'éducation pour la santé », *Revue du praticien*, n° 34, p. 485-497.

Downie R.S., Tannahill C., Tannahill A. (1996), *Health Promotion. Models and Values*, New York, Oxford University Press.

Fortin J. (2004), « Du profane au professionnel en éducation à la santé : modèles et valeurs dans la formation en éducation à la santé », *in* Jourdan D. (dir.), *La formation des acteurs de l'éducation à la santé en milieu scolaire*, Toulouse, Éditions universitaires du Sud.

Giordan A. (1988), « Les enzymes de l'estomac concassent, pétrissent, malaxent la nourriture ou… Préalables pour une didactique de l'image », *Bulletin de psychologie*, t. XLI, n° 386, « La communication par images ».

Jodelet D. (1989), « Représentations sociales : un domaine en expansion », *in* Jodelet D. (dir.), *Les représentations sociales*, Paris, Presses universitaires de France.

Morel A., Boulanger M., Hervé F., Tonnelet G. (2001), *Prévenir les toxicomanies*, Paris, Dunod.

O'Neill M. (2003), « Pourquoi se préoccupe-t-on tant des données probantes en promotion de la santé ? », *Sozial und Präventivmedizin*, vol. 48, n° 5, p. 317-326.

Sandrin-Berthon B. (1997), *Apprendre la santé à l'école*, Paris, ESF éditeur, coll. « Pratiques et enjeux pédagogiques ».

Tessier S. (1999), « Cultures, création et éducations », *La Santé de l'Homme*, n° 344, novembre-décembre.

Vincent I. (2006), « La prise en compte des représentations sociales dans les interventions d'éducation du patient », *in* Haas V. (dir.), *Les savoirs du quotidien : transmissions, appropriations, représentations*, Rennes, Presses universitaires de Rennes.

Witte K., Allen M. (2000), « A meta analysis of fear appeals: implications for effective public health campaigns », *Health Education and Behavior*, vol. 27, n° 5, octobre.

– 11 –

Le film médical au XXe siècle. Le cinéma au service de la médecine et des médecins

Thierry Lefebvre

Qu'entend-on par « cinéma médical » ? En première approximation, il est possible de définir ce type de production audiovisuelle comme un sous-genre du film scientifique dont la caractéristique première est d'être conçu par et pour des médecins (ou, plus largement, par et pour des professionnels de santé). Doivent donc être exclus les films « à sujets médicaux » produits à l'attention du grand public, qu'il s'agisse de fictions ou de non-fictions à caractère communicationnel ou distractif.

Un film médical nécessite, pour sa pleine compréhension, une connaissance précise ou à tout le moins suffisante des codes qui le sous-tendent, à savoir : la maîtrise d'un vocabulaire spécialisé et volontiers jargonnant, une capacité à contextualiser les images projetées (un film de microchirurgie exige ainsi une bonne connaissance préalable des implications anatomiques), ainsi qu'une bonne perception des objectifs que se sont assignés les responsables scientifiques de la production. Cela ne signifie cependant nullement que le grand public restera forcément hermétique à ce type de réalisations. Mais, le plus souvent exclu du protocole de diffusion de ces films, il se contentera d'une compréhension superficielle, malheureusement entachée de sens commun.

Selon le niveau de complexité des codes prérequis, on distinguera :

– le film de recherche ;

– le film de formation médicale continue (FMC) ;

– et le film d'enseignement spécialement conçu pour des étudiants en médecine.

Dans le cadre de cet article, nous nous intéresserons tout particulièrement aux deux dernières catégories de films (enseignements universitaire et post-universitaire), la première (recherche) étant, pour l'heure, assez mal identifiée.

De 1898 aux années 1920 : des initiatives isolées aux collections « encyclopédiques »

La première collection au monde de films chirurgicaux est constituée à partir de 1898 par le Dr Eugène-Louis Doyen. Propriétaire d'une clinique privée parisienne renommée, le chirurgien convoque en juin 1898 deux opérateurs cinématographiques aguerris, Clément-Maurice et Ambroise-François Parnaland, en leur fixant pour tâche de restituer les différents temps de certaines de ses opérations les plus marquantes. Les premières bandes obtenues sont projetées le 29 juillet 1898, dans le cadre de la réunion annuelle de l'Association médicale britannique qui se tient à Édimbourg.

Il s'agit là d'une initiative strictement personnelle. Quoiqu'admiré pour sa dextérité, Doyen est en effet considéré comme un franc-tireur par bon nombre de ses collègues français. C'est donc sur sa cassette personnelle que sont prélevés les sommes nécessaires aux tournages, ainsi que les salaires des opérateurs. Cette pratique, qu'on pourrait qualifier d'« auto-éditoriale », courante chez les chirurgiens désireux de promouvoir une de leurs techniques qu'ils jugent innovante, perdurera au moins jusqu'à la fin des années 1950 : on peut citer par exemple le Dr Charles Claoué, pionnier de la chirurgie esthétique, qui financera dans les années 1930 plusieurs films de Jean Painlevé consacrés à ses opérations audacieuses, d'ailleurs peu goûtées par la Faculté (Hamery, 2009). Dans un autre registre, Éric Duvivier débutera sa fructueuse carrière de cinéaste spécialisé en 1948, par l'entremise financière de Pierre Razemon, professeur à l'université de Lille, qui lui commandera un film mettant en valeur une de ses techniques de soin[1]…

Jusqu'en 1906, Eugène-Louis Doyen se contentera de stocker ses films (négatifs et positifs) dans un coffre-fort de sa clinique privée. L'encombrement croissant de ce magasin de fortune, le contretypage frauduleux de quelques copies détournées et les difficultés inhérentes à la diffusion de ce type de documents vont le convaincre de la nécessité de faire appel à une maison spécialisée, la filiale française de

1. Le titre du film témoigne de l'extrême spécialisation du propos : *Apicolyse appuyée par plastie musculaire dans le traitement des cavernes du sommet* (1958).

la Charles Urban Trading Company qui deviendra, en août 1906, la Société générale des cinématographes Éclipse. Les films du chirurgien y seront conservés pendant une quinzaine d'années, jusqu'à leur transfert, en 1921, dans les entrepôts de la Société des établissements Gaumont. Ils constitueront, dès lors, le fleuron du *Répertoire des films de médecine opératoire et de chirurgie* édité par la firme cinématographique[2].

La destinée de la collection Doyen résume, à elle seule, les transformations du cinéma médical au cours de ses trente premières années. Aux initiatives isolées, souvent désordonnées, de quelques rares praticiens avant tout attirés par le caractère de nouveauté des images animées, succède l'emprise stratégique de quelques grandes sociétés cinématographiques cherchant à constituer, souvent à moindre coût, un prestigieux catalogue de films d'enseignement (entre autres, médical) ou, comme l'intitule de manière quelque peu pompeuse Léon Gaumont, une « encyclopédie ».

L'exemple de la société Pathé est, à ce titre, bien documenté : en 1909, la puissante entreprise recrute un jeune médecin, le Dr Jean Comandon, pour coordonner sa production dans le domaine des sciences, de la médecine et de la chirurgie (Lefebvre, 2003). À côté de très nombreux films de sciences naturelles et de microbiologie, recourant, pour certains d'entre eux, aux techniques les plus sophistiquées (microcinématographie, radiocinématographie, etc.), Comandon va superviser des dizaines de films chirurgicaux et médicaux. Des praticiens renommés vont faire appel à ses services, qu'il s'agisse d'Auguste Broca, de Victor Pauchet, de Victor Wallich, d'Auguste Brindeau, d'Auguste Bécart, de Léon Dufourmentel, de Jean-Marie Athanase Sicard et de bien d'autres[3]. Par exemple, en 1914, Jean-Louis Faure fait réaliser, sous le contrôle de Comandon, une *Hystérectomie subtotale* tournée à l'hôpital Cochin. Huit ans plus tard, les deux hommes récidivent, cette fois-ci avec une *Hystérectomie large pour cancer du col* (Pellerin, Lefebvre, 1995). Les deux films illustreront régulièrement les cours de clinique gynécologique donnés à l'hôpital Broca par le grand chirurgien.

---

2. *Répertoire des films de médecine et de chirurgie*, Paris, Société des établissements Gaumont (service de l'encyclopédie), 1922.

3. *Films médicaux et scientifiques de Pathé Consortium Cinéma. Séries Gaston Doin n° 1*, Paris, Pathé Consortium Cinéma, Gaston Doin Éditeur, s.d. [c. 1922], 11 p. *Liste des films médicaux et scientifiques de Pathé Consortium Cinéma pris sous la direction du Dr Comandon. Séries Gaston Doin n° 2*, Paris, Pathé Consortium Cinéma, Gaston Doin Éditeur, s.d. [c. 1924], 16 p.

Années 1920 : les sociétés cinématographiques se désengagent

En 1924, la société Pathé Consortium Cinéma, qui traverse de grosses difficultés financières, licencie brutalement Jean Comandon. Les très nombreux films médicaux et chirurgicaux supervisés par le médecin n'ont en effet jamais rencontré leur public. Interrogé en 1930 par Paul Sabon, Jean-Louis Faure reconnaît à demi-mot l'échec commercial de ses propres films de chirurgie gynécologique :

> « Je n'ai jamais pu savoir de Pathé, qui a tous [mes films], combien il en avait vendus. Fort peu, je crois. Je ne connais qu'une Université qui en possède un, mon film sur le cancer de l'utérus : c'est l'Université de Moscou. » (Sabon, 1930 : p. 9)

Dans le même article, Louis Gaumont, dont la situation économique n'est à cette époque guère plus brillante que celle de Pathé, prend à témoin le journaliste :

> « – Vous voyez cet important catalogue [...]. Je possède tous les films de Doyen, des docteurs Billet, Didier, Paul Bar, de Martel, bien d'autres. Eh bien ! Devinez un peu combien, depuis le commencement, il en a été vendu.
> – Je ne sais pas...
> – Dites un chiffre toujours...
> – Cinquante ?
> – Pas un. Vous entendez, pas un.
> – À quoi cela tient-il ?
> – Je ne sais pas. Peut-être les facultés sont-elles trop pauvres... Oh ! ce n'est pas la peine de le dire... » (*ibid.*, p. 5)

Le constat est sans appel. À l'époque, la plupart des films médicaux et chirurgicaux français ne circulent en effet que sous forme de prêts gracieux, les firmes cinématographiques fournissant même parfois un opérateur et le matériel de projection indispensable aux facultés trop démunies. Confrontés à une concurrence étrangère de plus en plus âpre, Pathé et Gaumont décident par conséquent de se désengager de cette production, par ailleurs trop souvent controversée au sein même de la communauté médicale.

Paradoxalement, les années 1930, durant lesquelles culmine l'intérêt pour les usages scientifiques du cinéma (avec la création, en particulier, de l'Institut de cinématographie scientifique en décembre 1930, à l'instigation de Jean Painlevé), voient le déclin marqué du cinéma médical et chirurgical, en tout cas en France. La seule tentative sérieuse émane de Jean Benoit-Lévy, grand spécialiste du cinéma éducateur. Avec le concours de quelques sommités (Gustave Roussy, doyen de la faculté de médecine de Paris, Antoine Gosset, Charles Laubry et Roger Leroux), il crée en 1930 le Comité français d'études médico-chirurgicales par le cinématographe, « sous le patronage de M. le Ministre de l'Éducation nationale et de M. le Ministre des Affaires étrangères ». Le Comité se fixe pour objectif la réalisation de films et leur diffusion dans les milieux intéressés. Comme le rappelle Valérie Vignaux (2007), l'organisme est doté de deux laboratoires « techniques » : l'un, situé à Villejuif, est consacré aux recherches biologiques et anatomiques ; l'autre, dédié à la chirurgie, se trouve dans le service du Pr Gosset à la Salpêtrière. Jusqu'au déclenchement de la Seconde Guerre mondiale, seulement six films seront réalisés, « avec des moyens plus que "miteux" », pour reprendre la formule de Raymond Bernard (cité *in* Renaitour, 1937, p. 227) ; mais ce petit corpus constitue l'ensemble de réalisations le plus cohérent pour l'époque.

Les laboratoires pharmaceutiques et le film d'entreprise

Au sortir de la Seconde Guerre mondiale, après plusieurs années de pénurie, la production de films médicaux et chirurgicaux semble pratiquement au point mort en France. Replié à Garches où l'Institut Pasteur lui a permis de rebâtir un studio de prises de vues, Jean Comandon tente certes de poursuivre ses activités avec le concours de Pierre de Fonbrune. Mais sa production est désormais strictement focalisée sur la recherche microbiologique et les documents obtenus servent le plus souvent à illustrer ses communications à la Société de biologie, ainsi que plusieurs articles ou conférences liés.

De manière très significative, lorsqu'il organise, en avril 1948, le premier Congrès international du film médical à la Mutualité, le jeune Éric Duvivier, neveu du célèbre réalisateur de *La Belle Équipe*, est bien en peine de sélectionner un nombre suffisant de films médico-chirurgicaux français. L'essentiel de la programmation est donc composé de courts-métrages étrangers, généralement prêtés par des ambassades généreuses (États-Unis, Union soviétique, Grande-Bretagne, etc.). Le grand prix du Congrès est néanmoins attribué cette année-là à une réalisation française de Jacques Schiltz, *Le traitement chirurgical de la sciatique*, conçue sous la supervision scientifique du grand rhumatologue Stanislas de Sèze. Le film, produit par la Société d'applications cinématographiques (que dirige Schiltz), bénéficie du concours financier des puissants laboratoires Midy, propriétaires de la Pipérazine et d'Algipan.

À l'instar de ce film, la fin des années 1940 et surtout le début des années 1950 vont être marqués par l'intérêt croissant de l'industrie pharmaceutique pour le média cinématographique. Tour à tour, Robert et Carrière, Spécia, Avlon, Roussel, Ciba, Aron, Bottu, Bruneau, Geigy, Théraplix, Roger Bellon, Biosédra et beaucoup d'autres se lancent dans le financement de films médicaux. Suivront Delagrange, Delalande, Chibret, Sandoz, Lepetit… Témoignant de cet engouement, de nombreux festivals et récompenses voient le jour : concours du film médico-chirurgical organisé par *La Presse médicale* à partir de 1949, diverses rencontres à Venise, Cannes, Bruxelles, Turin, Salerne, Knokke-le-Zoute, etc., sans oublier les Entretiens de Bichat qui commencent à décerner plusieurs prix annuels très prisés à partir du début des années 1950.

Une poignée de jeunes réalisateurs profitent de ce nouvel essor pour se spécialiser dans cette activité, qui devient peu à peu assez rémunératrice (Détrie, 1956). C'est le cas d'Éric Duvivier, qui fonde la société Sciencefilm à la fin des années 1940 ; de Jean Dallet, qui, après avoir été reporter d'images pour la télévision naissante, se lance dans le cinéma scientifique et médical en créant sa société en nom personnel (qui deviendra par la suite Filmtec) ; de Pierre Gaillard (Films P. et T. Gaillard-Audiovision) ; de Pierre Thévenard (Société d'études cinématographiques), etc. À titre indicatif, Éric Duvivier et Jean Dallet réaliseront à eux deux, en quelque quarante ans de carrière ininterrompue, près d'un millier de courts et moyens-métrages médicaux. Au début des années 1970 s'impose également la société Edimav, fondée par Igor Barrère, avec le concours de Pierre Desgraupes et Étienne Lalou. Auréolé du prestige de ses émissions médicales télévisées débutées au milieu des années 1950, Barrère, qui est par ailleurs docteur en médecine, produit de nombreux films pour le compte de l'industrie pharmaceutique, notamment les laboratoires Lepetit.

L'efflloraison du film médical au lendemain de la Seconde Guerre mondiale (plusieurs milliers de films seront ainsi produits entre 1950 et 1980) va coïncider avec la montée en puissance, dans les sociétés pharmaceutiques, de ce qu'il est désormais convenu d'appeler les « relations publiques ». Comme le rappellent Cendrine de Porthal et Jean Yanowski (1962, p. 11) :

> « Dans l'entreprise, un service de relations publiques ne fera pas lui-même de la publicité commerciale, mais il exercera une publicité détournée et apparemment désintéressée, destinée à servir le prestige de la maison [...]. »

Il s'agit donc de soigner l'image de marque de la société et, à cet effet, le recours au cinéma paraît particulièrement opportun. Comme le souligne Gérard Leblanc (2009) :

> « Pour les entreprises, le cinéma paraissait alors le vecteur le plus favorable au développement à la fois de la promotion, de la formation et, dans une certaine mesure, de la recherche. »

Les années d'après-guerre sont en effet marquées en France par un développement très important de la cinéphilie, qui touche désormais des catégories de plus en plus larges de la population. Les médecins et chirurgiens ne sont pas épargnés par ce phénomène de société qui culmine autour de 1968. Soucieux de distinction culturelle, beaucoup jettent alors leur dévolu sur la production cinématographique contemporaine, auréolée du prestige de courants novateurs, qu'il s'agisse du néoréalisme ou, bien entendu, de la Nouvelle Vague.

L'essor du cinéma médical durant ce long quart de siècle tient également au fait que les services de relations publiques de l'industrie pharmaceutique sont, pour l'heure, relativement indépendants de la publicité et du marketing. Ils sont, par ailleurs, dirigés par des personnalités souvent dotées d'une grande curiosité intellectuelle. Le cas de la cinémathèque Sandoz, lancée durant la seconde moitié des années 1950, est à ce titre emblématique (Gaspard, 2001). La direction du service des relations publiques y est assurée par Michel Breitman, un écrivain édité chez Denoël et par ailleurs traducteur attitré de Dino Buzzati. Ce grand cinéphile s'enthousiasme pour le projet d'une cinémathèque d'exception, dont l'un des axes de prédilection sera la psychiatrie. Il est bientôt rejoint par le jeune Jean-Charles Gaspard, lui-même passionné par le septième art et condisciple en cinéphilie de Bertrand Tavernier. Dotés d'un enthousiasme communicatif et de budgets généreux, les deux hommes n'hésitent pas à produire des films médicaux d'« art et d'essai » parfois très ambitieux, comme, par exemple, *Images d'un monde visionnaire* d'Éric Duvivier (1963), qui tente de reproduire au cinéma les hallucinations sous mescaline et haschich consignées dans ses ouvrages par Henri Michaux, ou *L'Ordre* de Jean-Daniel Pollet (1973), qui dénonce le sort indigne pendant longtemps réservé aux lupiques[4].

Cet « âge d'or » du film médical prend fin au début des années 1980, avec la montée en puissance du marketing et de la publicité, qui finissent par absorber les services de relations publiques. Les chefs de produit imposent désormais des stratégies commerciales visant la rentabilité à court terme.

Dans le même temps, l'arrivée de la vidéo, moins onéreuse et plus réactive, signe peu à peu l'arrêt de mort du support pellicule et de ses réalisations sophistiquées. Dès 1971, Gaillard-Audiovision met à la disposition du corps médical une première série de trente cassettes audiovisuelles. Par « cassettes », il faut alors entendre films Super-8 sonores et en couleur, mais, dans les mois suivants, les premières cassettes vidéo au standard PAL font leur apparition. En 1973, l'« encyclopédie Lepetit », réalisée par Edimav, recourt, elle aussi, au support vidéo.

4. *Films médico-scientifiques Sandoz. Édition 1983*, Rueil-Malmaison, Cinémathèque des laboratoires Sandoz, 1983, 230 p.

À partir du milieu des années 1980, la distribution de nouveaux films ne se fait plus que sous forme de cassettes VHS, le plus souvent envoyées directement au domicile ou au cabinet du médecin. Les projections collectives, qui avaient été jusque-là la norme, cessent progressivement, et avec elles disparaissent à la fois l'esprit et les pratiques qui avaient fait le succès et la relative popularité du cinéma médical[5].

À la recherche d'un enseignement médical par le film

Dès 1899, Doyen élabore le tout premier programme d'enseignement par le cinéma :

> « Les élèves, écrit-il, n'encombreront plus inutilement les salles d'opérations, où ils assistent bien souvent en simples curieux à des interventions qu'ils ne comprennent pas. » (Doyen, 1899, p. 3)

Sa méthode, dite « anatomique », déjà bien rodée, comprend quatre temps :

> « 1° Une description générale de l'opération ; 2° Des projections fixes représentant les instruments nécessaires à l'opération et leur emploi ; 3° Des projections fixes de dessins et de photographies représentant les principaux temps de l'opération ; 4° La reproduction animée de l'opération telle qu'elle est pratiquée sur le patient. » (Warden, 1901, p. 73)

Dans son esprit, la projection d'un film spécialisé nécessite impérativement une « mise à niveau » préalable et vient conclure, en quelque sorte, un processus d'apprentissage. La plus célèbre de ses opérations, la séparation des sœurs xyphopages Doodica et Radica (1902), va ainsi donner lieu à une communication au Congrès de chirurgie de Berlin, le 4 avril 1902. Après avoir présenté l'« anatomie du pédicule d'union de Radica-Doodica et des xyphopages en général », le chirurgien expose sa technique et les suites de l'opération (« partie de l'exposé donnant lieu à une projection cinématographique », est-il précisé). Viennent ensuite une « description des lésions observées sur le corps de Doodica », ainsi qu'une « étude embryologique des monstres doubles autosites » (Vaschide, Vurpas, 1902).

La méthode du Dr Doyen, sans doute trop en avance sur son temps, ne fera guère d'émules de son vivant. Pourtant, en 1935, une vingtaine d'années après la disparition du chirurgien controversé, le

5. Les projections, souvent itinérantes, étaient le plus souvent prises en charge par les laboratoires pharmaceutiques qui mobilisaient, à cette fin, leur vaste réseau de représentants médicaux. Parfois, des sociétés indépendantes, comme Art et Science (créée par Éric Duvivier), se chargeaient des projections, avec le concours de plusieurs laboratoires.

Dr Roger Leroux, secrétaire du Comité français d'études médico-chirurgicales par le cinématographe, ne fait que la reformuler :

> « Le pouvoir d'enseignement d'un film ne gardera sa valeur que s'il est présenté ou commenté par le "maître local" [...]. Lorsque l'exposé d'un sujet peut être accompagné aussi bien de diapositives que de films, il nous semble que l'on peut considérer la projection fixe comme plus particulièrement apte à déblayer le sujet par une analyse méthodique, illustrée de temps à autre par des projections photographiques, en réservant au film la récapitulation synthétique qui ne doit, à la vérité, être employée que lorsque le conférencier a acquis la certitude d'avoir fait comprendre les points essentiels de son exposé. Les projections fixes sont les bornes qui jalonnent l'itinéraire et que l'on a reconnues sur la carte avant de se mettre en route ; le film est le ruban routier le long duquel on retrouve au passage les bornes connues ». (Leroux, 1935, p. 97-98)

À partir des années 1930, certains films s'efforcent de condenser « tout en images » ces différentes étapes, afin de pallier l'absence éventuelle de conférencier disponible et/ou compétent. C'est le cas, par exemple, d'*Opération pour un cancer du sein*, film parlant réalisé en 1933 par Jean Benoit-Lévy pour le compte du Comité français d'études médico-chirurgicales par le cinématographe. Ce court-métrage d'une vingtaine de minutes se divise en trois temps successifs :

– une présentation préalable de l'opération par le Pr Antonin Gosset (ce cours, qu'on pourrait qualifier de « magistral », est illustré de schémas fixes et de séquences d'animation probablement réalisées par Albert Mourlan) ;

– l'opération proprement dite, exécutée par Gosset et son assistant Georges Loewy, est commentée en voix off par Gosset lui-même ;

– l'examen anatomopathologique de la tumeur vient en conclusion du film (Pellerin, Lefebvre, 1995, p. 21).

Il apparaît bientôt de plus en plus évident que l'efficacité d'un film didactique dépend, pour l'essentiel, de la nature du public auquel ses images sont projetées et du dispositif adopté. Commentant *L'eau et la santé*, réalisé en 1973 par Jean Dallet, la revue *Médecine/Cinéma* prend à partie un des auteurs scientifiques du film, le Dr Francis Pette :

> « Vous adressant à plusieurs publics à la fois [médecins, étudiants, auxiliaires médicaux, infirmières, diététiciennes, puéricultrices, etc., ainsi que "toute personne s'intéressant à la santé"], vous avez été amenés à choisir une formule cinématographique un peu passe-partout, celle du documentaire. »

Le médecin le reconnaît bien volontiers :

> « La difficulté de réalisation de ce film a été de toucher un public qui n'était pas précis. C'est pour cela que son rythme peut paraître lent, que certaines données semblent inutiles pour un médecin, d'autres difficilement compréhensibles pour un public non médical [...]. » (*Médecine/Cinéma*, 1973a, p. 30-33)

Le « Fichier signalétique central des programmes audiovisuels médicaux », édité au début des années 1970, s'efforce de définir, avec le plus de précisions possible, le public visé. *Pathologie respiratoire du tabac*, réalisé par Éric Duvivier en 1970, s'adresse ainsi aux « médecins spécialistes et généralistes, mais de nombreuses séquences (épidémiologie, expérimentation) peuvent être vues par un public non médical ». *Le cancer broncho-pulmonaire*, conçu en 1973 par Igor Barrère, Pierre Desgraupes, Étienne Lalou et Bernard Rideau, vise les médecins spécialistes et généralistes, mais aussi « les étudiants (3e année) et les paramédicaux ».

Du cinéma au multimédia médical, en passant par l'audiovisuel

À côté d'un ciblage de plus en plus précis des publics visés, la montée en puissance de ce qu'il est convenu d'appeler l'« audiovisuel » permet d'explorer de nouvelles formes d'exploitation des films. L'« encyclopédie Lepetit », qui (nous l'avons vu) se présente sous forme de cassettes couleur, est ainsi accompagnée « de brochures de cinquante à cent pages. Chaque brochure, rédigée par l'auteur du film, fait le point sur le sujet traité, reprend et complète les éléments du scénario et apporte un certain nombre de renseignements d'ordre pratique (lexique, adresses utiles, bibliographie…) » (*Médecine/Cinéma*, 1973b, p. 8). D'autres innovations voient le jour, comme, par exemple, la collection de disques souples *Médicophone*, dont nous avons raconté par ailleurs l'étonnante aventure (Lefebvre, 2007).

Au fil du temps, l'accent est de plus en plus mis sur l'autoformation et l'assouplissement des usages. Commentant le lancement récent de sa collection de cassettes médicales, Gaillard-Audiovision affirme, en 1971, qu'il « faut [les] considérer comme des modules pédagogiques mis à la disposition de l'enseignant pour appuyer son exposé devant les étudiants. La projection doit être souple, pouvoir être arrêtée au moment où l'on souhaite apporter des explications, il faut pouvoir revenir en arrière, si nécessaire ». Ces cassettes, d'une durée moyenne de dix minutes, sont tout particulièrement adaptées à l'usage des bibliothèques de CHU : « L'étudiant peut arrêter la projection lorsqu'il le désire, il peut revenir en arrière, changer de cassettes » (*Médecine/Cinéma*, 1971, p. 34-35).

Le succès croissant de l'informatique à partir du milieu des années 1980, et celui, tout aussi vigoureux, d'Internet à la fin des années 1990, bouleversent la donne. L'accent est dorénavant mis sur l'autonomie de l'usager, sur l'interactivité et l'accessibilité des documents. Le cinéma, trop peu réactif et nécessitant une infrastructure jugée démodée, pâtit de la comparaison avec les nouvelles techniques de l'information et de la communication. On assiste, dès lors, à un recul des investissements de l'industrie pharmaceutique dans ce secteur qu'elle avait pourtant privilégié pendant une cinquantaine d'années.

De manière significative, la plupart des grands-messes du cinéma médical doivent s'adapter au tournant du XXIe siècle. Depuis quelques années, les Entretiens de Bichat se sont ainsi dotés d'un Festival du film, du CD-Rom, et du site Internet médical et chirurgical. Les réalisations vidéographiques, désormais minoritaires, ne sont plus projetées sur grand écran, comme cela avait été le cas durant plusieurs décennies ; le médecin est accueilli au sein « d'un espace équipé (en ordinateurs et télévisions), qui donne accès pendant la durée des Entretiens [...] aux réalisations sélectionnées ». À titre d'exemple, l'édition 2005 du festival n'a mis en compétition qu'une trentaine de films et un nombre à peu près équivalent de CD-Roms et de sites Internet. L'investissement financier des laboratoires pharmaceutiques porte maintenant massivement sur le multimédia, alors que la vidéo ne bénéficie plus que de soutiens sporadiques (en 2005 : Wyeth, Brothier, Lilly, Astra Zeneca, GlaxoSmithKline et Genzyme), quand il ne s'agit pas uniquement de commandes publiques (CNRS, AP-HP) ou associatives (*La Revue des Entretiens de Bichat*, 2005).

Conclusion

La première décennie du XXIe siècle a donc vu, sinon la mort, du moins le déclin du cinéma médical, au bénéfice des nouveaux supports multimédias. Dans le même temps, de manière quelque peu paradoxale, la demande en information médicale n'a cessé de croître parmi le grand public. Confronté à une pléthore de données parfois contradictoires, celui-ci semble toujours plus demandeur de synthèses claires et documentées, si possible agréablement et ingénieusement mises en forme, sur les thèmes qui lui semblent les plus importants.

On peut se demander si, à terme, la survie du cinéma médical en tant que genre ne dépendra pas du nécessaire décloisonnement entre « sachants » et profanes. Mis au service de la santé publique, le cinéma a souvent montré par le passé qu'il était possible de réunir, au sein d'assemblées hétérogènes, des publics à la fois médicaux et non médicaux. On peut citer, par exemple, les expériences menées par la Commission américaine de préservation contre la tuberculose (Mission Rockefeller), puis par le Comité national de défense contre la tuberculose, à la fin des années 1910 et dans le courant des années 1920. Mais également d'autres fructueuses convergences, qu'il se soit agi de l'humanisation des hôpitaux, de la médicalisation de l'avortement, de la lutte contre le tabagisme ou, bien sûr, plus près de nous, de l'infection par le VIH et de la mucoviscidose.

Depuis quelques années, des médecins de plus en plus nombreux s'étonnent – et se plaignent parfois – de ce que leurs patients leur semblent mieux informés qu'eux-mêmes sur certains sujets qui leur tiennent à cœur. Cela montre l'urgence d'imaginer et de concevoir des outils capables de fédérer ces deux publics, dans l'optique de ce qui pourrait devenir, à terme, un travail collaboratif. Le cinéma, en raison de son pouvoir fascinateur, pourrait être un de ces outils. Serait ainsi brisé l'anathème du Dr Robert Soupault, chirurgien des hôpitaux, qui s'était exclamé en 1930 :

> « Comme chirurgien imprégné de la grave importance de la chirurgie, je m'oppose à ce qu'on en fasse un spectacle pour le critique ignare, pour le snob ou pour le sadique, ou pis encore, l'occasion d'une réclame. » (cité *in* Sabon, 1930)

Références bibliographiques

Détrie P. (dir.) (1956), *Films médicaux et chirurgicaux français*, Paris, Masson & Cie (*La Presse médicale*), 302 p.

Doyen E.-L. (1899), « Le cinématographe et l'enseignement de la chirurgie », *Revue critique de médecine et de chirurgie*, 1re année, n° 1, 15 août.

Gaspard J.-C. (2001), « Naissance, vie et mort de la cinémathèque Sandoz », *Les Cahiers de l'Anatec*, n° 3, p. 34-40.

Hamery R. (2009), *Jean Painlevé, le cinéma au cœur de la vie*, Rennes, Presses universitaires de Rennes, 314 p.

La Revue des Entretiens de Bichat (2005), « Programme 2005 du Festival du film, du CD-Rom, et du site Internet médical et chirurgical », vol. 6, n° 29, septembre, 80 p.

Leblanc G. (2009), « L'âge d'or du cinéma médical et l'aventure de *Médecine/Cinéma* », entretien avec Thierry Lefebvre, *Sociétés & Représentations*, n° 28.

Lefebvre T. (2003), « Jean Comandon et les débuts de la microcinématographie », *Revue du praticien*, t. 53, n° 13, 15 septembre, p. 1502-1505.

— (2004), *La chair et le celluloïd. Le cinéma chirurgical du docteur Doyen*, Brionne, Jean Doyen Éditeur, 144 p.

— (2007), « L'aventure du Médicophone », *La Revue du praticien*, vol. 51, n° 15, 15 octobre, p. 1734-1737.

— (coord.) (2009), *Sociétés et représentations*, n° 28, « Le médecin prescripteur d'image », Paris, Nouveau Monde éditions.

Leroux R. (1935), « L'enseignement médico-chirurgical par le cinématographe », *Strasbourg Médical*, XCVe année, n° 13, 5 mai.

Médecine/Cinéma (1971), n° 12, 1er trimestre.

— (1973a), « Entretiens critiques : *L'eau et la santé* », n° 20, p. 30-33.

— (1973b), n° 20, p. 8.

Pellerin D., Lefebvre T. (dir.) (1995), *Cinéma & Médecine*, Paris, Musée d'histoire de la médecine, 1995, 24 p.

Porthal (de) C., Yanowski J. (dir.) (1962), *Relations publiques et publicité*, Paris, Hachette.

Renaitour J.-M. (1937), *Où va le cinéma français ?*, Paris, Baudinière.

Sabon P. (1930), « Les films chirurgicaux d'hier et d'aujourd'hui », *Revue du cinéma*, n° 8, 1er mars, p. 9.

Vaschide N., Vurpas C. (1902), *Essai sur la psychophysiologie des monstres humains, suivi de l'observation de Doyen sur le xiphopage indien opéré Radica et Doodica*, Paris, F.R. de Rudeval, 294 p.

Vignaux V. (2007), *Jean Benoit-Lévy ou le corps comme utopie. Une histoire du cinéma éducateur dans l'entre-deux-guerres en France*, Paris, Association française de recherche sur l'histoire du cinéma.

Warden (1901), « Association médicale britannique, réunion de Cheltenham. Conférence du 1er août 1901 », *Revue critique de médecine et de chirurgie*, 3e année, n° 8, août.

– 12 –

L'utilisation du film ethnographique dans l'enseignement de la médecine : partage d'expérience

Claudie Haxaire

Ethnologue affectée en faculté de médecine, je me suis trouvée devoir adapter mon enseignement d'anthropologie médicale au public des premières années de médecine et plus généralement des sciences de la santé (sages-femmes, sciences sanitaires et sociales).

Pour ces formations et dans le peu de temps imparti, il est hors de question de débuter par une longue introduction aux différentes théories anthropologiques et de présenter les différents champs couverts par cette discipline. Je me demande d'ailleurs si, pour les ethnologues mêmes, ce mode d'entrée serait pertinent s'ils n'avaient choisi cette formation précisément parce qu'une rencontre de l'Autre n'avait déjà été à l'origine de leur vocation. Je me souviens d'une amie (spécialiste des Peuhls) que des films sur les Indiens d'Amérique vus pendant l'enfance avaient orientée vers des études d'ethnologie.

C'est cette expérience fondatrice qu'il me faut provoquer, et pour ce faire, la vidéo m'est précieuse.

Les fondements pédagogiques de cette pratique

L'objectif dans l'enseignement des sciences sociales en médecine pour moi est double.

Il s'agit d'abord de décaler les étudiants en 1re année des allants de soi en matière de santé que nous avons tous et qui, dans une société où la biomédecine est dominante, nous fait considérer les faits de santé à l'aune d'une vision très positiviste de la médecine. L'enseignement d'histoire de la médecine, dans lequel mes cours traitent des ruptures épistémologiques qui sont à l'origine de notre médecine contemporaine, contribue à ouvrir à une approche plus constructiviste de cette dernière. Je propose dans le même temps une lecture anthropologique de l'histoire au sens où je montre, à travers des exemples, en quoi les profanes, nous, les futurs patients de mes étudiants, raisonnons sur le mode des médecines anciennes (que notre savoir profane a assimilé ; Loux, 1998).

Je veux par ailleurs, toujours à travers des exemples, leur faire comprendre les limites de la discipline biomédicale, ce qu'elle a laissé hors champ et que d'autres disciplines, dont les sciences sociales, ont pris pour objet (mais aussi la psychologie qui leur est plus familière). Pour ce qui concerne les sciences sociales, je veux que les étudiants comprennent leur fonction première, explicitée par Didier Fassin (1999) :

> « La première contribution des sciences sociales, c'est de montrer du social là où l'on ne voit habituellement que de l'individuel. La maladie, la souffrance, la mort, la relation médecin-malade, qui apparaissent à première vue comme des événements privés, sont en fait pris dans des relations sociales qui les déterminent pour une large part. [...] L'objectif premier du sociologue et de l'anthropologue n'est pas de transformer la société, mais d'aider à la comprendre. Cependant, la distinction entre le savant et le politique n'exclut pas l'engagement du chercheur, d'un côté, et la réflexion du décideur, de l'autre, mais les rend possibles en donnant à chacun sa responsabilité propre. Celle du médecin, ou du responsable sanitaire, ou de toute personne évoluant dans la sphère de l'intervention et de la décision, est d'abord de savoir ce que disent le sociologue et l'anthropologue afin de voir ce qu'ils peuvent en apprendre... [Le rôle de ceux-ci] n'est pas de donner des leçons ou des conseils, mais de montrer les enjeux présents et les effets possibles des diverses options. »

En 1re année, l'année du concours, c'est déjà bien si cet objectif est atteint, c'est-à-dire si une petite fêlure est introduite dans leurs certitudes et si un intérêt se fait jour pour l'apport d'autres analyses (apparemment pour une petite moitié de la promotion c'était le cas puisqu'ils venaient au cours optionnel de 2e année).

Les conditions de cet enseignement (des amphis de 800 étudiants) ne permettent pas l'utilisation de films comme je l'entends.

En 2e année, j'essaie de faire appréhender le point de vue du patient, ce qui est à proprement parler plus anthropologique. Je veux – bien que cette position ait ses limites pour les anthropologues – que ces étudiants en médecine fassent leur la conclusion de Rivers (1924, p. 51) :

> « Les pratiques [médicales] de ces peuples ne sont pas une macédoine décousue et insensée, mais elles sont inspirées par des conceptions précises

concernant les causes de la maladie. Leur mode de traitement découle directement de ces conceptions étiologiques et pathologiques. D'un point de vue moderne, nous pouvons voir que ces conceptions sont fausses. Mais l'important ici est que, aussi fausses que soient les croyances des Papous concernant les causes de la maladie, leurs pratiques sont des conséquences logiques de ces croyances[1]. »

Pour remplir cet objectif, il me faut d'abord rendre visible, audible, la différence, décaler le regard, trouver des moyens de susciter l'étonnement, voire le désarroi nécessaire à cette ouverture.

Sophie Caratini, en effet, dans le livre qu'elle a publié en 2004, *Les non-dits de l'anthropologie*, présente ce désarroi comme un outil que le terrain en ethnologie provoque et avec lequel l'ethnologue doit savoir accepter de vivre, car c'est le point de départ de sa recherche du sens que prennent pour ses Autres ces comportements étranges.

La pratique de la médecine vise au contraire à éliminer ces comportements étranges, repoussés dans la catégorie des « fausses croyances » dont éventuellement on collectionne les variantes comme les folkloristes d'antan. Les médecins ne sont pas formés à en saisir la logique, ni même à reconnaître une légitimité quelconque à des modes d'appréhension de questions de santé qui ne soient dérivés de la biomédecine qu'ils pratiquent.

L'incompréhension médecin-patient commence par cette surdité sélective. L'anthropologie de la santé, tout comme les courants actuels de la pédagogie, montre pourtant que toute nouvelle information doit s'appuyer sur le savoir préalable, ou antérieur, du patient ou de la population et donc être négociée éventuellement après une phase de conflit. Les questions d'observance tout comme d'efficacité de campagnes de prévention par exemple sont alors vues sous un autre angle.

Les internes en médecine ayant suivi la maîtrise de sciences biologiques et médicales (MSBM) « socio-anthropologie » doivent, pour leur mémoire, mener de petites enquêtes à la façon des anthropologues, des entretiens semi-directifs ou des recueils de récits de maladie, auprès de leurs patients. Ils découvrent alors que ce qu'ils considéraient comme un défaut de compréhension (« patients mal cortiqués », selon l'expression consacrée entre eux) tenait en fait à la prégnance de préoccupations autant que de représentations tout à

1. Traduction de l'auteure. Texte original : « *The practices of these peoples in relation to disease are not a medley of disconnected and meaningless customs, but are inspired by definite ideas concerning the causation of disease. Their modes of treatment follow directly from their ideas concerning etiology and pathology. From our modern standpoint we are able to see that these ideas are wrong. But the important point is that, however wrong may be the beliefs of the Papuan and Melanesian concerning the causation of disease, their practices are the logical consequence of those beliefs* ». Rivers était un médecin psychiatre qui accompagnait les expéditions scientifiques en Mélanésie et a travaillé chez les Thonga.

fait légitimes, qui rendaient tout à fait secondaire la physiopathologie simplifiée que ces soignants tentaient de leur fournir. De même, dans la formation en « éducation thérapeutique du patient » que nous avons mise sur pied à la faculté de médecine, nous demandons aux stagiaires d'oublier leur rôle de soignant pour écouter l'histoire de la maladie de leur patient, en menant des entretiens semi-directifs ou des focus groupes. Ils en sont tous déstabilisés, mais en bien, puisque cela les amène à construire un espace d'écoute du malade, avec notre accompagnement.

Bien entendu, il ne suffit pas de déstabiliser, il faut que cette ouverture soit mise à profit pour comprendre. L'ethnologue s'appuie sur sa formation pour s'aventurer à découvrir une autre logique ; il me faut quant à moi donner les outils de compréhension de l'altérité en matière de santé (les bases de l'anthropologie de la maladie à travers des exemples). Sinon, comme Caratini le montre bien, trop déstabilisé, l'ethnologue se referme sur son quant-à-soi, n'entend rien. Et revient avec trop peu de données pour écrire sa thèse. Le soignant, lui, se replie sur la technique ou, et c'était le point de départ du lobby qui a introduit les « humanités » en médecine, sur une stricte pratique mercantile, privilégiant l'argent par peur du soin.

Devereux se donne comme « première tâche de montrer que les données des sciences du comportement provoquent de l'angoisse chez le chercheur. Bien qu'[il] ne rapporte dans ce chapitre que les réactions d'angoisse de certains ethnologues et psychanalystes, [ses] exemples sont des paradigmes de réactions d'angoisse des chercheurs dans tous les autres domaines des sciences du comportement[2] ».

On le comprend, je n'utilise pas les films comme illustration, mais comme transposition de l'expérience de l'ethnologue, c'est-à-dire comme outil de découverte de comportements, de pratiques autres. Les étudiants les visionnent en étant invités à noter tout ce qui les choque, amuse, scandalise. Je suis attentive aux rires et manifestations d'émotion durant la projection, de façon à le reprendre ensuite avec eux. Nous mettons à plat toutes ces observations et je leur fournis à mesure les éléments qui nous permettent, ensemble, de reconstruire la logique qui sous-tend les pratiques, parfois, et même très souvent, implicites pour l'acteur lui-même.

---

2. Georges Devereux (1980), chapitre : « Réactions d'angoisse aux données des sciences du comportement », p. 82-125.

Illustration de la méthode

Je vais donner deux petites illustrations:

– un extrait de soins de toilette des nouveau-nés chez les Gouro de Côte d'Ivoire (mon terrain) ;

– et un extrait de mise en place d'un rituel (une danse de divination).

Chez les Gouro, les nouveau-nés subissent, matin et soir, des massages très appuyés destinés à assouplir les vaisseaux le long desquels circulent les fluides nourriciers, donc à les « faire grossir », autant qu'à leur façonner un corps solide et harmonieux (Haxaire, 1993). Pour ce faire, les gestes doivent être fermes, les articulations où se retrouvent les tendons sont pressées en position inverse, on insiste sur le crâne, réserve de force, et enfin le nouveau-né est immergé dans la décoction, qui apparaît noirâtre, non sans avoir copieusement bu de l'eau fraîche réservée dans une petite cuvette à part.

Devant la vidéo projetée sans commentaire explicatif, les gestes de la mère peuvent leur apparaître brutaux: le bébé, tordu, martyrisé, le liquide du bain, sale, sans parler du morceau de pagne, bien entendu coloré, utilisé comme éponge (planche 1).

Dans un premier temps, je leur demande de me faire part de tout ce qui les a étonnés. Nous le notons au tableau, et de proche en proche je leur fais reconstituer la logique de ces pratiques en leur fournissant les données ethnographiques nécessaires. Ils comprennent alors le rôle des « nerfs-vaisseaux-tendons » dans cette représentation du corps et la nécessité d'exercer leur souplesse pour la santé future de l'enfant. Mais j'ai aussi à leur expliquer certains gestes, destinés à protéger l'ombre-double du nouveau-né, et ainsi leur donner accès à la conception des instances invisibles de la personne.

De ces conceptions des « nerfs » en terrain exotique, nous pouvons passer aux « nerfs » tout aussi concrets qui se tendent et qui craquent dans la dépression nerveuse selon nos représentations profanes, car, tout comme l'entité *nervios* dans les pays d'Amérique latine (Guarnacia, Faria, 1988), les troubles des « nerfs » en ce sens valent comme « idiomes de la détresse » selon Nichter (1981) en France (Durif-Bruckert, 1994; Fainzang, 1995).

De même, quoi de plus démonstratif de ce qu'est l'espace-temps rituel que la mise en place et le déroulement d'une danse de divination qu'il m'a été donné de filmer? (planche 2)

Le film débute par la mise en place du centre de l'espace, où le vieux devin installe une poterie sans fond, dans laquelle il fait tenir de l'eau, et qui servira de support à l'un de ses objets puissants. Ses assistants l'entourent immédiatement d'un cercle de cendre que

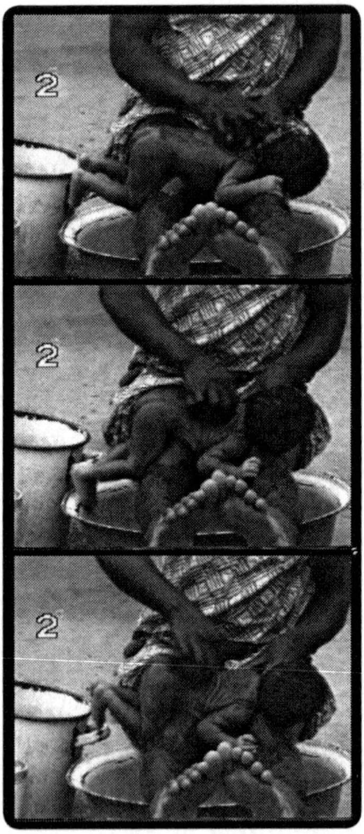

Planche 1.
Extrait de *Massages des nouveau-nés chez les Gouro de Côte d'Ivoire* (1992).

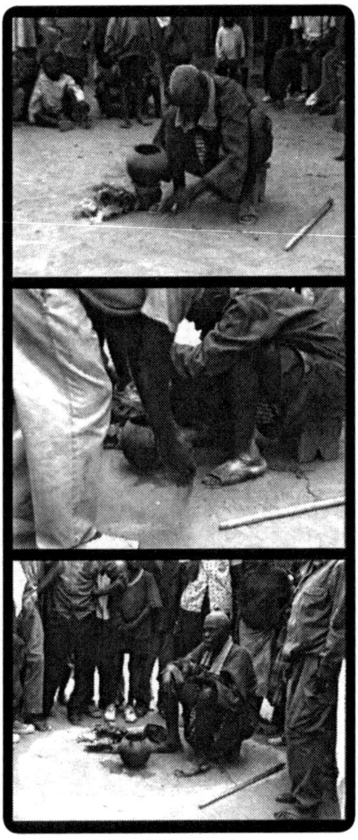

Planche 2.
Extrait de L*a danse de la divination de Bwila* (le cercle de cendres) (2005).

personne ne franchira plus lors de la danse, pas même l'initiante qui cependant le pourrait. Le temps du rituel prend fin lorsque le fils du vieux devin, initié lui-même, soulève la poterie, laissant se répandre l'eau contenue et dévoilant un petit coussin vert : la poudre végétale mucilagineuse qui, en gonflant, avait obstrué l'ouverture, tour que ne renierait pas le chamane cité par Lévi-Strauss (1958).

Le sacré, ici concrètement séparé, est une puissance dont le support est cet objet couvert de croûte séchée, sale à nos yeux. Nous avons alors concrètement de quoi réfléchir la question du pur et de l'impur en référence au sacré (Douglas, 1971).

La vidéo permettant de reconstituer le scénogramme visualise le parcours des assistants porteurs de puissance et les échanges d'objets puissants entre les acteurs. Ce spectacle exotique, que nous analysons ensemble, permet de regarder d'un regard quelque peu éloigné (Lévi-Strauss, 1983) le rituel familier qu'est la messe catholique et celui de la salle d'opération (Genest, 1990 ; Pouchelle, 2003), d'autant plus sacré que je m'adresse à de tout jeunes étudiants.

Il nous est loisible ensuite de développer diverses analyses du rituel, et d'aborder tant nos rituels profanes que les actualisations du rituel dans la population dont on vient de parler. Les jeunes Gouro, tout naturellement, ont organisé un match de foot pendant les funérailles d'un de leurs camarades décédé, pour accompagner son âme au village de Dieu[3].

Un cours obligatoire de sciences humaines ayant désormais été ouvert en 2e année de médecine, mon cours fait écho à celui d'éthique qui utilise un enregistrement vidéo du grand helléniste Jean-Pierre Vernant[4], parlant de l'expérience d'accompagnement de son épouse atteinte de la maladie d'Alzheimer. Ici, le texte, la parole priment sur l'image. Néanmoins, voir une personne partager son expérience est tout autre chose que simplement lire ses propos. De cette parole très riche, j'ai retenu plusieurs points, où mon cours apporte l'éclairage indispensable des sciences sociales : la question du don et du contre-don, celle de la personne relationnelle (au sens de Leenhart, 1971), celle du mythe.

3. Haxaire (2002), *Un match de foot pour les funérailles de Zaouli*, vidéo montage du service audiovisuel de l'université de Bretagne occidentale (SAVUBO), présenté au colloque « Des vivants et des morts », UBO.

4. Vernant (2004), *Alzheimer. Penser, accompagner, agir*, vidéo, producteur : laboratoire Lundbeck, éditeur : Babylone.

Conclusion

Ainsi, l'image, et surtout l'image animée, permet d'ancrer l'apprentissage de concepts utiles à l'analyse sur une expérience vécue des situations où elle s'applique, expérience certes transposée dans le cas de l'étudiant. La vidéo, offrant une moindre distance affective que l'écrit, induit chez les étudiants des interprétations qu'il s'agit de corriger en replaçant les faits observés dans leur contexte. La prise de conscience de la singularité de l'Autre qu'est leur malade en est facilitée.

Pour ces raisons, l'outil vidéo me semble approprié à l'enseignement des sciences humaines et sociales en médecine, si cet enseignement vise à laisser ouvert l'accès à l'expérience profane de la maladie que l'apprentissage technique va nécessairement laisser un temps de côté, cadré qu'il est par la biomédecine.

Références bibliographiques

Caratini S. (2004), *Les non-dits de l'anthropologie*, Paris, Presses universitaires de France, coll. « Libelles ».

Devereux G. (1980), *De l'angoisse à la méthode dans les sciences du comportement*, Paris, Flammarion.

Douglas M. (1971), *De la souillure. Essais sur les notions de pollution et de tabou*, Paris, Maspero (1re éd. 1967).

Durif-Bruckert C. (1994), *Une fabuleuse machine. Anthropologie des savoirs ordinaires sur les fonctions physiologiques*, Paris, Métailié.

Fainzang S. (1995), « L'alcool, les nerfs, le cerveau et le sang », *L'Homme*, n° 135, p. 109-125.

Fassin D. (1999), *Les enjeux politiques de la santé. Études sénégalaises, équatoriennes et françaises*, Paris, Karthala, 2000, 344 p.

Genest S. (1990), « Un, deux, trois, bistouri. Technologie, symbolisme et rapports sociaux en salle d'opération », *Anthropologie et Société*, vol. 14, n° 1, p. 924.

Guarnacia, P.J., Faria P. (1988), « The meaning of nervios, a case study in Central American woman syndrom », *Social Sciences and Medicine*, vol. 26, n° 12, p. 1223-1231.

Haxaire C. (1993), « Les soins des nouveau-nés chez les Gouro de Côte d'Ivoire », *in* Touati F.-O. (dir.), *Maladies, médecines et sociétés. Approches historiques pour le présent*, t. II, Paris, L'Harmattan/Histoire au présent, p. 307-331.

Haxaire C. (2005), « Quels objectifs pour les sciences sociales en PCEM1 », in *Sciences humaines et sociales en médecine. Bilan et perspectives de 10 ans d'enseignement*, actes de colloque, faculté de médecine de Strasbourg (15-16 septembre 2004), p. 33-37.

Leenhart M. (1947), *Do kamo. La personne et le mythe dans le monde mélanésien*, Paris, Gallimard, coll. « Tel ».

Lévi-Strauss C. (1958), « Le sorcier et sa magie », in *Anthropologie structurale I*, Paris, Plon, p. 183-203.
— (1983), *Le regard éloigné*, Paris, Plon.
Loux F. (1998), *Traditions et soins d'aujourd'hui*, Paris, Masson.
Nichter M. (1981), « Idioms of distress : alternatives in the expression of psychosocial distress : a case study from South India », *Culture, Medicine and Psychiatry*, n° 5, p. 379-408.
Pouchelle M.-C. (2003), *L'hôpital corps et âme. Essais d'anthropologie hospitalière*, Paris, Seli Arslan.
Rivers W.H.R., (1924), *Medicine, Magic and Religion*, Londres, Kegan Paul.

Iconographie

Planche 1. Haxaire (1992), *Massages des nouveau-nés chez les Gouro de Côte d'Ivoire*, 10 min, en collaboration avec F. Luxereau. Présenté dans le cadre d'une communication : « Rites d'imposition du nom et soins de toilette du nouveau-né chez les Gouro de Côte d'Ivoire », colloque international « Soins et rite : approche interdisciplinaire de l'enfance », GDR 1558 du CNRS « anthropologie de l'enfance », Paris, IRD, 2000 (5-7 octobre).
Planche 2. Haxaire (2005), *La danse de divination de Bwila*, vidéo montage du Service audiovisuel de l'université de Bretagne occidentale (SAVUBO), présenté au colloque « Prévoir et prédire la maladie. De la divination au pronostic : savoirs, pratiques, techniques » AMADES, Ascona, 3-5 mars.

– 13 –

Les films fixes de santé : des documents pédagogiques riches d'enseignement

Didier Nourrisson

L'image de santé fait école depuis longtemps. Elle progresse, à dire vrai, du même pas que l'institution. Avec la massification des effectifs scolaires, elle conquiert tous les niveaux : le primaire dans la deuxième moitié du XIXe siècle ; le secondaire, puis le supérieur dans la deuxième moitié du XXe siècle. Car, il y a bien longtemps (*cf.* Rabelais ou Rousseau) que les pédagogues ont compris que pour apprendre, il faut être en bonne santé et que la santé peut toujours s'apprécier et se développer. Bien entendu, l'imagerie scolaire, de santé ou non, se densifie, s'améliore au gré des évolutions technologiques du monde de la communication. Gravures, puis lithographies, puis photographies, elle connaît une évidente révolution avec l'essor des techniques visuelles et audiovisuelles. Les supports d'images se multiplient, s'additionnent : le mur de la classe sur lequel on accroche un tableau ou épingle un poster, le manuel scolaire, l'écran blanc, le téléviseur, jusqu'à l'écran numérique.

Nous voudrions montrer ici comment une nouvelle technologie éducative a révolutionné l'éducation à la santé. Il s'agit des films fixes d'enseignement.

Les films fixes : une nouvelle manière d'enseigner

Les films fixes d'enseignement sont en phase de redécouverte. Des centres de recherche en France sont en train de réaliser leur collection, leur numérisation et leur étude. On citera le Centre d'études, de recherche et de documentation en éducation (CERDE) de l'IUFM/université Montpellier 3, l'Association de sauvegarde des films fixes en Anjou (ASFFA), et bien sûr le Centre de recherche, d'étude et de documentation sur l'image en éducation (CREDIE) de l'IUFM/université Lyon 1, d'où proviennent la plupart des films fixes ici présentés.

Les films fixes se présentent sous l'aspect de pellicules photographiques en 35 mm, avec double bande crantée. Longues de 0,50 à 1,50 m, elles alignent de 20 à 100 vues toutes présentées en positif. Ces vues peuvent être des photographies, des dessins, des courbes et tableaux statistiques, ou des textes.

Les pellicules sont rangées dans des petites boîtes de carton, de bakélite, de métal, cylindriques ou parallélépipédiques (suivant l'époque et l'éditeur).

Tout le savoir enseigné se retrouve mis en boîte. Un coup d'œil sur le classement opéré dans un catalogue des années 1950 montre la diversité des thèmes[1] : petits documentaires, chants et historiettes, œuvres littéraires, histoire (par périodes), arts, géographie (par thèmes, puis par pays), sciences « usuelles » (sciences naturelles et physiques), agriculture, enseignement ménager, sociologie et démographie, pédagogie, éducation physique et sports, hygiène, puériculture, secourisme.

Les enseignants les projetaient à l'aide d'un projecteur spécial sur l'écran ou le mur de la classe et commentaient la leçon image par image (planche 1).

C'est à partir du milieu des années 1920 que s'est développé ce mode d'enseignement par l'image. Il a fallu attendre en effet que la technique soit au point et surtout que le ministère de l'instruction publique réponde à la demande. Une commission extraparlementaire, nommée en 1916 par le ministre Paul Painlevé, rend finalement son rapport en 1920 : il est favorable à un lancement accéléré de la cinématographie d'enseignement. Le 1er commandement (ou recommandation) dit explicitement : « Il convient d'utiliser le cinématographe dans l'enseignement à tous les degrés », et le 4e mentionne explicitement le film fixe comme adjoint du film animé : « Il est nécessaire de combiner dans l'enseignement les projections ralenties et les projections fixes avec les projections rapides. » Sentant le marché, les entreprises de cinématographie, comme la société Pathé avec son Pathéorama (Lefebvre, 1996), mettent au point un appareil destiné à remplacer la bonne vieille lanterne lumineuse pour projeter,

1. *Catalogue des films pour projections fixes*, Saint-Étienne, Office du Cinéma éducateur, s.d. (vers 1957), 82 p. Ce catalogue a été indispensable au CREDIE pour définir le catalogage et la numérotation, puisque l'essentiel des collections provient de l'ancien Office du Cinéma éducateur de la Loire.

non plus des « vues sur verre », jugées trop fragiles, mais des « films à images fixes » ou « photogrammes », souples et non inflammables.

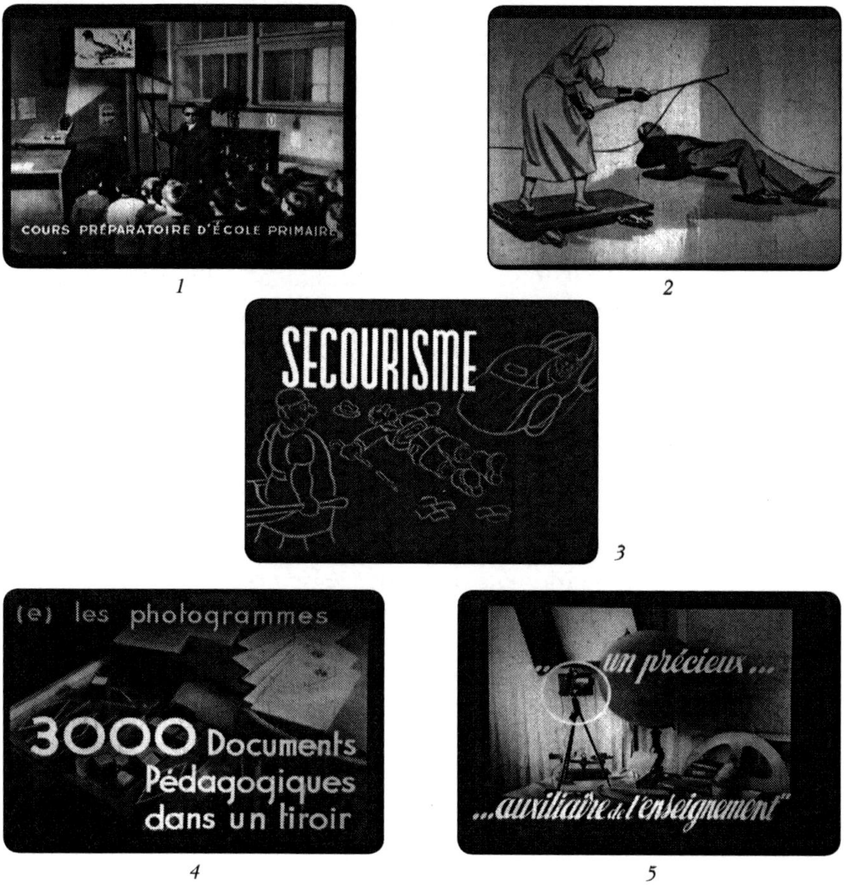

Planche 1. Extraits d'*Enseignement par projections fixes*, film fixe n° 4330.

La carrière du film fixe peut commencer. Elle durera cinquante ans, jusqu'à ce que la diapositive, au milieu des années 1970, vienne le détrôner.

Est-ce lié au développement de l'imagerie dans la formation des médecins[2], toujours est-il que les toutes premières images scolaires semblent provenir du monde de la santé. Un texte de la Ligue nationale contre l'alcoolisme indique que les temps changent et apportent un nouveau moyen d'information :

2. *Cf. supra* les chapitres de Thierry Fillaut, p. 13, et Thierry Lefebvre, p. 135.

> «Jusqu'à présent, la projection fixe se faisait avec la diapositive 8,5 x 10, qu'elle soit sur verre ou en papier. Une nouvelle forme de projection fixe vient de paraître et acquiert rapidement un grand succès. Elle est donnée par des films cinématographiques, dans lesquels les images se suivent, sans avoir, l'une avec l'autre, le rapport de continuité, qui existe dans la catégorie purement cinématographique. Autrement dit, ce genre de projection utilise le support cinématographique et présente ainsi, dans les cinématographes ou dans des appareils spéciaux, image par image. Chacune des images est donc immobilisée le temps qui convient au conférencier et, pour passer à la suivante, c'est-à-dire pour faire succéder une image à une autre, il suffit de tourner, comme on le fait au ralenti, une manivelle.» (*L'Étoile Bleue*, 1928)

Les milieux de l'hygiène sont singulièrement intéressés par cette révolution des technologies éducatives, car ils ont en charge depuis 1895 la diffusion d'un enseignement antialcoolique dans toutes les écoles (Nourrisson, Freyssinet-Dominjon, 2009).

Les films fixes: une nouvelle approche en santé scolaire

Désormais, l'éducation à la santé se développe, en utilisant un néologisme, par la «cinémato-imagerie». Le nombre des films fixes de santé va gonfler. À vrai dire, bien des films font de l'éducation à la santé comme par mégarde. Ainsi celui-ci, nommé *Leçon morale. Au bord du chemin*, entend donner aux enfants un cours de conduite sur route et sur rue. Datant de 1938, il est probablement d'ailleurs le premier film fixe de sécurité routière[3]. Ce film a été réalisé par l'Union nationale des associations de tourisme (UNAT), qui était chargée de la statistique des accidents de la route et de la pose des panneaux indiquant des postes de secours depuis 1934. Mais comme il dresse la liste des attitudes nocives (étourderie, vanité, négligence, curiosité, lâcheté, malhonnêteté, sans-gêne), il se met à dénoncer l'état alcoolique sous l'appellation d'«intempérance». À remarquer qu'il ne s'agit alors ni du conducteur, ni évidemment de l'enfant, mais de l'ivrogne qui encombre imbécilement la chaussée: «L'homme ivre, incapable de se diriger, est un danger public[4].» *A contrario*, la santé est considérée comme une vertu sociale.

La mise en place par l'État d'un vaste système de protection sociale qui implique la participation des citoyens depuis les lois d'assurances

---

3. Nous avons repéré, numéroté, catalogué et scanné une cinquantaine (45) de films fixes de sécurité routière édités entre 1938 et 1975. Rappelons que la Prévention routière date de 1949 et la mise en place d'un enseignement officiel de la sécurité routière de 1957.

4. Film fixe n° 4101 C, *Leçon de morale. Au bord du chemin*, éditeur: Office scolaire d'enseignement par le film.

sociales de 1930 et 1932, et surtout avec la création de la Sécurité sociale en 1945 oblige à une conscientisation, et même plus, à une formation à la santé publique de toute la communauté éducative[5]. Après la guerre, l'urgence sanitaire est proclamée. Bonne affaire : le film fixe atteint son apogée.

Le catalogue de la Fédération nationale du cinéma éducateur d'octobre 1953 recense quelque 51 films d'hygiène, 39 films de puériculture et 13 films de prévention (Lefebvre, 2009). Celui de l'Office du cinéma éducateur en annonce plus modestement 67 en 1957, selon ce classement :

– « maladies sociales » (7) (l'alcoolisme ; la tuberculose). Les deux fléaux du XIXe siècle sont en tête ;

– maladies contagieuses et non contagieuses (11) (microbes, bactéries ; insectes propagateurs ; variole ; diphtérie et tétanos ; rage, peste, paludisme ; choléra, typhoïde, dysenterie) ;

– traitement des maladies (4) (sérums et vaccins ; pénicilline ; diagnostic ; lutte antivénérienne). Les vieux maux reçoivent des nouveaux remèdes ;

– hygiène des grandes fonctions (7) (digestion ; circulation ; respiration ; vision ; muscles ; peau ; dents...) ;

– règles générales d'hygiène (5) (air, soleil ; hygiène de l'habitation ; sport et santé ; parasites, poux...). La modernité des réponses à des anciens problèmes là aussi est éclatante ;

– puériculture (21) (alimentation du nouveau-né ; toilette et habillement ; santé de l'enfant). À l'heure du *baby-boom*, on comprend cette insistance ;

– secourisme (12) (hydrothérapie ; brûlures ; fractures ; plaies ; secours aux noyés...). Les images proviennent souvent des archives de la défense passive.

À ces films clairement hygiénistes et médicaux, il faudrait ajouter plusieurs dizaines d'autres portant sur les activités physiques et sportives. Pour notre part, nous en avons recensé 85 (Caumeil *et al.*, 2010).

Depuis le milieu des années 1950 – Trente Glorieuses obligent –, la plupart des films fixes de santé sont « offerts à l'enseignement » par les sociétés privées fabricant des produits de « santé » : Gibbs pour l'hygiène des dents, Mazda pour la vision, Banania pour les activités physiques, Nestlé en puériculture, Fly Tox contre les maladies transmissibles par insectes, etc.

Certains films sont cependant directement réalisés par des équipes salariées de la Caisse nationale de Sécurité sociale. C'est le cas de

5. La coïncidence des dates ne manque pas d'intérêt : le Secrétariat de l'hygiène publique devient ministère de la santé (1930), tandis que le ministère de l'instruction publique se fait « ministère de l'éducation nationale » (1932).

27 films que nous avons retrouvés en fonction, pour ainsi dire, dans un office du Cinéma éducateur (Nourrisson, 2009). Ils donnent un état des connaissances de leur époque et surtout ils témoignent de la volonté politique de populariser l'institution.

En utilisant ce moyen pédagogique nouveau, qui fait entrer dans le monde encore jeune de l'audiovisuel, la Sécurité sociale se présente comme une institution moderne et efficace. La Sécurité sociale s'est désormais dotée d'un appareil de propagande par l'image de grande importance.

Jean-Claude Poirier, directeur-adjoint de la caisse régionale d'assurance maladie d'Île-de-France, fait notamment état de la présence à la CRAM de 60 films fixes de propagande et de 40 films sonores et parlants dès les années 1950, en plus de la diffusion de timbres antituberculeux, d'affiches sur les marchés forains ou dans les cafés, et de la tenue de quelque 40 émissions de radio (Poirier, 2009).

Deux films de santé

Deux films seront particulièrement examinés par voie interne : le film intitulé *La Sécurité sociale* (n° 4186) et celui nommé *Le tabac* (n° 4208). Ils n'ont ni l'un ni l'autre de notice d'accompagnement. Mais ils peuvent être datés (couleurs, thèmes) des années 1960, avant la première grande réforme de la Sécurité sociale, les ordonnances de 1967. Les gouvernants de la Ve République, face à l'accélération des évolutions du monde du travail, ont décidé d'investir largement le champ social.

> « La Sécurité sociale est un service social qui doit concilier l'intérêt individuel des personnes protégées et l'intérêt collectif de la santé publique en général, en tenant compte des moyens techniques et financiers mis à sa disposition[6]. » (Netter, rééd. 2004, p. 81-82)

Un Haut Comité médical de la Sécurité sociale a été créé par l'ordonnance du 11 novembre 1958 et le Haut Comité d'étude et d'information sur l'alcoolisme, fondé en 1954 et dirigé par le Pr Robert Debré, trouve sa vitesse de croisière. La politique sanitaire du pays passe désormais clairement par une information sur les objectifs et une formation pour modeler ou modifier les comportements.

Le premier film fixe choisi (planche 2), *La Sécurité sociale*, est bien sûr directement sponsorisé par la Caisse nationale. Elle met à disposition une de ses deux équipes types et les présente dans le générique

---

6. Selon le haut fonctionnaire Francis Netter.

final (André Poissant à la réalisation, Jean Morlet pour scénariste, Jean Weber comme photographe) et confie les dessins à l'atelier André Rigal[7]. Ce film relève de l'exposé des cadres et des formes de fonctionnement de l'institution ; c'est pour prendre une analogie médicamenteuse, la « composition ». En revanche, le second (planche 3) appartient à la famille des « indications thérapeutiques » et donne tous les aspects désormais bien connus de la maladie qualifiée de « tabagisme »[8].

Bien que de nature différente, le déroulement de ces deux films n'est pourtant pas sans une même logique pédagogique :
- références historiques ;
- données épidémiologiques ;
- culture du chiffre ;
- opposition bon/mauvais, bien/mal.

Le premier film (*La Sécurité sociale.* n° 4186, planche 2) déroule d'abord, en 9 vues, une histoire ancienne de la protection sociale.

Depuis le Moyen Âge (salle des malades aux hospices), l'homme est en proie aux maladies, aux accidents, et aux misères. Les scènes de mœurs, dues au crayon de Daumier (l'accident hippomobile) et au pinceau de Greuze[9], donnent l'impression dans les sociétés traditionnelles de l'omniprésence de la peur, de la mort, ainsi que de la résignation aux aléas de la vie. Pour contrer cette « insécurité sociale », ne se trouvent que les congrégations religieuses et les sociétés de compagnonnage. À la charité privée, la Révolution française fait succéder la charité publique : les bureaux de bienfaisance sont « des lieux où l'on fait la distribution de secours aux indigents, et où s'assemblent les commissaires des pauvres »[10]. La valeur montante devient celle de la solidarité, que souligne la première photographie du film, celle de la Maison de la Mutualité à Paris et qui rappelle la mise en place des sociétés de secours mutuel au XIXe siècle, puis de la Mutualité (charte de 1898, Fédération nationale de la Mutualité Française en 1902). La prise en charge de la protection sociale par l'État est soulignée par cette photo de la cour du ministère de la santé et l'évocation, sur une même vue, des éléments du code de la Sécurité sociale (assurances sociales, accidents du travail, prestations familiales). Les assurances sociales, installées dans notre pays en 1928-1930 à la suite des difficultés sanitaires et des problèmes sociaux constatés durant la

7. L'habituel « conseiller médical », le Dr Annie Desmartins, n'est pas, cette fois, cité.

8. À la différence du mot « alcoolisme » qui a longtemps désigné la procédure d'alcoolisation, le « tabagisme » a d'emblée (années 1880) qualifié la maladie due à l'intoxication par le tabac.

9. Cette peinture tient visiblement de *L'accordée du village* (1761), du *Paralytique* (1763), et du *Gâteau des Rois* (1774).

10. Selon le *Dictionnaire des dictionnaires,* 1889, art. « bienfaisance ».

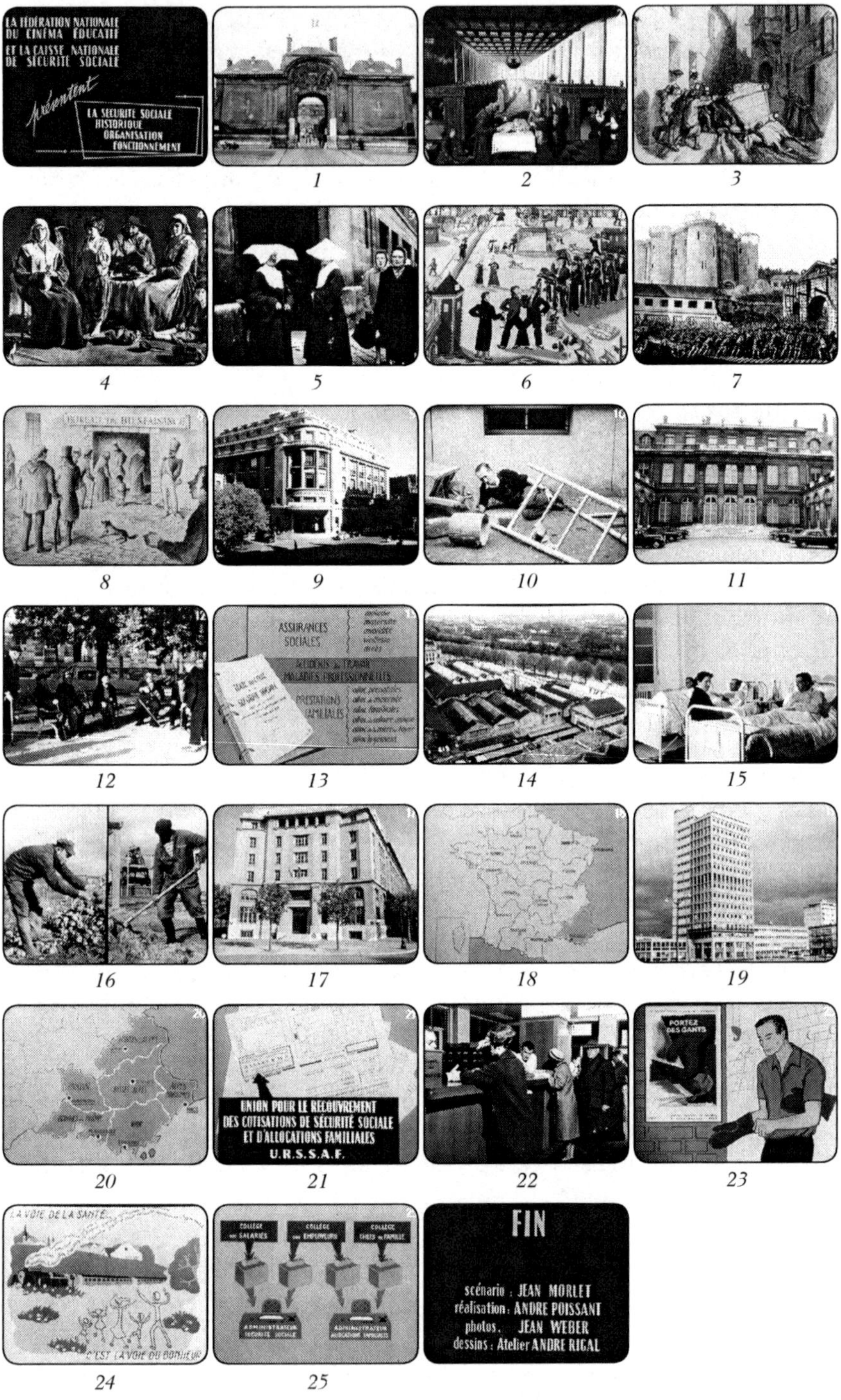

Planche 2. ***La Sécurité sociale*****, film fixe n° 4186.**

Première Guerre mondiale, instaurent une première « couverture universelle » des besoins et des risques (maladie, maternité, invalidité, vieillesse, décès, voire logement) et imposent un second principe, celui de la cotisation obligatoire et paritaire (employés-patrons). « Les conséquences sanitaires et sociales de la guerre ont clairement fait voler en éclats cette asymétrie socialement inégalitaire entre l'assistance et la prévoyance obligatoire d'une part, et la prévoyance libre d'autre part. » (Dreyfus *et al.*, 2006, p. 15) Le lien salarial assoit désormais la protection sociale.

Les situations, les besoins de protection sociale sont alors clairement identifiés. Les personnes âgées, les travailleurs (notamment dans l'agriculture et les travaux publics), les malades sont photographiés (planche 2, vues n° 12, 15, 16).

Après les champs d'application de la santé publique, les modes d'implication de la Sécurité sociale sont évoqués depuis le perron du ministère de la santé (vue n° 11), jusqu'à la cour de ferme (vue n° 10). L'affiche (vue n° 23), qui vise à prévenir les accidents du travail, sert à évoquer les campagnes de prévention, dans les années des Trente Glorieuses de l'économie française[11].

Enfin, 6 vues nous donnent à voir et à comprendre le système : son administration selon un principe paritaire (vue n° 25), sa gestion au quotidien des guichets (vues n° 21 et 22), sa répartition géographique en 15 circonscriptions (vues n° 18, 19, 20).

L'avant-dernière vue (n° 24) (« la voie de la santé, c'est la voie du bonheur ») vise à humaniser cette administration, en lui restituant l'ambition – et le rêve – de ses objectifs initiaux. « La sécurité sociale peut exercer une heureuse influence sur les habitudes sanitaires d'une population », renchérit alors le haut fonctionnaire (Netter, 1959, p. 617).

C'est pareillement par le biais du dessin que les réalisateurs du film fixe *Le tabac* (film fixe n° 4208, planche 3) ont espéré capter, voire captiver, leur public. *Le tabac,* « offert par la caisse régionale d'assurance maladie de Paris », est réalisé par l'une des grandes maisons d'édition de films fixes des années 1960, l'Office de documentation par le film. Il bénéficie de la collaboration technique du Comité national contre le tabagisme (CNCT), association privée, mais bénéficiant du soutien financier de la Sécurité sociale, née en 1950, au moment où le monde scientifique découvre le « cancer du fumeur »[12].

11. *Cf. supra*, p. 69, le chapitre de Christian Davillerd.

12. La première thèse de médecine en France qui porte ce titre est soutenue en 1951.

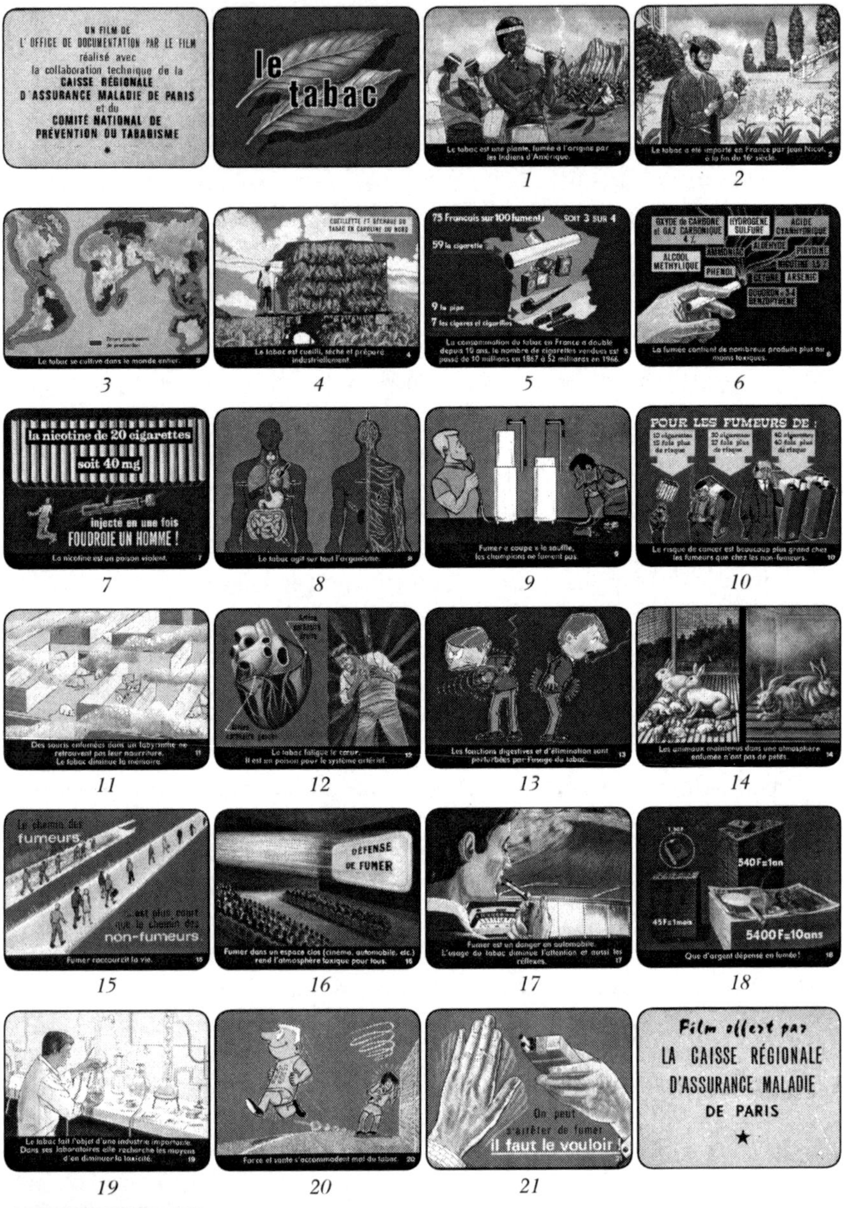

Planche 3. ***Le tabac*****, film fixe n° 4208.**

En 21 dessins, tout le savoir concernant le « tabagisme » est exposé (Nourrisson, 1999, 2000a et 2000b).

Deux diapositives en dessin inscrivent le phénomène dans l'histoire : la découverte du tabac et son arrivée en France. Deux autres visent à nous convaincre de son universalité.

Seul le tabac « chaud » est pris en compte (vue n° 5). D'ailleurs, les contributions indirectes cessent à ce moment de donner des statistiques de consommation de tabac à priser ou à chiquer[13]. Bien sûr, cette diapositive sert à dater l'ensemble du film (vers 1967). Les auteurs « oublient » de signaler que c'est l'État qui, depuis 1811, est chargé de la fabrication et de la distribution du tabac en France.

Tous les autres dessins portent – et c'est compréhensible – sur les effets du tabac et sur les moyens d'en sortir.

La nicotine, découverte au début du XIXe siècle par le chimiste Louis-Nicolas Vauquelin (1763-1829) à l'école de médecine de Paris, est toujours considérée comme le « poison violent » du tabac (vue n° 7). Les goudrons des fumées sont seulement qualifiés de « plus ou moins toxiques », alors que les produits cancérigènes comme le benzo 3.4 pyrène sont déjà identifiés. Les études conduites, dès les années 1930, dans le laboratoire des américains Kennavay, Cook et Roffo, paraissent ne pas avoir pleinement convaincu les scénaristes français.

Les expériences de laboratoire, sur les animaux et sur les hommes, sont cependant plusieurs fois évoquées. Et les troubles des grandes fonctions organiques (digestion, circulation, reproduction) méritent plusieurs dessins. Pour la marche du cancer, l'approche épidémiologique se traduit par une évaluation des risques individuels (vue n° 10). Le non-fumeur est promis, de sa seule attitude, à un avenir de santé (vue n° 20).

En fait, les risques « sociaux » du tabagisme ne semblent guère attirer l'attention des scénaristes : argent gaspillé, dangerosité routière. Si le concept de « non-fumeur » trouve ici l'une de ses premières expressions publicitaires (vues n° 10, n° 15), la dénonciation du tabagisme passif n'est pas de mise. Il faut dire qu'au même moment, l'État, endetté, relance sa campagne de promotion de la cigarette (notamment les Royales), aiguillonné par les cigarettiers américains qui profitent du Marché commun pour s'implanter définitivement en Europe (opération Marlboro...)[14].

---

13. Les dernières études officielles indiquent qu'en 2005, parmi les personnes âgées de 12 à 75 ans, 24,9 % fument régulièrement des cigarettes (*Baromètre santé 2005*, Paris, INPES, 2007, p. 78).

14. Un seul exemple des nouvelles publicités cigarettières des années 1960 : « Nous les jeunes, nous aimons les tonics, les westerns, les guitares électriques, et... la cigarette de la détente » (*Salut les copains,* 1963).

Quant à l'arrêt du tabac, il est « expédié » – si l'on ose dire – en une seule diapositive et reposerait sur la seule volonté. On comprend que ce film sanitaire n'ait guère fait recette, malgré la qualité des dessins.

Car finalement, ces deux seuls films posent la question essentielle de la réception du message sanitaire. Destinés à un public jeune (dessins proches de la bande dessinée, présence dans les salles de classe), ils prétendent éduquer, c'est-à-dire donner un enseignement sanitairement, civiquement, moralement correct. Que l'on sache, la consommation tabagique des jeunes des années 1968 n'a pas diminué[15], et la Sécurité sociale a commencé son long chemin déficitaire. L'information-formation à la santé ne semble pas avoir particulièrement réussi. Est-ce par manque de qualité ? Non, les images produites n'ont cessé de s'améliorer (passage à la couleur, diversification des supports...). Est-ce faute de moyens financiers ? Le film sur le tabac est bien seul dans sa catégorie, mais les films de la Sécurité sociale abondent dans les offices du Cinéma éducateur (nous possédons plus de 40 doublons pour la Loire). Nous croyons plutôt – mais l'étude reste à mener – que c'est l'absence de relais dans le monde enseignant (personnel conscientisé et formé aux impératifs de santé, mais aussi aux avantages pédagogiques de l'éducation par l'image) qui explique la relative faillite du film fixe d'enseignement sanitaire.

Pourtant, l'air de rien, le film fixe a renouvelé complètement les modalités de l'éducation à la santé : en donnant d'abord un flot d'images, qui renseignent bien mieux que les vieux tableaux muraux (genre « foies sains/foies alcooliques » ou « de l'eau, de l'air, de la lumière » du Dr Galtier-Boissière au début du XXe siècle), en apportant des images plus ludiques, en même temps que plus scientifiques, en transformant la classe en salle de projection, il a enfin impliqué l'enseignant dans cette procédure éducative.

Références bibliographiques

Caumeil J.-G., Charroin P., Lignon F., Nourrisson D. (2010), *Fixité de l'image, mobilité des corps. L'enseignement des activités physiques et sportives par le film fixe*, Clermont-Ferrand, 200 pages + CD-Rom, Clermont-Ferrand, Impr. Diazo.

Dreyfus M., Viet V., Voldman D., avec la collaboration de Valat B. (2006), *Se protéger, être protégé. Une histoire des assurances sociales en France,* Rennes, Presses universitaires de Rennes, p. 15.

L'Étoile Bleue (1928), revue de la Ligue nationale contre l'alcoolisme, mai, art. « La projection fixe et le cinéma ».

---

15. La première enquête, qui date de 1977, indique que 46 % des jeunes (15-25 ans) sont considérés comme fumeurs.

Lefebvre T. (1996), « Sage comme une image. L'abbé Songaylo et son Pathéorama », *1895*, n° 21, « Du côté de chez Pathé (1895-1935) », numéro coord. par Gili J.A., Kermabon J., Lefebvre T., p. 147-162.

— (2009), « La médecine et les médias. Films fixes et santé publique », *in* collectif, *La promotion de la santé au travers des images véhiculées par les institutions sanitaires et sociales,* Paris, Association pour l'étude de la Sécurité sociale, p. 415-424.

Lefebvre T., Nourrisson D., Tsikounas M. (2010), *Publicité et psychotropes. 130 ans de publicité des alcools, tabacs et médicaments,* Paris, Nouveau Monde éditions.

Netter F. (1959), *La sécurité sociale et ses principes,* Paris, Sirey, rééd. Dalloz, 2004, p. 81-82.

Nourrisson D. (1999), *Le tabac en son temps. De la séduction à la répulsion,* Rennes, Éditions ENSP.

— (2000a), « Le 7e art… d'enseigner », *in* Nourrisson D. (dir.), *Cinéma-École : aller-retour,* Saint-Étienne, Presses universitaires de Saint-Étienne, p. 151-164.

— (2000b), *Histoire sociale du tabac,* Paris, Éditions Christian.

— (2009), « Quand la Sécurité sociale faisait sa promotion… », *in* collectif, *La promotion de la santé au travers des images véhiculées par les institutions sanitaires et sociales,* Paris, Association pour l'étude de la Sécurité sociale, p. 393-414.

Nourrisson D., Freyssinet-Dominjon J. (2009), *L'école face à l'alcool. Un siècle d'enseignement antialcoolique (1870-1970),* Saint-Étienne, Presses universitaires de Saint-Étienne, coll. « IUFM ».

Poirier J.-C. (2009), « Les enseignements de l'expérience de la CRAMIF concernant l'utilisation de moyens audiovisuels de promotion de la santé 1946-2006 », *in* collectif, *La promotion de la santé au travers des images véhiculées par les institutions sanitaires et sociales,* Paris, Association pour l'étude de la Sécurité sociale, p. 295-304.

Filmographie

Film fixe n° 4101 C, *Leçon de morale. Au bord du chemin*, s.d. (1938 ?), Office scolaire d'enseignement par le film.

Film fixe n° 4330, *Enseignement par projections fixes*, s.d. (1950 ?), Éditions Nouvelles pour l'enseignement.

Film fixe n° 4186, *La Sécurité sociale,* 27 vues, s.d. (1967 ?), Caisse nationale de la Sécurité sociale.

Film fixe n° 4208, *Le tabac,* 25 vues, s.d. (1965 ?), Caisse régionale d'assurance maladie de Paris/Office de documentation par le film.

Iconographie

Planche 1. *Enseignement par projections fixes*, film fixe n° 4330, Éditions Nouvelles pour l'enseignement, 94 vues, coll. CREDIE.

Planche 2. *La Sécurité sociale,* film fixe n° 4186, 27 vues, Caisse nationale de Sécurité sociale, 27 vues, s.d. (1967 ?), coll. CREDIE.

Planche 3. *Le tabac,* film fixe n° 4208, 25 vues, s.d. (1965 ?), caisse régionale d'assurance maladie de Paris/Office de documentation par le film, coll. CREDIE.

– 14 –

« La santé en images » : un exemple d'utilisation du film en éducation pour la santé en Bretagne

Entretien avec Nicolas Riguidel

Tous les deux ans depuis 2000, la Mutualité française organise avec de nombreux autres partenaires une action en direction des lycéens intitulée « La santé en images ». En quoi consiste-t-elle ?

« La santé en images » est une démarche « clés en main » proposée aux professionnels des lycées qui vise à développer les compétences psychosociales des élèves en utilisant le cinéma comme un outil pédagogique. Son but est de permettre aux jeunes concernés de réfléchir à la santé de manière globale et transversale à partir d'un ensemble de films précisément choisis et sur la base d'un « triptyque d'intervention » qui met en lien l'émotion (le film et le cinéma), l'analyse-réflexion (formation, animations pédagogiques et discussions informelles) et l'appropriation de savoirs et savoir-être (idées-forces).

Il ne s'agit évidemment pas d'une action ponctuelle réduite à quelques projections de films assorties de quelques débats sur un temps donné. « La santé en images » repose au contraire sur une démarche active qui se prolonge dans le temps en étant pleinement inscrite dans les programmes scolaires et qui mobilise diverses disciplines, par exemple la biologie, les sciences économiques et sociales ou encore l'histoire, la littérature et les arts plastiques.

Le projet se déroule en cinq étapes. Il est d'abord validé institutionnellement et initié en amont par un travail de réseau avec diverses personnes relais dans les lycées participants, le plus souvent des infirmières scolaires. Le programme comprend ensuite des sessions de formation destinées aux enseignants volontaires. Puis, viennent les projections de films dans de grandes salles locales de cinéma[1]. Elles sont suivies d'animations, de débats et d'ateliers en classe. Enfin, une phase d'évaluation auprès des enseignants et élèves clôt le projet.

C'est ainsi qu'en amont, les animateurs de « La santé en images » rencontrent les enseignants et responsables pédagogiques afin de leur présenter l'action et ses objectifs, leur permettre de s'approprier les films par leur visionnage en interne, et leur proposer des dossiers pédagogiques dont l'utilisation est débattue. Quant aux élèves, dès la sortie du film, ils sont invités à réagir « à chaud » avant d'effectuer, avec leurs enseignants référents, un travail d'analyse du film et, partant de là, d'engager une réflexion sur les notions de santé et de bien-être, la mobilisation des ressources extérieures par les personnages pour surmonter le problème auquel ils se trouvent confrontés. L'objectif est de faciliter les échanges, de libérer la parole dans une situation émotionnellement forte.

Pourquoi le cinéma ? Quels films utilisez-vous comme supports ?

Pour répondre, je reprendrai la déclaration d'intention du collectif « La santé en images » qui figure en exergue du dossier pédagogique de l'édition 2006 : « Parce que les histoires mises en scène suscitent réflexions et questionnements sur des séquences de vie, le cinéma est une source intarissable de retour sur soi-même et sur ses propres comportements. » Cette déclaration résume parfaitement les motifs du recours au cinéma comme outil pédagogique.

Pour ce qui concerne le choix des films, nous essayons de mettre en pratique une citation de François Truffaut : « Un bon film est sans doute celui qui nous extrait de notre quotidien pour ensuite nous aider à mieux l'appréhender. » Lors des premières éditions, nous nous sommes ainsi appuyés sur des films comme *Rosetta* des frères Dardenne et *Billy Elliot* de Stephen Daldry ou encore sur *Le péril jeune* de Cédric Klapisch et *Hauts les cœurs !* de Sólveig Anspach. Plus récemment, nous avons présenté *Frida* de Julie Taymor, *Little Miss Sunshine* de Jonathan Dayton et Valerie Faris et *La chambre des officiers* de François Dupeyron.

Les films choisis possèdent tous la particularité de retracer des parcours de vie qui parfois ressemblent à de véritables parcours de combattants où les personnages doivent faire appel à leurs propres ressources et/ou à celles de leur environnement (famille, amis, réseaux...) pour lutter contre la maladie, le handicap, la précarité, la différence, l'exclusion, la pression familiale. C'est le cas par exemple d'Adrien Fournier, jeune officier du génie qui, à peine arrivé sur

1. Ces projections ont lieu avec le soutien d'un grand réseau indépendant de salles de cinéma de l'Ouest de la France (Cinéville).

le front au début de la Première Guerre mondiale, est défiguré par un obus qui lui emporte le bas du visage. Il ne peut plus s'alimenter que par un tuyau et s'exprimer que par grognements. Enfermé dans « la chambre des officiers » d'un hôpital militaire et entouré de compagnons d'infortunes, de « gueules cassées » comme lui, il va alors mener un long combat, au fil des opérations chirurgicales et avec le soutien d'une infirmière, pour se reconstruire une identité physique et psychique.

Comment assumer le handicap et affronter le regard des autres comme dans le cas d'Adrien, comment faire face à un cancer qui met en question le bonheur d'Emma et de Simon dans *Haut les cœurs !*, comment trouver et suivre sa voie comme Billy Elliot qui préfère les cours de danse aux leçons de boxe ? Voilà quelques-uns des éléments de parcours de vie qui vont ensuite pouvoir être discutés et être exploités avec les élèves. À partir de *La chambre des officiers*, on peut par exemple poser la question des représentations collectives et des idées reçues qui peuvent être une source de souffrances pour un individu et celle des attitudes pour conforter la confiance et l'estime de soi. À partir du film *Le péril jeune*, qui met en scène un groupe d'amis, on pourra évoquer l'importance d'échanger autour de ses expériences, bonnes ou mauvaises, et autour de ses émotions ; on traitera du poids et des limites du groupe pour faire valoir son libre arbitre, de l'amitié comme soutien aux aléas de la vie, de la nécessité de trouver les interlocuteurs appropriés.

Alors que « La santé en images » fête ses 10 ans, quel bilan pouvez-vous en tirer ?

Globalement, comme le montrent les évaluations réalisées à l'issue des diverses éditions, nous pouvons parler de satisfaction globale des enseignants par rapport à la démarche pédagogique. Celle-ci leur permet de dire d'une certaine façon : « Votre santé m'intéresse. » De façon générale, le projet s'inscrit pleinement dans leur rôle d'enseignant.

Du côté des élèves, ceux-ci apprécient les divers échanges, organisés ou non, avec ou sans l'enseignant. À moyen terme, certains déclarent s'approprier certaines idées-forces issues des films pour leurs choix en lien avec leur propre parcours.

En tous les cas, le projet fait des émules. En effet, « La santé en images » a d'abord été un projet lorientais initié par la Mutualité du Morbihan avec la collaboration d'un collectif d'organisation dans lequel on retrouvait le service de promotion de la santé de la ville de Lorient, l'Association nationale de prévention en alcoologie et addictologie (ANPAA), le comité départemental d'éducation pour la santé (CODES), le centre de dépistage anonyme et gratuit (CDAG) et la Société mutualiste des étudiants de Bretagne-Atlantique (SMEBA).

Très vite, le projet, mis en avant dans les programmes locaux et régionaux de santé et soutenu par diverses institutions (Direction départementale des affaires sanitaires et sociales ou DDASS, Caisse primaire d'assurance maladie ou CPAM, conseil général, conseil régional), s'est élargi aux pays de Vannes et d'Auray. De 1 500 scolaires accueillis lors de l'édition 2002, on est passé à près de 1 800 élèves et 40 enseignants engagés en 2004. En 2006, ce sont 23 lycées avec au total plus de 4 000 élèves et une cinquantaine d'enseignants qui se sont investis dans le projet.

Depuis, d'autres établissements morbihannais, mais aussi du Finistère, des Côtes-d'Armor et de l'Ille-et-Vilaine, ont rejoint le mouvement : en 2008 et 2009, « La santé en images » s'est développée sur 5 sites en Bretagne, mobilisant près de 5 000 élèves et 150 professionnels.

Ainsi, le projet a-t-il pris une dimension régionale qui en démontre l'intérêt et qui, évaluation conséquente à l'appui, témoigne de son indéniable réussite. Pourtant, dans un contexte de contraintes financières importantes (croissance des coûts liés à l'organisation et au fonctionnement, désengagement ou diminution de crédits de la part de certains financeurs par rapport à une action qui n'est plus, au bout de dix ans, considérée en soi comme une innovation), sa pérennisation demeure aléatoire. C'est là malheureusement une contradiction bien connue en promotion de la santé : la réussite d'un projet ne garantit en rien son avenir.

Références cinématographiques

Billy Elliot (2000) de Stephen Daldry, long-métrage anglais (comédie dramatique, 1 h 50), avec Jamie Bell, Jean Heywood, Jamie Draven, Gary Lewis, Stuart Wells... Distributeur : Mars distribution.

Frida (2002) de Julie Taymor, long-métrage américain (drame, 2 h) avec Salma Hayek, Alfred Molina... Distributeur : TFM Distribution.

Hauts les cœurs ! (1999) de Sólveig Anspach, long-métrage français (drame, 1 h 50), avec Karin Viard, Laurent Lucas, Claire Wauthion, Julien Cottereau... Distributeur : Diaphana Films.

La chambre des officiers (2001) de François Dupeyron, long-métrage français (drame, 2 h 15), avec Éric Caravaca, Sabine Azéma, Géraldine Pailhas... Distributeur : ARP Sélection.

Le péril jeune (1995) de Cédric Klapisch, long-métrage français (comédie dramatique, 1 h 41), avec Romain Duris, Vincent Elbaz, Nicolas Koretzky, Julien Lambroschini...

Little Miss Sunshine (2005) de Jonathan Dayton et Valerie Faris, long-métrage américain (comédie, 1 h 40), avec Greg Kinnear, Toni Collette, Steve Carell... Distributeur : Twentieth Century Fox France.

Rosetta (1999) de Jean-Pierre et Luc Dardenne, long-métrage belge (drame, 1 h 30), avec Émilie Dequenne... Distributeur : ARP Sélection.

Quatrième partie

L'IMAGE EN SANTÉ, UN ENJEU IDENTITAIRE

– 15 –

« Les hôpitaux meurent aussi ». La mobilisation des images à l'hôpital Laennec

Chantal de Singly

L'histoire des images de l'hôpital Laennec commence par une image mentale pour moi, l'image d'une porte que l'on ferme avec une clef : la clef est lourde, le portail est lourd, les murs du porche sont épais, le bois du portail est massif. Je suis directrice de l'hôpital Laennec, un hôpital qui va fermer, et je me vois fermant pour la dernière fois la porte sur le silence de cet hôpital de 350 ans, désormais vide. Nous sommes en 1994. Le directeur du nouvel hôpital, Louis Omnès, vient de prendre ses fonctions à temps plein sur le site de l'hôpital européen Georges-Pompidou, un hôpital alors en devenir.

Pour moi qui suis arrivée en 1991 avec le projet d'accompagner la création du nouvel hôpital, pour moi qui y suis venue avec l'enthousiasme d'une naissance à préparer, certes avec une gestation un peu longue, il s'agissait de créer. C'était réellement une naissance et j'étais acquise à l'enthousiasme communicatif de Louis Omnès… Et je me sens soudain lourde comme la clef, lourde comme la porte : ce n'est pas la lourdeur vivante de la gestation, mais la lourdeur du chagrin.

Et je prends à ce moment conscience qu'autour de moi il se dit aussi cette douleur à laquelle je n'ai pas prêté attention (je l'ai occultée…), que l'ignorer est insensé. Me revient alors mon premier contact le jour de mon arrivée à l'hôpital Laennec, à l'été 1991 : je vais vers mon bureau et je croise un homme en blouse blanche, je me présente avec un grand sourire : « Bonjour, je m'appelle Chantal de Singly, je suis la nouvelle DRH », « Ah, répond-il, donc c'est vous qui allez faire le tri »… Je bafouille : « Mais, mais… Pourquoi dites-vous cela, que voulez-vous dire ? », « C'est bien vous qui allez décider ceux qui vont dans le nouvel hôpital et ceux qui iront ailleurs, car cet hôpital va bien fermer ».

Ce mot « fermer » résonne à nouveau en 1994, car c'est bien d'une fermeture qu'il s'agit... Et pourtant je viens de suivre une séance de média-training avec quelques collègues préparant le nouvel hôpital, et les journalistes radio et TV qui nous ont entraînés nous ont expliqué que certains mots sont à bannir : « fermer » en est un. Nous avons passé 48 heures à évacuer tous ces mots qui vont faire mal : fermeture d'un hôpital, plan social, restructuration, réduction du nombre d'emplois, fermeture des urgences, mort... Nous avons remplacé tous ces mots par des mots positifs : le transfert de l'hôpital, un projet de développement personnel pour chacun, des urgences très bien organisées, une renaissance, des locaux fonctionnels, le tout informatique, le tout automatique, zéro infection nosocomiale, zéro défaut... zéro problème.

Ces beaux discours volent en éclats dans ma tête.

Car c'est bien l'image de l'hôpital qui se ferme qui s'impose à moi, une image qui bouleverse toutes mes représentations, toutes mes certitudes... Les discours de la communication prête-à-porter me paraissent petits, ridicules. En revanche, tous ces mots que j'ai entendus des milliers de fois affluent : ce vieil hôpital, ses jardins, ses murs épais, sa chapelle, ses vieux matériels (je pense à des brancards que j'ai vus, stockés dans un coin de grenier, tout poussiéreux, mais d'un beau bois chaud, à des bocaux de pharmacie magnifiques, à l'appareil à pneumothorax, à la morgue) ; cet hôpital, son histoire, on ne peut pas l'abandonner comme cela...

Que faire ?

Mon premier réflexe est alors d'appeler Anne Nardin, conservatrice du musée de l'Assistance publique-Hôpitaux de Paris (AP-HP) [1] et vers laquelle je vais avec la question des objets : on ne peut jeter tous ces objets qui sont les traces du travail de ceux qui ont ici soigné, lavé, nourri, géré, on ne peut laisser dans les gravats de la démolition de l'hôpital Laennec les marques de son histoire, l'histoire des hommes et des femmes qui y ont été accueillis et soignés, des hommes et des femmes qui y ont travaillé. Que faire de tout cela ? Le Musée serait-il intéressé par eux ? Anne Nardin adhère immédiatement à l'idée de faire quelque chose. Elle cite alors Marie-Christine Pouchelle, ethnologue, directeur de recherche au Centre national de la recherche scientifique (CNRS), Centre d'ethnologie française (CEF). Je connaissais un peu Marie-Christine Pouchelle et c'est tout naturellement que

1. Le musée de l'AP-HP présente ses collections, hôtel de Miramion, quai de la Tournelle à Paris. Depuis l'été 2010, il connaît une restructuration et doit, pour des raisons budgétaires, redéfinir son action et renoncer à une partie de ses missions (les expositions notamment).

le contact s'établit, d'autant plus aisément qu'elle était alors très impliquée dans un travail de terrain en profondeur à l'hôpital Marie-Lannelongue en chirurgie cardiaque, notamment près de Jean-Yves Neveux, célèbre chirurgien issu de Laennec (Pouchelle, 2008). Entre Anne, Marie-Christine et moi, les idées fusent, autour des femmes et des hommes de l'hôpital, autour de leurs métiers, de leurs objets de travail, des corps malades, des traces de l'histoire hospitalière. Du côté du CEF et du Musée national des arts et traditions populaires (les ATP), qui n'ont pas de fonds « hôpital » mais qui veulent en ouvrir un, ce peut être une belle opportunité[2]. Pour le musée de l'AP-HP se dessine un travail sur la mémoire, cohérent avec sa mission, et pour les hôpitaux une porte qui s'ouvre sur un passé-présent que l'on voudrait trop vite effacer. Une porte qui s'ouvre, et j'ai alors la conviction qu'elle sera aussi une étape nécessaire pour faire le deuil avant de se projeter dans la haute technologie de l'hôpital du futur. Le projet est né : nous ne savons pas encore où il va nous emmener, mais nous sommes décidées toutes les trois à faire quelque chose qui rende compte de cette extraordinaire activité ordinaire dans trois hôpitaux[3] avant qu'ils ne ferment. Il s'agit de retenir la mémoire, retenir la trace, retenir le souffle.

De cet élan vont naître plusieurs choses. D'abord une convention AP-HP/CNRS CEF qui va structurer le travail des ethnologues sous la houlette de Marie-Christine Pouchelle[4] : un travail conduit avec méthode, une démarche commune et un travail de terrain sur chaque hôpital (Pissavy *et al.*, 1999 ; Vega *et al.*, 1999 ; Pouchelle *et al.*, 1999). Puis, à Laennec, la rencontre avec Marie-Christine Pouchelle en générera d'autres. C'est ainsi que nous arrive Noëlle Herrenschmidt, dont nous avions, Marie-Christine et moi, admiré les *Carnets de prison* (Herrenschmidt, Mounaud, 1998) et que je contacte sans savoir ce qui pourra en advenir. Noëlle Herrenschmidt répond tout de suite et à nouveau nous vivons une merveilleuse rencontre à trois. Là aussi, mon envie en rencontre une autre, celle de Noëlle Herrenschmidt qui avait justement pensé essayer de pénétrer l'hôpital comme elle l'avait fait dans des prisons. Je lui ouvre les portes de l'hôpital Laennec. Elle en produira les *Carnets de Laennec*, et ce petit livre que chacun de ceux qui travaillaient alors à l'hôpital a pu emporter comme « relique » est le fruit d'une immersion aimante dans les services, aimante au double sens du terme : aimante car Noëlle Herrenschmidt attire

2. La décision de transformer le Musée national des arts et traditions populaires en Musée des civilisations de l'Europe et de la Méditerranée (MuCEM) a été prise en 2001 et les galeries du musée ont été fermées en 2005. L'ouverture du MuCEM est prévue à Marseille en 2013.

3. Il s'agit des hôpitaux Laennec, Boucicaut et Broussais.

4. *Cf. infra*, p. 183, le chapitre d'Anne Vega.

les autres à elle, et aimante car elle porte un regard affectueux aux autres, un regard qui n'enferme pas dans la maladie mais qui voit d'abord l'être humain, sa profondeur et qui dégage du bonheur. Je me souviens que, lors de l'exposition des aquarelles de Noëlle Herrenschmidt à Paris, dans le Marais, un ancien patient de Laennec était venu la remercier. Je me souviens aussi que c'est elle qui dessinait les couvertures de *Pomme d'Api* il y a un certain nombre d'années en même temps que la Rennaise Mme Lebrun créait *Petit Ours Brun*.

Et puis vint aussi un jour, avec Marie-Christine Pouchelle, Mark Kidel, un cinéaste britannique : ils avaient déjà travaillé ensemble, des productions des Films d'Ici avaient été diffusés sur Arte. Grande émotion aussi que cette nouvelle rencontre, la quatrième forte rencontre sur ce chemin. Nous nous voyons tous les trois dans mon bureau : je sens le regard de Mark Kidel se poser longuement sur des objets qui sont devenus mon quotidien, une grande bibliothèque, modèle breveté AP-HP, rustique et pratique, surtout imposante, l'image de Laennec, ce médecin inventeur du stéthoscope, que l'on représente souvent dans cette attitude d'écoute mystérieuse du corps humain. De ce moment naît le projet d'un film, qui s'appellera *Les hôpitaux meurent aussi*, merveilleux film qui mélange les visages, les paroles, les lieux, les objets, qui mélange en douceur les lourdes portes qui se ferment et les visages qui s'éclairent dans les réunions très animées, qui mélange la mort de l'hôpital et la mort des malades, qui confronte les points de vue sur l'accompagnement de la mort – quand faut-il passer aux soins palliatifs ? –, qui écoute les médecins raconter leur attachement à cet hôpital où ils restent pour certains nuit et jour[5]. Comme Noëlle Herrenschmidt, Mark Kidel a un regard qui respecte, qui effleure, qui recueille. Les images sont fortes et douces à la fois. Elles sont là, disponibles, conservées. C'est notre mémoire.

Je ne sais pas dire si ces images ont facilité le passage. L'équipe projet du nouvel hôpital était mal à l'aise avec ces traces rémanentes du passé, les voyaient comme un frein au changement. Je les ai vues au contraire comme l'accompagnement d'un deuil nécessaire. Elles ont été et sont aussi de très beaux témoignages d'une dimension de l'hôpital moins montrée. L'image classique de l'hôpital n'est-elle pas du bloc opératoire où l'humain disparaît sous les masques et les machines ? En contrepoint, le film de Mark Kidel, les aquarelles de Noëlle Herrenschmidt ne sont pas dans le sensationnel, mais dans le sensible. Ces images qu'ils ont faites pour nous ont été très saluées. Le film de Mark Kidel a été rediffusé à plusieurs reprises ; tous ceux qui l'ont vu s'en souviennent longtemps. Les *Carnets de Laennec* ont eu

5. Mark Kidel, *Les hôpitaux meurent aussi*, produit par Les films d'ici (78 min, 1999).

une belle suite, avec *L'Hôpital à la vie à la mort* (Herrenschmidt, 2003). Ces images ont donné à d'autres l'envie de faire, l'envie de dire.

À la vie à la mort, ces images ont donné à voir l'hôpital dans son humanité. Et, pour reprendre les propos d'une personne que cite Marie-Christine Pouchelle, nous pourrons dire que « cela a existé ».

Références bibliographiques

Herrenschmidt N. (2003), *L'hôpital à la vie, à la mort*, Paris, Gallimard.

Pissavy M., Pouchelle M.-C., Loux F., Monjaret A. (1999), *Regards sur l'hôpital Laennec*, Paris, AP-HP.

Pouchelle M.-C. (2008), *L'hôpital ou le théâtre des opérations. Essai d'anthropologie hospitalière,* t. 2, Paris, Seli Arslan.

Pouchelle M.-C., Carpot L., Loux F., Monjaret A. (1999), *Regards sur l'hôpital Boucicaut*, Paris, AP-HP.

Vega A., Pouchelle M.-C., Loux F., Monjaret A. (1999), *Regards sur l'hôpital Broussais*, Paris, AP-HP.

– 16 –

Regards croisés sur l'hôpital : quand l'anthropologue fait mémoire

Anne Vega

Ce texte présente une partie de la recherche portant sur le déménagement de trois hôpitaux publics parisiens vers l'Hôpital européen Georges-Pompidou (HEGP)[1] durant laquelle les anthropologues ont été confrontés à plusieurs difficultés :

– répondre à une demande institutionnelle dans une période de tensions ;

– constituer des archives muséographiques sur la mémoire de chaque établissement ;

– restituer rapidement les résultats de l'étude sous forme de plaquettes données au personnel, avec la gageure de retransmettre le plus fidèlement possible des vécus et des ressentis divers.

Placés dans ce contexte d'étude « sensible », les chercheurs ont eu recours à des analyses moins générales et plus fragiles que celles pratiquées « par une anthropologie plus impersonnelle et sûre d'elle-même » (Bloch, 1993, p. 18). Ce faisant, les images ont été extrêmement précieuses : photographies, dessins, films ont donné accès à des formes d'intelligibilité plus vivantes et plus riches que les productions scientifiques traditionnelles.

Cependant, faire coexister l'ensemble de ces médiums n'allait pas de soi. D'une part, l'expression et l'analyse visuelle restent peu reconnues parmi les sciences humaines académiques, même si leurs

1. « Hôpitaux en mouvement. Mémoire et ethnographie hospitalières », sous la direction de M.-C. Pouchelle (directeur de recherches au CNRS), secondée par A. Monjaret (chargée de recherche au CNRS).

frontières respectives sont moins hermétiques qu'elles ne le paraissent. D'autre part, l'association textes-images permet l'expression de regards nuancés sur la modernisation des institutions de santé, parfois dérangeants. En effet, l'hôpital public – même doté de missions « d'accompagnement social » – n'est ni une entreprise lambda, ni une entreprise de gestion neutre des ressources humaines. Derrière les communications officielles, c'est bien sa nature politique qui est réapparue, dans le sens d'une coalition d'intérêts souvent antagonistes, avec à sa tête des protagonistes producteurs de hiérarchisations sociales et d'images positives (Bureau, 2008). C'est une des raisons pour lesquelles la valorisation de cette étude continue à susciter des débats, huit ans après sa publication.

Dans un premier temps, nous présentons les méthodes choisies lors de cette étude, puis leurs liens avec le statut du visuel en anthropologie (l'image et ses usages). Une troisième partie est consacrée aux principaux résultats, et aux nouvelles hypothèses de travail que cette enquête a permis de poser (les apports de l'image dans le cadre de travaux portant sur la mémoire).

La création d'objets de mémoire à l'épreuve du terrain

Travailler à partir de témoignages à l'hôpital permet de recueillir une mémoire de la grande et de la petite histoire de ces institutions, qui croise celle des administrations dans les structures publiques. Cependant, le chercheur de terrain collecte également ce qui a marqué les différents groupes sociaux : il recueille des souvenirs et opinions contrastés, un kaléidoscope de détails signifiants qui s'écartent des faits historiques classiques et des attentes institutionnelles. En effet, la mémoire est d'abord un pouvoir de produire des émotions et des images, qu'il convient ensuite de décliner et de déconstruire, car il existe mille et une manières de regarder (rétrospectivement) le monde. De plus, les images sont présentes dans tous les aspects de la vie (hospitalière) : « réelles » (photographies et films), mais aussi mentales et langagières, elles sont en outre plus ou moins conscientes et oniriques. Ce sont donc l'ensemble de ces formes diverses de signifiants qu'il nous a fallu également décrypter.

Travailler dans l'urgence : quelques stratégies d'investigation

Contrairement aux habitudes en anthropologie (pour laquelle le temps est constitutif d'enquêtes menées individuellement auprès d'un nombre restreint d'enquêtés), un travail en équipe s'est imposé, tout comme le recrutement de trois ethnologues qui ne disposaient que de huit mois sur chacun des sites pour réaliser les plaquettes, après avoir rencontré un maximum de représentants de personnels et de patients. Une étude qualitative portant sur la mémoire matérielle et immatérielle se fonde sur l'utilisation d'entretiens plutôt ouverts afin de laisser ressurgir le point de vue de chaque enquêté, et la collecte d'objets, d'anecdotes et de photographies[2]. Il restait encore trois conditions pour avoir les moyens de bien travailler : être autonomes sur chacun des sites, éviter « l'enclicage » (c'est-à-dire d'être assimilées à tel ou tel groupe et *a fortiori* aux hiérarchies), être particulièrement souples dans la méthode de recueil des données (éviter toute forme de dogmatisme en ce qui concerne les différentes méthodes de collecte[3]).

Ainsi, avant de pouvoir sélectionner des témoignages (visuels ou non), les ethnologues ont beaucoup circulé, attendu – fait parfois semblant d'attendre – et visité « leurs » hôpitaux respectifs « de la cave au grenier » (grâce notamment aux brancardiers). En effet, l'hôpital est fait de dénominateurs communs, mais aussi de pluriels : il y a « les gens du dessus et du dessous » dont les bleus (les ouvriers), la garde et le jour, les grands et les petits « toubibs », les gens des bureaux (les administratifs) et ceux du dehors (les jardiniers), etc. La photographie a alors été d'un grand secours avec celles et ceux qui étaient peu à l'aise face au magnétophone ou avec les mots.

Si cette première phase du travail réservée au quadrillage intensif des hôpitaux Boucicaut, Broussais, Laennec (BBL) a été l'occasion de discussions au sein de l'équipe, celles-ci ont moins porté sur des méthodes d'approches spécifiques[4] que sur le fait que l'enquête soit à la croisée de demandes multiples : à cheval entre recherches ethnographique et patrimoniale, dans le cadre d'un contrat passé avec le siège de l'Assistance publique de Paris. Or, ce dernier chargeait les anthropologues de « la sauvegarde sur site de la mémoire des hôpitaux qui fermeront, pour permettre ensuite à celle-ci une réintégration raisonnée et mesurée dans le nouvel hôpital qui verra ainsi se construire une identité nouvelle[5] ».

2. « La photographie est vraiment une mémoire » (Garrigues, 1991, p. 18).

3. Sur l'utilisation en anthropologie de toutes sortes d'outils et de stratégies : Olivier de Sardan (1995). Sur les conditions d'enquête : Bizeul (1998), Naepels (1998). Sur les analyses du contexte de production de l'image : Conord (2002).

4. En anthropologie, l'approche est toujours compréhensive et globale, mais la qualité du matériel recueilli directement liée à l'insertion du chercheur dans des réseaux d'affinités et d'inimitiés, particulièrement développés à l'hôpital (Vega, 2000b).

5. Extrait de la convention signée entre l'AP-HP et le Musée national des arts et traditions populaires-Centre d'ethnologie française.

L'anthropologue et la demande sociale : une mission impossible ?

Des membres de l'équipe, en particulier les ethnologues travaillant en continu sur le terrain, ont alors été amenés à clarifier, puis à prendre de la distance à l'égard de ces demandes institutionnelles. En effet, elles s'inscrivaient dans le contexte d'une politique globale de restructuration, de rationalisation et d'homogénéisation des pratiques émanant du siège de l'AP-HP. De plus, si à l'arrivée des anthropologues, les trois petits hôpitaux pavillonnaires avaient des identités bien distinctes (certains étant en outre en compétition), il existait des oppositions communes à l'égard du nouvel hôpital chez une majorité de personnels. Du fait du gigantisme de la future structure, cette dernière suscitait déjà des images négatives (*« l'usine »*, *« le hall de gare »*, *« le paquebot »*), voire évoquait chez certains enquêtés la fin d'un idéal de proximité et d'une *« vraie »* culture soignante (au regard des anciens services *« à taille humaine »* allant de pair avec un *« accueil personnalisé »*, ou avec des notions d'*« hôpitaux de quartier »* constituant de *« grandes familles »*). Dans ce sens, la collecte ou la prise de photographies ont été les plus efficaces pour aider à décrire et à comprendre les projections dont l'HEGP était l'objet[6].

Avant son ouverture, le nouvel hôpital tendait même à devenir le symbole de décisions en grande partie *« imposées d'en haut »* et souvent incohérentes (dates de fermeture et d'ouverture reportées plusieurs fois, dysfonctionnements du chantier, absence de prévision d'une morgue dans le projet initial[7]), à l'image de *« la lourdeur de l'AP »*. Ces assimilations ont d'ailleurs suscité des départs de personnel dans d'autres hôpitaux tout au long de l'enquête, afin de ne pas vivre le délitement de relations et de valeurs au travail.

Enfin, dans des lieux déjà caractérisés par la densité des relations humaines, les ethnologues ont été confrontés à des émotions démultipliées par le déménagement (sidération, résurgence de conflits, espoir, colère, douleur). Ainsi, des enquêtés amenés à se retourner pour la première fois sur leur passé ont témoigné d'un temps arrêté, voire rompu malgré eux. D'autres personnes (personnels et patients) ont fait des chercheurs des témoins privilégiés de dysfonctionnements quotidiens occasionnés par le déménagement, ou ont trouvé des oreilles attentives à leurs récriminations (manque de visibilité ou de reconnaissance de leur travail par des hiérarchies[8]). Autrement dit,

6. D'après Conord (2002) (choix d'images pertinentes pour la description et la compréhension des faits sociaux).

7. *Cf.* Didier, Fritsch (1999).

8. En particulier des personnels de services techniques, des secrétaires, des agents, et des aides-soignants.

les personnels de BBL étaient touchés à des degrés divers par la fermeture et la fusion de leur hôpital, chaque établissement étant caractérisé par une multitude de situations sociales.

En nouant des relations de confiance avec certains acteurs critiques et/ou déstabilisés, les ethnologues se sont alors vite retrouvés avec un matériel à la fois hétéroclite (paradoxal) et des témoignages lourds (y compris de directeurs[9]) : en porte-à-faux avec les attentes et les discours institutionnels. L'enquête s'est donc resituée progressivement dans le cadre d'une anthropologie des institutions[10]. Cependant, compte tenu du temps imparti et du contexte particulier de l'enquête, la priorité a été moins d'étudier le fonctionnement concret des établissements de santé. La problématique dominante du travail a plutôt consisté à montrer les décalages entre l'image d'Épinal que chaque hôpital se donnait (y compris la nouvelle structure) et la diversité des besoins des acteurs de terrain (l'importance des identifications, mais aussi des clivages au sein même de chaque établissement).

Un rôle de passeur désobéissant : la question de la bonne distance

Avant la création des plaquettes (qui devaient devenir rien de moins que « des objets de mémoire ») et au regard de production en parallèle d'ouvrages et d'expositions, le rôle des anthropologues est apparu plus nettement encore : restituer la parole et les images d'acteurs habituellement à l'écart de la mémoire officielle[11]. Cette position a été amorcée grâce à la publication d'articles dans les revues internes des hôpitaux, et grâce à des présentations orales mensuelles des résultats aux directions, souvent étonnées par l'ampleur de certains ressentis, ou par l'importance de dimensions symboliques (Carpot, Vega, 1998). Il fallait surtout éviter l'écueil de décrire des institutions désincarnées, sans dimension humaine. Pour ce faire, une seule posture semblait pertinente : se situer à mi-chemin entre l'analyse scientifique « théoriquement distanciée » et la proximité avec les acteurs (à l'intérieur de leurs émois parfois intimes), même au prix de formes *de résistance à l'autorité* – qui restent une constante en anthropologie (Ségalen, 1989 ; Bromberger, 1997).

L'apport du visuel s'est également avéré irremplaçable : il a permis d'élargir et de continuer à croiser les points de vue, et contribué

9. *« C'est pas simple psychologiquement de faire ce passage obligé, il y a les incertitudes : comment gérer les non-projets, tout en étant obligés de garder une qualité de prestation, fonctionner dans la sécurité et le confort, avec en plus des réductions de personnel et la période difficile des contractuels ? Il y a une ambiguïté. »* (directeur)

10. Telle qu'elle a été définie par M. Abélès (1995) : étude des règles « obscures » pour les non-initiés et les enjeux quotidiens qui s'y trament.

11. À l'instar d'ouvrages tels que : Le Grand-Sébille, Vega (2005).

à redonner une place importante à l'émotion[12]. Tout l'intérêt d'associer des clichés « ordinaires » sur l'hôpital à des visions plus ou moins personnelles, ambitieuses ou abstraites a été pressenti par M.-C. Pouchelle, également à l'origine de la venue de trois réalisateurs, et d'une aquarelliste (à l'hôpital Laennec). L'objectif était identique : symboliser des affects, faire des ellipses sur certaines réalités inaudibles ou difficilement traduisibles par les mots, mais aussi plus globalement mieux approcher une vérité toujours fuyante et complexe. Dans ce sens, nous avons surtout cherché à jouer de complémentarités existantes entre les différents médias (par exemple entre la plaquette et le film consacrés à Boucicaut), et cherché à enrichir par des photographies des témoignages marquants (tels que : « *Vous direz qu'on a existé* » ou « *Je me demande ce que ça va rester, ce qu'on va devenir* »).

Encadré 1. Collecter des images d'origine distincte : un jeu entre différentes « sensibilités »

Les clichés photographiques et les créations des personnels (sous forme de dessins, peintures, caricatures et graffitis) portant sur les à-côtés du travail ont été privilégiés. En effet, les manifestations ou les fêtes, dont les pots de départ à la retraite, étaient au centre des récits et des d'albums de photographies. De même, à côté de ces temps forts, des temps faibles, plus quotidiens, ont été également collectés ou photographiés par les chercheurs ou par le photographe du Musée des arts et traditions populaires (que les ethnologues ont accompagné sur les trois sites), car ils se sont révélés être importants chez toute une partie des enquêtés, en particulier les pauses de travail dans des lieux *a priori* banals (crèches, bureaux, jardins et restaurants fréquentés par les personnels, etc.).

Dans le même esprit, aux photographies de directeurs ou de professeurs particulièrement renommés (mémorables) ont été joints des clichés d'amateurs anonymes sur des anonymes (parfois les plus troublants, lorsqu'ils sont parvenus à capter un regard, une mimique, un geste à la manière de dessinateurs, de réalisateurs ou de photographes professionnels tels que Doisneau). De la même façon, en plus de ses propres créations personnelles, les clichés du photographe du musée ont permis de compléter les archives « officielles » des centres de documentation (par exemple sur les brancardiers, ou sur les funérariums [1]), de les re-contextualiser ou de les (ré)incarner d'après ce qui semblait important pour les enquêtés (ce qui faisait sens, qui symbolisait des appartenances, y compris des détails *a priori* incongrus). Le travail a alors consisté à mieux référencer les images, ou à les faire parler (photographies commentées) – y compris sur des sujets peu consensuels (comme la mort, les « abus de pouvoir » à l'hôpital).

En utilisant également d'anciennes cartes postales, il s'agissait d'obtenir une compilation relativement exhaustive des différentes représentations des lieux. Ce pluralisme a donc été repris dans le choix des images des plaquettes, avec l'objectif de donner à voir (une partie de) la mémoire de chaque hôpital : un peu de la grande histoire depuis 1945 (Résistance, salles communes, révolutions médicales et chirurgicales, conséquences de mai 1968, etc.), mais aussi beaucoup de la petite histoire locale, quitte à mettre en avant des particularismes et des subjectivités.

1. En effet, les images contemporaines sont « appelées elles aussi à faire écran à la mort, devenue entretemps tabou » (Belting, 2004, p. 12).

12. Les images en sont un des véhicules les plus efficaces, d'où des attachements parfois très importants à des clichés qui nous ont été confiés (« Que cette photographie soit aussi inépuisable, c'est la cause il est vrai d'autant de joie que de chagrin », F. Kafka, *Lettres à Félice*, Paris, Gallimard, 1972).

Du statut de l'image en anthropologie

En conséquence, le visuel et le texte sont finalement presque au même niveau dans les plaquettes, ce qui est assez rare dans la discipline où le point de vue (et la carrière) du chercheur est nettement privilégié. Le contenu mais aussi la forme et donc l'équilibre à donner aux trois publications ont d'ailleurs été débattus au sein de l'équipe : comment agencer des jalons photographiques, des extraits de témoignages à des analyses qui soient lisibles pour les enquêtés ? (d'autant que pour certains d'entre eux, écrire la mémoire revenait à signer la mort de l'hôpital, les images étant souvent considérées comme suffisamment parlantes[13]).

Une image qui ne va pas de soi dans une discipline du texte

Les premiers « vrais » anthropologues (ceux qui ont quitté les cabinets de curiosité) ont utilisé la photographie[14], et le film a fait également très vite partie de l'appareillage des chercheurs. Cependant, l'anthropologie visuelle (qui collecte des informations par l'entremise de l'image, utilise des matériaux audio et vidéo, y compris dans ces rendus) reste un peu à la traîne par rapport à une anthropologie du texte. Selon certains auteurs, il y aurait même un monopole de l'écrit, un côté « aveugle des sciences humaines » (Maresca, 1996). En effet, culturellement, l'intelligence intellectuelle – la part « des sciences pures » – a tendance à être valorisée aux dépens d'une intelligence existentielle, des sens[15]. Ainsi, certains témoignages comme certaines images « débordent » de détails, d'émotions : du ressort de l'imaginaire, de l'art, de l'esthétique, elles empêcheraient le chercheur de prendre de la distance, brouilleraient ses repères (illusions, « subjectivité »). De plus, pour s'affirmer comme sciences, les anthropologues ont voulu se différencier des auteurs de récits de voyage illustrés, puis de documentaristes, puis des touristes (l'ethnologue n'étant jamais un voyageur comme un autre[16]).

---

13. Les photographies sont également très efficaces en termes de (re)connaissance et de communication accessible à tous (traces visuelles).

14. Par exemple, B. Malinowski, qui dessinait, a fait des milliers de clichés de 1914-1918 (puis Boas et Mead dans les années 1940).

15. Ces hiérarchisations correspondent en France à la façon dont sont considérées les trois phases du travail en anthropologie : le travail de description, d'observation, de collecte et d'implication personnelle (ethnographie) est moins valorisé que les étapes de comparaisons, de montées de généralisation et de théorisation (qui correspondent à l'ethnologie, puis à l'anthropologie).

16. Cette distinction par la hiérarchisation parcourt également l'ensemble des sciences sociales.

Ainsi, pour la plupart des anthropologues « classiques », type C. Lévi-Strauss, le visuel est un support de mémoire, mais uniquement pour le chercheur. Même s'ils vont servir à des analyses, la totalité ou la plupart des clichés doivent disparaître à la publication (qui se veut impersonnelle), comme les interrogations personnelles contenues dans son journal de terrain (sauf quand il s'agit d'ouvrages pour « le grand public » comprenant une part de récit littéraire, comme dans la collection « Terre Humaine »). Autrement dit, pour ce premier courant dominant en anthropologie, le visuel est un simple outil, rarement un ressort central du travail : les photographies ont le plus souvent *une valeur illustrative du texte* (une technique, un support). De plus, ce sont généralement des aspects matériels et techniques des cultures qui sont photographiés[17].

« La photographie restitue le regard que nous portons sur le monde[18] »

Pour d'autres chercheurs, l'image la plus neutre *a priori* a un sens culturel. Comme les autres productions d'une époque, elle informe sur le regard de celui qui la prend : sur des normes, des goûts, voire sur les perceptions dominantes de chaque époque. Il en est ainsi des anciens films coloniaux, qui renseignent plus sur les observateurs que sur la réalité qu'ils observent (mise en scène de l'exotisme, de théories raciales[19]), ou des actualités de guerre étudiées comme des documents par M. Ferro (également pionnier dans les années 1960 en histoire). Les images peuvent alors être analysées comme des témoins de ce qui a existé, mais aussi comme le reflet de représentations et d'idéologies à un moment historique déterminé[20] (en lien avec des messages plus ou moins travaillés et conscients).

Dans ce sens, tout au long de l'enquête « BBL », la relecture du passé est devenue un enjeu majeur, en partie révélé par les photographies que les enquêtés voulaient voir ou non publiées. Des personnels ont voulu se mettre en scène pour se donner à voir sous un meilleur jour ;

---

17. Cette utilisation de l'image correspond aux usages de la photographie avant sa reconnaissance comme un « art » (banale imitation du réel, humble servante de la science, aide-mémoire du voyageur, sauveuse de l'oubli de patrimoine en voie d'extinction). *Cf.* Rey (2005).

18. Belting (2004, p. 287).

19. *Cf.* Piault (2000). Le rapport à l'image pourrait servir également à une épistémologie des sciences (liens entre production visuelle de chercheurs et les théories philosophiques, sociales de leurs époques).

20. Qui peuvent être étudiées rien que par le costume, comme l'ont montré par exemple les Rencontres internationales de l'audiovisuel scientifique (« L'infirmière et ses images », CNRS-Musée de l'AP-HP, Hôpital de la Salpêtrière, Paris, 6 et 22 octobre 1999).

d'autres ont cherché à imposer leurs manières de voir, ou de faire. En effet, apparaître visuellement, et sous telle ou telle figure, c'est s'inscrire dans ce qui restera ensuite, d'où des tentations de maîtriser son image (de marque)[21]. Si la production d'images officielles reflète par définition des enjeux politiques, des clichés, même neutres *a priori*, sont également sous-tendus par un discours orienté, par un propos ou par des désirs à décrypter. Sous cet angle, le visuel peut être également considéré comme une création et comme un moyen de communication : il est un langage spécifique, une autre écriture, une des possibilités de relecture de réalités (à manier et à analyser avec précaution).

Plus précisément, pour un autre courant en anthropologie (dont font partie les membres de l'équipe), l'apport des langages visuels est d'aider à comprendre, à penser mais aussi à ressentir (Maresca, 1996). Sous cet angle, il existe des ressemblances entre les démarches de chercheurs assermentés et celles de certains dessinateurs, photographes, réalisateurs – à partir du moment où ils restent longtemps sur place, aux côtés des acteurs et avec l'objectif de redonner à voir leurs univers. Déjà, les uns sont parfois les autres[22], et des documentaristes s'inspirent plus ou moins librement des sciences sociales pour embrasser des scènes de la vie (ou au contraire n'ont pas besoin de méthodes particulières, en dehors de leur « empathie personnelle »). Ensuite, sur le terrain, ils ont souvent les mêmes petits carnets, ou procèdent de manière identique : s'entretenir avec des personnes qui veulent bien se laisser observer, qui racontent et se laissent plus ou moins raconter. D'ailleurs, tous témoignent de la même nécessité de s'approcher sans trop déranger, de laisser le temps aux personnes de s'habituer à leur présence, de se laisser conter sans chercher à tout comprendre, d'être également très patient, de croquer ou de mémoriser des scènes avant de pouvoir prétendre en sélectionner. C'est le cas de certains documentaristes comme F. Wiseman (*Near the death*, 1989) ou de réalisateurs de films de fiction tels que L. Von Trier (*Breaking the waves*, 1996 ; *The Kingdom*, 1995) et dernièrement C. Puiu (*La mort de Dante Lazarescu*, 2005)[23] qui restituent les microcosmes hospitaliers avec beaucoup d'acuité. Ils en disent parfois plus que des écrits sociologiques ou anthropologiques sur l'hôpital, car leurs auteurs abordent l'institution en connaissance de cause et/ou en mettant en lumière des dimensions à la fois extrêmement concrètes des soins ou du travail

21. La réputation, la renommée. « Se faire tirer le portrait » est lié d'ailleurs au désir de laisser une « bonne » image (favorable) pour la postérité.

22. De même que des peintres sont passés à la photographie (et inversement), ou que des écrivains sont devenus journalistes-photographes.

23. M.-H. Piault (anthropologue à l'École des hautes études en sciences sociales ou EHESS) considère que faire de l'ethnologie ou du cinéma procède de démarches équivalentes.

(y compris certaines violences tant à l'égard de certains personnels qu'à l'égard de patients), mais aussi des dimensions symboliques ou oniriques (des formes d'intelligibilités présentes aussi dans la littérature[24]) – ce que les écrits « scientifiques » ou académiques ont tendance à gommer. Autrement dit, il y aurait finalement surtout des regards plus ou moins globaux (embrassant ou non certaines dimensions de la réalité), éclairés et éclairants. La pertinence du regard l'emporterait sur le type de média utilisé.

Encadré 2. Une mémoire filmique encore à exploiter

Dans les années 1960, des anthropologues ont développé l'image animée ou le film à visée documentaire, dont J. Rouch. Ces médias leur ont permis de décrire, de raconter, d'approcher de plus près tout ce qui était gestuelle et échange passant également par le silence (ce que fait aussi le dessin). Pour ces chercheurs appartenant à l'anthropologie sociale (centrée sur les « groupes culturels »), l'évidence de l'image animée s'est imposée pour étudier tout ce qui était rites, cérémonies. Par la suite, des anthropologues de la maladie ou spécialisés en ethnomédecine (dont J.-P. Colleyn) ont également constitué une importante documentation visuelle autour des soins. Néanmoins, le film ethnographique reste globalement relativement marginal, pour les mêmes raisons que l'usage de la photographie[1].

La présentation et l'analyse de films sont pourtant des supports pédagogiques adaptés aux étudiants qui se destinent aux professions de la santé : ils peuvent enrichir des formations (sur des sujets autour de pathologies, mais aussi de l'amour, la mort, les communautés, les institutions, etc.), aider à forger leurs regards (en étudiant la fabrique du film, en travaillant sur le propos du réalisateur), voire les mettre en situation pour analyser ensuite leurs propres ressentis (prendre conscience de leurs jugements et valeurs, une démarche essentielle en anthropologie). En effet, comme l'analyse de romans, celle de films et de photographies s'apprend[2] et ouvre la voie à des échanges souvent fructueux[3].

1. Avec des exceptions remarquables, comme la revue *Terrain* (à noter aussi le numéro 1 de la revue *Ethnologie française* consacré aux liens entre photographie et anthropologie, vol. 37/2007).
2. S. Conord (anthropologue photographe) et J.-P. Colleyn (anthropologue et réalisateur de documentaires) forment des étudiants dans ce sens (à l'université Paris 10 et à l'EHESS). Voir aussi le chapitre 12 de C. Haxaire, p. 149.
3. Par exemple à partir des films de fiction comme celui de P. Faucon, *Dans la vie* (2008).

Une restitution forcément controversée : les trous de mémoire et la mémoire profonde

> « En dépit des efforts pour s'assurer le pouvoir sur les images et la maîtrise de l'imagination individuelle, le contrôle des images ne cesse jamais d'échapper aux institutions. » (Belting, 2004, p. 101)

Ceci vaut particulièrement en situation de crise, puissant révélateur de phénomènes latents tels que les conflits. Ainsi, dans les plaquettes de BBL, des regards (photographies, témoignages, analyses) se malmènent parfois, d'autant plus qu'en raison de leur formation les anthropologues

24. Qui n'empêchent nullement des chercheurs ou des « artistes » d'aller plus loin dans des processus de conceptualisation et de théorisation (avec le risque inverse : se couper du monde qu'ils prétendent expliquer).

ont tendance à montrer ce qui doit rester caché (les restitutions de leurs travaux sont donc souvent occasion de polémiques[25]). Par exemple, des patrons n'ont pas apprécié d'être peu reconnus (suite à des images trop floues) ou d'être cités à partir d'un récit différent de leur histoire « officielle » (la médecine étant caractérisée par des filiations, c'est-à-dire par le fait de forger des noms pour la postérité, et d'en oublier d'autres). Les réactions diverses aux choix des anthropologues ont alors confirmé l'existence de visions du monde plurielles, voire de lignes de fractures quasi politiques parmi les acteurs des trois hôpitaux, notamment à propos de ce que devaient être la médecine de demain ou les missions de l'hôpital public. Cependant, en parlant des évolutions du travail passé et à venir (y compris à partir de supports photographiques), des personnels comme des patients ont surtout réaffirmé la relativité, voire les ambivalences des métamorphoses successives de cette institution, nuançant des visions souvent trop optimistes du progrès :

> *« La modernité, ce n'est pas que du positif, comme le passé ou les souvenirs que du négatif : ça serait trop beau ! »* (cadre de laboratoire)

Progressivement, d'autres évocations ont ressurgi, dessinant les contours d'une mémoire collective plus trouble et plus fantomatique (bien que parfois refoulée) :

> *« Je me rappelle d'un spectre impressionnant : c'était le Sida avec son pousse-seringue sur roulette, c'est pire que la mort... C'est la maladie qui va sous les os. À l'hôpital, on a ces visions-là du quotidien, de la vie pour ceux qui savent encore regarder, des choses qui nous renforcent et qui sont très impressionnantes. De retour chez soi, on n'a pas envie de manger [...]. C'est en ça qu'on est des ouvriers hospitaliers. L'hôpital, c'est la saleté, la contagion aussi. »* (témoins, Broussais)

Dans les trois hôpitaux, les structures et les thématiques de ce type de récits très imagés se sont alors révélés être identiques : mêlant intimement les soignants et les soignés[26], la vie et la mort, le rire et les larmes, le passé et le présent, le cru et le cuit (Vega, 2002[27]), les anecdotes croustillantes ou passablement crues et morbides (une des caractéristiques des témoignages dans les soins en général). C'est donc également ce

---

25. *Cf.* Schwartz (1990). À noter dans ce sens le choix d'un des réalisateurs de centrer son film sur les problématiques de l'accompagnement à la mort.

26. Les souvenirs d'épisodes tragiques (visages de disparus laissant des marques indélébiles) trouvent leur équilibre dans leurs contraires : les patients sauvés, ou qui, à l'article de la mort, ont en réalité accompagné les personnels. Ici ou là, et à toutes les époques, les acteurs témoignent de processus de fragilisation (« d'usure »), mais aussi d'enrichissement, voire d'humanisation et d'initiation par des patients, particulièrement visibles en cancérologie (Vega, Soum-Pouyalet, 2010).

27. *« Pendant les temps morts, la nuit, c'était merveilleux, on faisait nos couleurs (teintures de cheveux) ; on avait peur de voir arriver la surveillante. Mes meilleurs souvenirs, c'est les repas de Noël dans le Poupinel de la réa, partagés avec les malades, et aussi les fous rires nerveux à pleurer autour d'un décès. »* (infirmière)

type de visions que des photographies ont tenté de retranscrire. Autrement dit, l'équipe a joué sur la double vocation des images : reproduire fidèlement des lieux, des objets concrets (inventaires), mais aussi capter ce qui est de l'ordre du fictif (de l'imaginaire, de l'invisible, de l'abstrait).

La mémoire en mille-feuilles de l'hôpital Broussais

Dans cet hôpital, toutes les facettes de l'identité hospitalière sont apparues assez distinctement, et en particulier la problématique du temps. En effet, Broussais s'est révélé être une juxtaposition de communautés professionnelles à la fois extrêmement solidaires quant à la défense de l'image de *« battant »* d'un établissement *« en révolution permanente »*[28], mais aussi extrêmement inégales face à un redéploiement social d'une telle ampleur.

Encadré 3. Les inégalités face aux changements

La teneur des témoignages recueillis sur les trois sites a montré chez la plupart *des personnels non médicaux* l'importance des effets de la crise, dont des troubles occasionnés par la perspective de perdre ses réseaux d'alliés, de se réadapter à d'autres manières de faire et d'être au sein d'autres d'équipes, à d'autres rythmes et échelles de travail (cauchemars, ruptures de santé, dépressions, etc. [1]). Dans ce sens, le déménagement a fait également réapparaître l'importance et la fragilité des cadres infirmiers se révélant être les acteurs sur lesquels l'ensemble des hospitaliers se reposait, alors que leurs personnels souffraient de charges de travail accrues, voire *« de sentiment d'abandon »* (Vega, 2008). Les déstabilisations ont été prononcées chez les personnes déjà traumatisées par des fermetures passées, mais aussi chez des professionnels âgés ayant vécu trop de changements [2], en particulier parmi ceux qui avaient *« déjà trop donné »* de leur temps, donc de leur personne à l'institution (y compris pour moderniser leur hôpital). Mais les fragilités ont été particulièrement fortes chez des personnels pour qui la fermeture est venue s'ajouter à *« des problèmes de santé et de famille »*, et *« pas toujours assurés d'être reconduits dans le 15e »* (le plus souvent des aides-soignants, des ouvriers, des professionnels appartenant à la filière hôtellerie, et des *« faisant-fonction »*). Enfin, à l'instar de patients pour qui le simple fait d'être pris en charge dans l'un des trois hôpitaux *« c'était déjà 30 % du traitement »*, les difficultés ont été exacerbées chez les professionnels pour qui l'hôpital était devenu une famille d'adoption : *« le berceau »*, *« la chance »* de leur vie, puis leur vie tout entière. Le quitter, c'était se séparer d'une part d'eux-mêmes (la fermeture a été ainsi un véritable deuil chez ces personnels, d'où l'importance de publier leurs photographies et/ou leurs témoignages).

1. *« Y'a de plus en plus de dépression. Nous, en médecine du travail, on voit tout le monde. Ils ne savent pas où aller ailleurs. Dès fois, on ne sait plus quoi dire, c'est affolant. Les gens sont soucieux, on ne parle que de l'HEGP. »* (infirmière) *« Les gens avec des problèmes psy… on a été vite débordés. »* (assistante sociale)
2. *« Je n'ai plus la force, plus le goût » ; « Le côté usine, l'informatique, les robots – encore si j'avais été formée comme ça depuis le début. Je suis trop vieille, et avec l'âge on se rend compte que de l'important : j'ai deux petits-enfants… »* (infirmières)

28. « *Vivre une fermeture, c'est comment faire mourir des projets, alors qu'à Broussais, c'est difficile de ralentir dans notre dynamique.* » (directeur)

Une autre spécificité de l'hôpital, le fait de ne déménager qu'en partie, a renforcé des peurs : celles de devenir un établissement déchu, *« annexé par l'HEGP, qui regrouperait tous les laissés-pour-compte de la terre »* (médecin), abandonnant ses *« bons malades »* à d'autres hôpitaux. En lien avec des hiérarchisations des soins (relevant également d'inégalité de prestige), ces appréhensions du futur ont été encore renforcées par des images véhiculées par les communications institutionnelles, parfois dissuasives[29].

Fusion d'hôpitaux : risques de démobilisation et de disparition d'une mémoire sociale

Dans un hôpital où les grands ont toujours été des géants, des mémoires et des identités[30] avaient été mises de côté, éclipsées, voire effacées bien avant le déménagement vers l'HEGP. En effet, avant de devenir *« le temple de la chirurgie cardiaque »*, *« un institut spécialisé en hypertension cardio-vasculaire »*, des équipes entières avaient été *« redispatchées »*, voire *« cassées »*. Des hospitaliers ont alors confié aux chercheurs la mémoire encore douloureuse de la fermeture de leurs anciens services (parfois trop vive, d'où l'usage d'ellipses et de photographies pour les signifier malgré tout[31]), plus généralistes ou davantage orientés vers des prises en charge sociales. Le déménagement a alors surligné des oppositions entre la course effrénée de services « vitrines » hyperspécialisés (très médiatisés) et des unités restées dans l'ombre des premières dont le départ à l'HEGP semblait plus compromis car fondées sur une médecine plus lente, voire plus en phase avec *« la vocation sociale de l'hôpital »* (par exemple, celles dédiées à des toxicomanes et à des femmes désirant se faire avorter[32]). Ce sont donc ces mémoires en deçà de l'image officielle de l'hôpital qui ont été particulièrement restituées, en prenant appui sur des clichés photographiques.

Cependant, le principal apport de l'ethnographie a été de prendre la mesure des difficultés vécues pendant le déménagement par toute une partie des personnels de Broussais (et *a fortiori* des autres établissements). « Le transfert » d'un hôpital revient en effet à démobiliser

29. Toujours apte à servir des rhétoriques, ce type de communication peut informer, mais aussi désinformer (à l'instar de la publicité).

30. Médicales, de patients, de « petits personnels » et de contractuels (dits d'ailleurs sans mémoire), d'où des besoins de reconnaissance importants et le choix de photographies les représentant.

31. Notamment grâce aux photographies de groupe (équipes posant devant leurs services disparus).

32. Même problématique à Laennec autour du devenir du service sida-médecine générale, d'unités dédiées à la toxicomanie mais aussi à la psychiatrie.

des ressources humaines déjà en grande partie investies dans le travail quotidien. Ces processus ont été particulièrement visibles chez des infirmières et des aides-soignantes (davantage « enracinées » au sein de microcosmes locaux[33]), mais aussi chez l'ensemble des personnels engageant une partie importante d'eux-mêmes dans leurs rapports aux patients.

Des communications institutionnelles trop abstraites et hyperboliques

Par contraste, les incantations aux changements et les nouvelles terminologies managériales ont été souvent des obstacles à la compréhension des messages émanant du siège ou de l'HEGP :

> « *Les diagrammes compliqués, la polyvalence, le bionettoyage, les regroupements et roulements d'équipes, c'est pour eux un non-sens.* » (responsable des ressources humaines)

Les obligations, voire les injonctions à se projeter dans l'avenir également :

> « *Avec les projets professionnels, ça a été une gifle : il leur fallait se vendre, ce qui était complètement contraire aux habitudes d'ici, à la mentalité AP. Il y a eu beaucoup de difficultés parmi les cadres infirmiers aussi...* » (assistante sociale)

En effet, devoir s'engager dans une autre structure et sur des postes longtemps « *flous* » a été déjà un ébranlement pour de nombreux professionnels, voire une sorte de déclassement, y compris pour des cadres et des médecins. Car ils se sont opposés aux besoins de connaître concrètement quelles étaient les chances de réussir des « déracinements », puis des « enracinements ».

Chez celles et ceux plongés dans l'incertitude, les angoisses ont été encore accentuées par les représentations visuelles d'un hyperhôpital d'excellence, ultramoderne et même « *futur champion de la modernité* » (image que l'hôpital a voulu véhiculer dans le grand public, mais qui n'était pas adaptée aux personnels). Les décalages avec certaines réalités sociales ont alors permis de comprendre des tendances à ériger l'HEGP comme une figure de repoussoir, symbole d'un monde post-moderne à la Charlot.

Au-delà des controverses, une chose est sûre : dans les trois hôpitaux, les déménagements même partiels ont mis en évidence une accélération inédite des rythmes de travail, et son revers de médaille,

---

33. Ainsi que des personnels plus invisibles : « *Nous, comme tous les péquins, on apprend à la radio les prouesses des médecins à Broussais... Mais à force de connaître les coins et les rabi-coins, c'est comme ça qu'on est attaché à l'hôpital, on est même carrément imbriqué dans la pierre...* » (cadre des archives)

les problèmes de passation de mémoire. Ainsi, comme le montre également l'étude quantitative de M. Estryn-Béhar (2008), des personnels travaillant en institutions de santé se sentent happés par le futur, mais également meurtris par l'imposition précipitée de nouvelles façons de travailler, suite notamment à des *turn-over* de patients de plus en plus rapides et à une réduction des temps de pause de travail. Sous-estimées par des cadres, des directions et des politiques, les pauses ont pourtant des fonctions de cohésion vitales pour l'équilibre des personnels : comme les moments festifs, ce sont des parenthèses permettant de souffler, mais aussi des temps d'élaboration des savoirs (Vega, 2002), donc également particulièrement représentées par des photographies dans les trois plaquettes.

Panser les changements : reprendre le temps de la réflexion

Le bilan de l'étude est en demi-teinte, à l'image des mémoires hospitalières. Ainsi, suite aux retards du déménagement, la convention s'est achevée sans que l'ensemble de l'équipe ait pu suivre les différentes phases d'adaptation des professionnels des trois hôpitaux au sein du nouveau site[34]. De plus, les ethnologues sont passés à côté de certaines de leurs missions initiales. En effet, deux des trois plaquettes ont été finalement réécrites : lorsqu'elles ont été effectivement distribuées, entre-temps de nombreux enquêtés étaient partis. Au final, une seule ethnologue a pu faire un rendu oral de son travail aux enquêtés, comme cela était initialement prévu. Autrement dit, les ethnologues n'ont jamais eu de retours directs, même si les plaquettes ont été ensuite mises à la disposition du personnel à l'HEGP. En revanche, les trois films ont été diffusés à temps, et dans plusieurs lieux – y compris sur Arte.

Au départ des chercheurs, les trois hôpitaux ressemblaient donc plutôt à un immense champ de bataille, avec *a priori* des perdants et des gagnants. Parmi ces derniers, on comptait des personnels déjà assurés de leur avenir, peu ancrés ou ayant été soutenus et préparés *« au grand saut dans le 15ᵉ »* ou encore ceux qui, habitués *« à pousser des murs »* ou à *« aller de l'avant »*, avaient déjà adopté des logiques de travail systématisées à l'HEGP[35] (dans ce sens, le nouvel hôpital a simplement entériné, ou précipité brutalement des bouleversements amorcés dans l'ensemble des structures hospitalières sur le territoire).

---

34. Et pour les chercheurs du CNRS qui ont pu poursuivre, cela n'a pas été facile, car l'hôpital souffrait encore d'une impressionnante série de dysfonctionnements, donc d'un déficit d'images positives (grève des brancardiers, épidémie de légionellose, etc.)

35. Polyvalence et *turn-over* du personnel, création de pôles de soins regroupant plusieurs services, informatisation complète des communications, etc.

Pour ces personnels, cette nouvelle structure était donc un simple passage, une continuité, voire une suite logique de transformations du travail : *« C'est simplement changer de rue »* (médecin).

Cependant, la suite de l'histoire a plutôt confirmé les limites des analyses binaires. Ainsi, parmi les personnels qui allaient rester finalement à Broussais, le changement a également fait naître des espoirs de *« nouvelles opportunités de carrière »*, et mieux : *« une revanche »* sur des sentiments de domination passée. En lien avec l'esprit et l'histoire de la maison, le déménagement a été *« un nouveau challenge »*, *« un défi »* pour faire reconnaître des compétences, insufflant de nouvelles dynamiques :

> *« Nous aussi, on pourrait abattre encore des cloisons et avoir des chambres aussi grandes que dans le 15ᵉ… Avec en plus la possibilité de faire coucher les familles, comme dans la salle B… Et pourquoi pas s'occuper de toutes ces populations qui ne savent pas où aller ? »* (manipulatrice de radiologie)

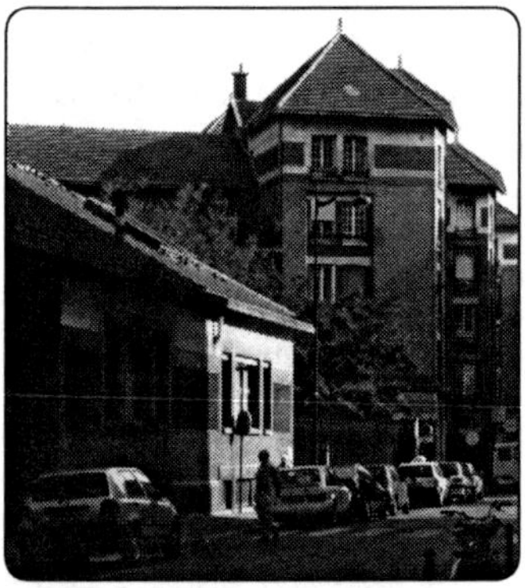

Photographie 1. L'hôpital Broussais.

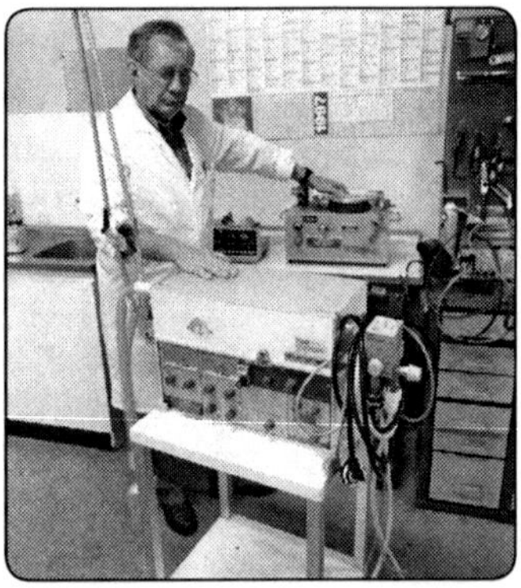

Photographie 2. Un exemple de cliché sur une avancée technique pris sur le lieu de travail.

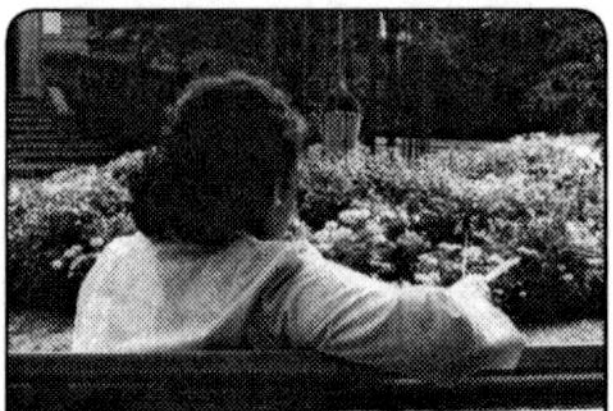

Photographie 3. Une évocation des émotions suscitées par le départ à l'hôpital Boucicaut, cour La Rochefoucault.

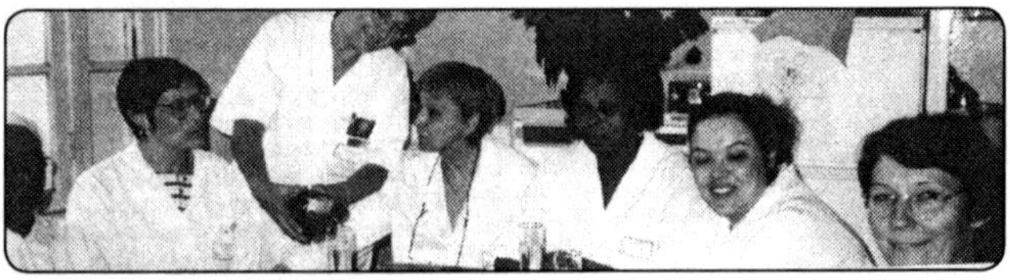

Photographie 4. Pause de travail et témoignages positifs sur le futur à l'hôpital de jour de Broussais.

Enfin, si au départ des anthropologues, les acteurs des trois hôpitaux étaient encore en attente de victoires ou des désastres annoncés (*« d'une aventure »* plus ou moins risquée et consentie), à peine un an plus tard, une restitution de l'enquête à la télévision[36] a permis de découvrir combien certains enquêtés, dont les plus attachés à leur ancien hôpital, avaient déjà changé leurs points de vue sur l'HEGP (signe de début d'ancrage dans leur nouvel univers professionnel).

Conclusion : pour un regard élargi sur l'institution

Comment répondre à une demande sociale en urgence, tout en ménageant des commanditaires institutionnels résolus à aller de l'avant ?

Grâce à une coopération inédite entre des directions d'hôpitaux et une anthropologue ouverte aux apports du visuel, chacun à notre façon (chercheurs, photographes, réalisateurs, dessinateurs, et surtout enquêtés), nous avons tenté de restituer l'épaisseur de l'histoire de trois hôpitaux : les faces claires et obscures d'une mémoire hospitalière toujours contrastée, car conflictuelle et paradoxale (faite d'élans communs, de moments de grâce, mais aussi de luttes sans merci et de hiérarchisations des soins). Dans des institutions toujours incarnées par des hommes et des femmes, des photographies ont ainsi été sélectionnées pour donner du poids à certains témoignages, et pour mieux rendre compte de souvenirs tantôt époustouflants, tantôt douloureux (voire des mémoires totalement brouillées avec le passé). Des clichés ont alors permis de suggérer des bleus à l'âme (difficiles à dire et à écrire), voire aidé à réhabiliter des personnes, des groupes ou des lieux encore vivants effacés de la mémoire collective. Les images sont également venues à la rescousse de celles et de ceux pour qui s'exprimer n'était pas si facile (contexte d'enquête tendu, mémoires saturées ou souvenirs trop denses, manque d'habitude de parler sur ses pratiques). Cependant, parce que l'image a la particularité d'être sensible à ce qui est non matériel, invisible ou diffus (inexprimable), des photographies ont permis d'évoquer, de figurer ou de rappeler l'importance de deux registres permanents de la vie hospitalière (toile de fond, envers du décor) : la mémoire profonde du travail (les liens invisibles unissant les personnels aux soignés, l'omniprésence de la mort), et plus simplement la cristallisation des souvenirs sur des arrière-plans du travail quotidien (comme les moments festifs).

---

36. *Envoyé spécial*, sur France 2, « Un hôpital à cœur ouvert », en 2000.

Ce faisant, il s'agissait de pallier les surreprésentations de prouesses médico-chirurgicales, et de dépasser des imageries officielles très présentes dans les secteurs de la santé (discours idéologiques professionnels, rhétoriques des communications institutionnelles caractérisées par une phraséologie et par des visions positives du changement, désir de contrôle de leur image de marque par chaque établissement, etc.). En effet, travailler sur des institutions, et en particulier sur le déménagement d'hôpitaux, revient toujours à analyser les capacités des uns à imposer aux autres leurs regards, leurs mots et leurs rythmes de travail. Outre l'impact des restructurations en termes de démotivation, le redéploiement des personnels de BBL a ainsi révélé des rapports de force tant internes qu'externes aux trois hôpitaux, ayant de réels soubassements politiques[37] (impliquant des directions prises dans un jeu de représentations parfois idéalisées, ou volontairement offensives).

Sous cet angle, les établissements de santé partageraient des politiques de gestion du personnel avec les autres entreprises qui donnent d'elles-mêmes une image de neutralité lisse et non politique, en fait factice (d'après Bureau, 2008).

Si l'approche anthropologique permet d'esquisser d'autres voies possibles pour accompagner les personnels lors de fusion d'hôpitaux[38], l'apport des chercheurs reste modeste. En effet, les plaquettes sont elles-mêmes à lire comme des photographies : comme une construction d'images et de textes choisis et rassemblés « artificiellement » (d'ailleurs parfois inconciliables), en partie datée, à un stade d'une enquête trop courte. Autrement dit, elles ne sont qu'un témoignage et une représentation d'une étape du déménagement[39].

De même, selon certains auteurs, les chercheurs auraient eu une mission « d'accompagnateur social » des personnels, en les aidant à réaliser un travail de deuil (De Pange, 1999 ; Monjaret, 2001). Or, cela reste à nuancer justement parce que certains n'en éprouvaient pas le besoin, voire désiraient au contraire occulter totalement

37. *Cf.* Abélès, Jeudy (1997).

38. En particulier se donner les moyens (donc le temps) de penser le changement autrement que par la seule valorisation du « progrès » ou de la modernité, en réutilisant la mémoire des précédents déménagements.

39. Déjà à l'époque, il était signalé aux lecteurs que les plaquettes « doivent être considérées comme de premiers outils de réflexion pour tous, car loin de proposer un système d'interprétation clos sur lui-même, elles sont autant d'ouverture à la discussion ».

le passé, car la mémoire est également faite d'oublis et d'efforts pour les surmonter[40].

Enfin, durant cette recherche, les chercheurs n'ont jamais été au centre de ce qui se jouait dans les trois hôpitaux. Autrement dit, si les anthropologues ou d'autres acteurs extérieurs aux institutions peuvent « faire mémoire », c'est en assumant à la fois un rôle de passeurs indépendants et en gardant la conscience des limites du travail accompli. L'apport des plaquettes serait plutôt de rappeler l'intérêt d'approches globales sur la mémoire (orales et visuelles) pour aider à analyser des identités multiples sur le terrain, et sans oublier l'essentiel : le travail en sourdine d'idéologies, d'émotions et d'imaginaires superposés ou imbriqués – autant de dimensions qui caractérisent universellement les soins[41].

Sans évoquer ici les recherches historiographiques encore à mener à partir des archives déjà constituées, autour des images, plusieurs pistes de travail sont ouvertes, comme étudier l'hôpital *via* les représentations qu'il se donne (production de films et d'archives visuelles diverses à analyser comme des documents à part entière[42]). Cependant, dans une culture nationale hospitalo-centrée, il serait tout autant judicieux d'ouvrir plus encore les focales : de prendre du recul sur l'institution, voire de s'en décentrer. Par exemple, il s'agirait de continuer à étudier l'hôpital dans son quartier, dans le cadre plus général de recherches sur la mémoire au travail (à l'instar des travaux réalisés par l'équipe d'historiens de C. Chevandier à l'université Paris 1) ; ou encore en étudiant l'avant et l'après-hôpital, les liens avec les soins à domicile ou en secteur libéral. En effet, seule la multiplication de regards permet d'apprendre à regarder, c'est-à-dire à cerner des constantes dépassant les différents angles d'approches.

Est-ce ou non une urgence ? En ces temps de réforme hospitalière, il s'agit encore et toujours d'une question de regards et de points de vue.

---

40. « *Pour réussir à G. Pompidou, il faut que toutes ces compétences soient utilisées de façon complètement différentes. Il ne faut avoir aucun souvenir et aucun regret sur ce qui existait à une certaine époque [...]. Il faut oublier les pratiques professionnelles de Broussais pour se créer des pratiques professionnelles plus modernes. Il faut profiter du moment du déménagement pour faire un saut, gagner du temps.* » (médecin)

41. D'ailleurs, lorsqu'elles sont divulguées, ces plaquettes trouvent des échos chez des hospitaliers travaillant dans d'autres établissements de santé, mais également chez des professionnels libéraux.

42. Visionner, sélectionner des supports visuels puis les analyser (à l'instar du travail de F.-X. Schweyer que nous remercions pour la relecture de ce texte), comme nous avons contribué à le faire aux côtés de J.-M. Mouillie (professeur à la faculté de médecine d'Angers) dans le cadre d'une pré-étude sur les médecins et leurs images *via* les films de fiction.

Références bibliographiques

Abélès M. (1995), « Pour une anthropologie des institutions », *L'Homme*, n° 135, p. 65-85.

Abélès M., Jeudy H.-P. (dir.) (1997), *Anthropologie du politique*, Paris, Armand Colin, p. 129-161.

Belting H. (2004), *Pour une anthropologie des images*, Paris, Gallimard.

Bizeul D. (1998), « Le récit des conditions d'enquête », *Revue française de sociologie*, vol. 39, n° 4, p. 751-787.

Bloch M. (1993), « La mort et la conception de la personne », *Terrain*, n° 20, p. 18 (en ligne).

Bromberger P. (1997), « L'ethnologie de la France et ses nouveaux objets », *Ethnologie française*, vol. 27, n° 3, p. 294-313.

Bureau M.-C. (2008), « L'entreprise comme institution : un enjeu politique », *in* Sainsaulieu I. (dir.), *Par-delà l'économisme. La querelle des primats en science sociale*, Paris, L'Harmattan.

Carpot L., Vega A. (1998), « Le témoignage des ethnologues sur le ressenti des personnels », in *Boucicaut, Broussais. Quel fonctionnement en 1999 ?*, Paris, AP-HP, (note interne du 18 décembre 1998).

Conord S. (2002), « Le choix de l'image en anthropologie : qu'est-ce qu'une "bonne" photographie ? », *ethnographiques.org*, n° 2 (en ligne).

De Pange M.-F. (1999), « Ethnologie d'urgence à Laennec, Boucicaut et Broussais : "Vous direz qu'on a existé" », *Le Quotidien du médecin*, n° 6567, p. 36-38.

Didier C., Fritsch L. (1999), « Le scandale de l'hôpital Pompidou », *France Soir*, mercredi 22 septembre, p. 2-3.

Estryn-Béhar M. (2008), *Santé et satisfaction des soignants au travail en France et en Europe*, Rennes, Presses de l'EHESP.

Garrigues E. (dir.) (1991), « Ethnographie et photographie », *L'Ethnographe*, n° spécial (109).

Le Grand-Sébille C., Vega A. (2005), *Pour une autre mémoire de la canicule*, Paris, Vuibert.

Maresca S. (1996), *La photographie. Un miroir des sciences sociales*, Paris, L'Harmattan.

Monjaret A. (2001), « Fermeture et transfert de trois hôpitaux parisiens », *Ethnologie française*, n° 1, p. 103-115.

Naepels M. (1998), « Une étrange étrangeté. Remarques sur la situation ethnographique », *L'Homme*, n° 148, p. 185-199.

Olivier de Sardan J.-P. (1995), « La politique de terrain », *Enquête*, n° 1, p. 71-109.

Piault M.-H. (2000), *Anthropologie et cinéma*, Paris, Nathan.

Pouchelle M.-C., Pissavy M. (2000), *Regards sur l'hôpital Laennec*, Paris, AP-HP.

Rey A. (dir.) (2005), *Dictionnaire culturel*, Paris, Le Robert.

Schwartz O. (1990), « L'empirisme irréductible », postface de Anderson N., *Le hobo, sociologie du sans-abri*, Paris, Nathan.

Ségalen M. (dir.) (1989), *L'autre et le semblable*, Paris, Presses du CNRS (dont les contributions de J.-P. Castelain).

Vega A. (2000a), « Nuits blanches à l'hôpital », *Annales de la recherche urbaine*, vol. 87, n° 4, p. 25-27 (en ligne).

— (2000b), *Une ethnologue à l'hôpital. L'ambiguïté du quotidien infirmier*, Paris, Éditions des Archives contemporaines.
— (2002), « Pauses et pots à l'hôpital, une nécessité vitale », *Consommations et Sociétés*, n° 2, p. 137-148.
— (2008), « Les risques d'incommunicabilité entre le cadre et son équipe », *in* Sainsaulieu I. (dir.), *Les cadres hospitaliers. Représentations et pratiques*, Paris, Éditions Lamarre.
— (2009), « "On ne sait plus comment on a pu faire avant". Exercice de narration sur les mémoires brouillées du travail », *in* Nardin A., *L'humanisation de l'hôpital*, Paris, catalogue de l'exposition du musée de l'AP-HP, p. 119-133.
Vega A., Soum-Pouyalet F. (2010), « Scientific rationality meeting individual beliefs: coping strategies of caregivers to serious illness », *Anthropologie et sociétés*, 34-3, p. 229-248.

Iconographie

Photographie 1. L'hôpital Broussais (A. Vega).
Photographie 2. Un exemple de cliché sur une avancée technique pris sur les lieux de travail et commenté (H. Jézéquel), *in* M.-C. Pouchelle, A. Vega (1999), *Regards sur l'hôpital Broussais,* Paris, AP-HP.
Photographie 3. Une évocation des émotions suscitées par le départ à l'hôpital Boucicaut, cour La Rochefoucault (A. Godon), *in* M.-C. Pouchelle, A. Vega (1999), *Regards sur l'hôpital Broussais,* Paris, AP-HP.
Photographie 4. Pause de travail et témoignages positifs sur le futur à l'hôpital de jour de Broussais (collection privée), *in* M.-C. Pouchelle, A. Vega (1999), *Regards sur l'hôpital Broussais,* Paris, AP-HP.

– 17 –

Une cité hospitalière : quand l'hôpital se donne une image. Analyse sociologique d'un film

François-Xavier Schweyer

Une cité hospitalière est le titre d'un film qui présente l'hôpital du Mans, comme hôpital médicalisé et accueillant. Bien que le film débute par un récit (les secours apportés à un accidenté de la route), il n'est pas structuré par une histoire et ne s'inscrit pas dans une durée. Ce sont les messages véhiculés qui lui donnent une unité, voire une trame. Ce film n'a pas de réalisateur ni d'auteur connu. Avec un support 16 mm, en couleur et sonorisé, il est d'un format inhabituel : 10 minutes. Il a été vraisemblablement commandé par le centre hospitalier du Mans, ou produit par les services de l'établissement, au début des années 1960.

La sociologie du cinéma n'a pas – à ma connaissance – étudié ce genre de production. Il ne s'agit ni d'un film de fiction, ni d'un documentaire ou d'un reportage d'actualité. On peut le qualifier de « film de communication institutionnelle ». Toutefois, les cadres théoriques élaborés par des sociologues du cinéma comme Siegfried Kracauer, Pierre Sorlin ou Emmanuel Ethis offrent des éléments pour construire une démarche d'analyse. Cette dernière empruntera aussi et largement à la sociologie hospitalière, car ce film se révèle être une source intéressante pour comprendre l'esprit de la modernisation de l'hôpital public au début des années 1960.

Après quelques considérations de méthode, on abordera trois points : les messages véhiculés, les motivations ayant présidé à la réalisation de ce film et, enfin, les apports documentaires contribuant à une meilleure compréhension de l'hôpital public. Si *Une cité hospitalière* n'a pas de trame narrative, le film est cependant porteur de messages qui en font la substance. On analysera donc les messages véhiculés, leur nature et leur sens en les replaçant dans un moment historique particulier, celui de la modernisation de l'hôpital public au début des années 1960. En second lieu, on s'interrogera sur le pourquoi du film. La question de sa datation aidera à approcher les motivations qui, en toute hypothèse, ont pu présider à sa réalisation. Enfin, on étudiera ce que ce film nous apprend de l'hôpital. La lecture se fera à deux niveaux : d'une part, le choix d'une présentation idéalisée nous renseigne sur une utopie hospitalière qui joua un grand rôle dans l'essor des établissements et, d'autre part, les éléments concrets (équipements techniques, vêtements, aménagements des chambres, bâtiments) permettent de mieux comprendre le processus de modernisation lui-même.

Le film dans tous ses états : la démarche retenue

Une cité hospitalière est une source historique et sociologique digne d'intérêt. Ce film est postérieur au film *Hôpital silence*, réalisé par B. Bachelart, produit par le Centre national d'éducation sanitaire, démographique et sociale et financé par la Caisse nationale de Sécurité sociale. *Hôpital silence* est un film professionnel, d'une durée de 22 minutes, et semble avoir été largement diffusé. Le fait qu'un certain nombre d'hôpitaux détiennent une copie du film laisse penser qu'il fut diffusé au sein des établissements, plus particulièrement dans les écoles paramédicales. *Une cité hospitalière* est de format plus modeste, et reprend au moins en son début le script d'*Hôpital silence*, c'est-à-dire les secours apportés à un accidenté de la route comme moyen d'entrer à l'hôpital.

Il n'existe pas d'inventaire des films « hospitaliers » et il est probable que beaucoup aient été perdus. La conservation des films est légalement prévue depuis 1940, mais aucune mesure réglementaire n'a accompagné la loi, de sorte que personne n'est obligé de déposer quoi que ce soit où que ce soit. De ce point de vue, la situation du film est très différente de celle du livre. Il est probable qu'il n'ait existé qu'une copie du film *Une cité hospitalière*, qui n'est pas référencé selon mes recherches dans les cinémathèques ni aux Archives nationales (Bois-d'Arcy). Un travail historique approfondi reste à faire, mais la source étudiée a un caractère de rareté qui lui donne un grand intérêt.

Le film est analysé ici comme un discours construit. Si beaucoup d'analyses de films sont des résumés de scénarios, le parti pris adopté ici est au contraire de replacer le film dans son environnement historique et sociologique et d'analyser les codes mobilisés en distinguant notamment le réel et le visible. La sociologie du cinéma aide à étayer une démarche, la sociologie hospitalière à élaborer une problématique.

D'une manière générale, la sociologie du cinéma montre tout l'intérêt qu'il y aurait à construire le film hospitalier comme objet, à partir d'un corpus de films traitant de l'hôpital qu'il reste à constituer[1]. Les travaux de Siegfried Kracauer[2] sont marqués par une approche sociologique globale, de type wébérien, qui entend analyser les films comme des filtres qui permettent de comprendre « la mentalité d'une nation ». Le fait de se limiter à un objet circonscrit, l'hôpital, et surtout de s'en tenir à un seul film interdit ici une telle perspective, mais on comprend *a contrario* tout l'intérêt qu'il y aurait à constituer un corpus de films hospitaliers (au sens large d'établissements sanitaires et sociaux) pour approfondir la connaissance des dispositions psychologiques qui prédominaient au cours du processus de modernisation. La méthode de Kracauer, qu'Ethis (2007) qualifie de « sociologie pragmatique du cinéma » préfigurant l'analyse de contenu contemporaine, semble pouvoir être ici retenue dans ses grandes lignes. De même, que la perspective historique développée par Marc Ferro (1984), qui considère que le film peut jouer un rôle d'*indicateur* et être étudié comme une forme de témoignage social selon différents modes (contenus, style, action sur la société elle-même). Il serait nécessaire de faire appel aux spécialistes pour analyser le style, les choix techniques et esthétiques, le montage, la sonorisation. De même, on ne sait rien de la diffusion du film analysé ici, ni du public visé. On ne peut que formuler des hypothèses, j'y reviendrai par la suite (p. 215 *et passim*). En revanche, il est possible d'aborder les contenus qui sont révélateurs des choix opérés, de l'image que les hospitaliers veulent donner de l'hôpital.

Une cité hospitalière n'appartient pas au monde du cinéma théorisé par Edgar Morin dans *Le cinéma ou l'homme imaginaire* (1956). Il ne s'agit pas d'un film de fiction, ce « miroir anthropologique » susceptible de visualiser nos rêves, même si la dimension utopique n'est pas étrangère à ce film sur l'hôpital. Marcel-Francis Kahn a proposé une analyse de « l'hôpital vu par le cinéma des années cinquante » (2001) à partir de deux fictions, celle d'Yves Ciampi, *Le grand patron*, et le film de Duvivier, *Sous le ciel de Paris*. Son analyse pointe le témoignage jugé

1. Un projet italien traite actuellement du cinéma et de la médecine. Le Centre national de la recherche scientifique (CNRS) a consacré une journée d'étude aux relations entre cinéma et santé en 1999.

2. Siegfried Kracauer a publié notamment *Nature of film. The redemption of physical reality* (1960), traduit en français sous le titre *Théorie du film. La rédemption de la réalité matérielle* (2010), et *De Caligari à Hitler. Une histoire psychologique du cinéma allemand* (2009).

crédible rendu sur des comportements et des attitudes de différents personnels hospitaliers ; ce témoignage s'enchevêtre avec l'expression des mythes hospitaliers, imaginaires et bien réels.

C'est finalement la sociologie du cinéma théorisée par Pierre Sorlin (1977) qui me semble la plus féconde. La démarche d'analyse s'apparente à l'analyse critique des documents écrits. Plusieurs questions peuvent fonder une problématique d'ensemble :

– Pourquoi consacre-t-on un film à l'hôpital au début des années 1960 ?

– Comment l'hôpital est-il présenté ?

– Qui parle ?

– Dans quel contexte le film insère-t-il l'hôpital ?

– N'est-il question que de l'hôpital, d'autres préoccupations affleurent-elles ?

L'analyse des matériaux filmiques sera assez limitée. D'une part, parce que la bande-son est constituée de trois extraits musicaux enchaînés sans montage particulier. On ne repère pas d'effets sonores, ni de codes indicatifs qui canaliseraient ou orienteraient le message. Il n'y a pas de dialogues, ni de paroles « off » de commentaire. D'autre part, n'étant pas un spécialiste du film ou du cinéma, il m'est impossible d'apprécier les techniques de tournage (le support, ses avantages, ses contraintes, son coût, ses difficultés, etc.), les éclairages, la position de chaque plan dans la chaîne de l'image, les choix d'angles de vue ou de profondeur de champ.

Le film est donc analysé dans une perspective sociologique comme un produit social situé. *Une cité hospitalière* offre des images de l'hôpital du Mans, pour autant, le visible ne peut être assimilé au réel. Certes les bâtiments filmés, les chambres, le bloc opératoire, les personnels sont bien réels. Mais leur présentation ne peut être assimilée à une donnée « objective », car elle est agencée, mise en scène dans un montage qui appelle une lecture distanciée. Il ne s'agit en rien d'un documentaire. Le film opère une sélection d'objets, les met en scène, puis les réorganise avec des éléments extraits d'un contexte, mais agencés dans une traduction « imaginaire ». On peut parler d'une production idéologique au sens que lui donne Pierre Sorlin, à savoir qu'« un groupe de personnes opère un choix dans l'univers sensible qui l'entoure et tâche de faire, avec le matériel sélectionné, un produit que d'autres puissent recevoir » (Sorlin, 1977, p. 200). Pour Sorlin, le film n'est pas un fragment d'une idéologie globale, mais un acte par lequel un groupe d'individus, en choisissant et en réorganisant des matériaux visuels et sonores, contribue à l'interférence de relations symboliques sur les relations concrètes. Voilà pourquoi il semble pertinent d'analyser les messages véhiculés, puis le projet de communication avant de revenir sur les apports ethnographiques du film.

Extraits du film
Une cité hospitalière

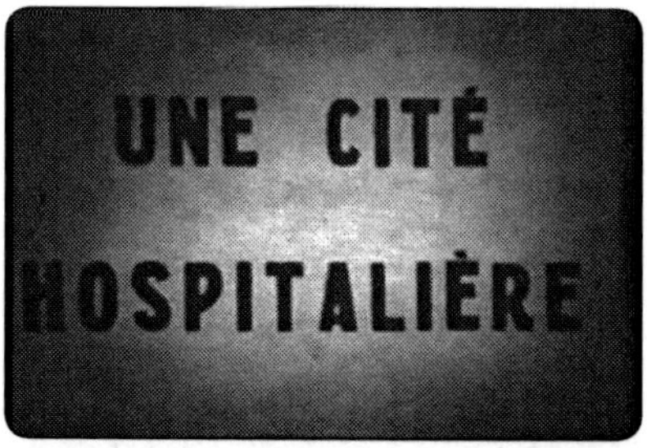

1

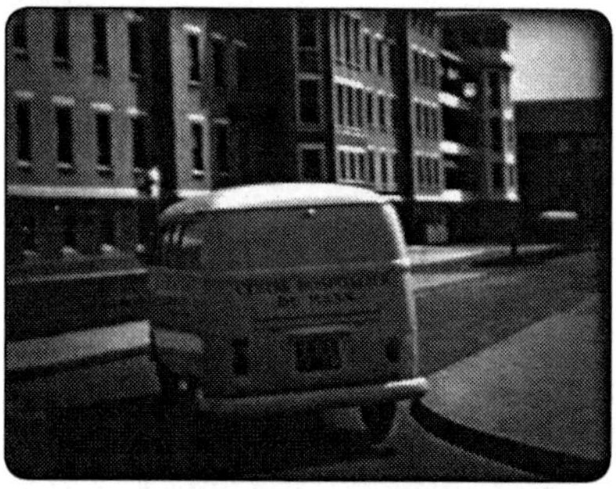

2

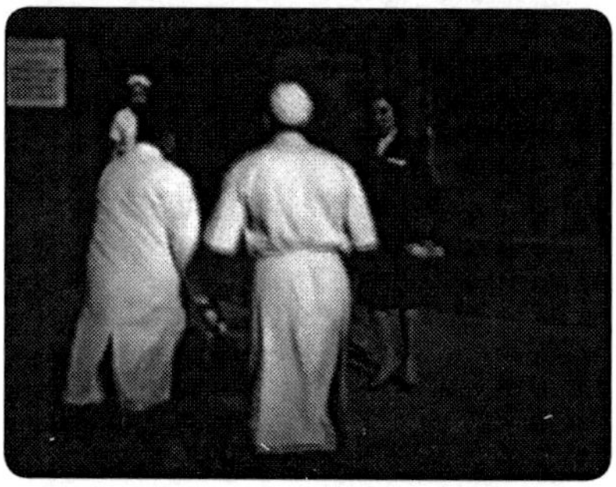

3

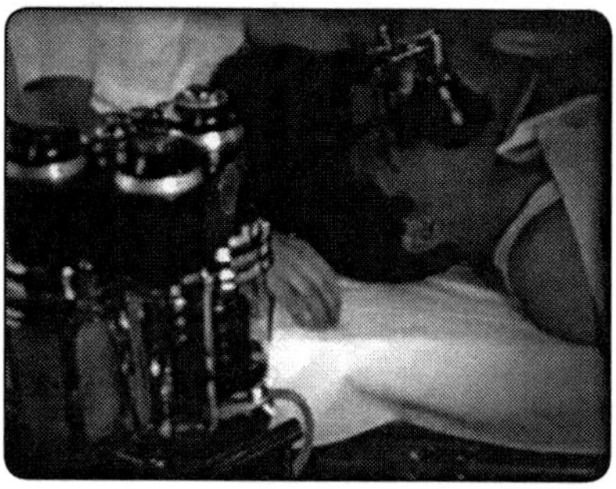

4

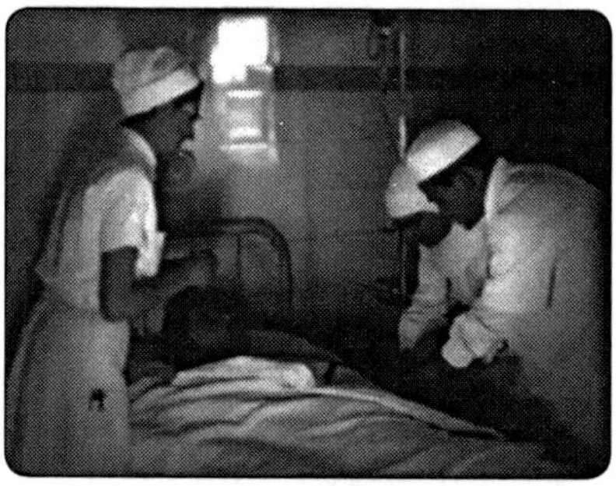

5

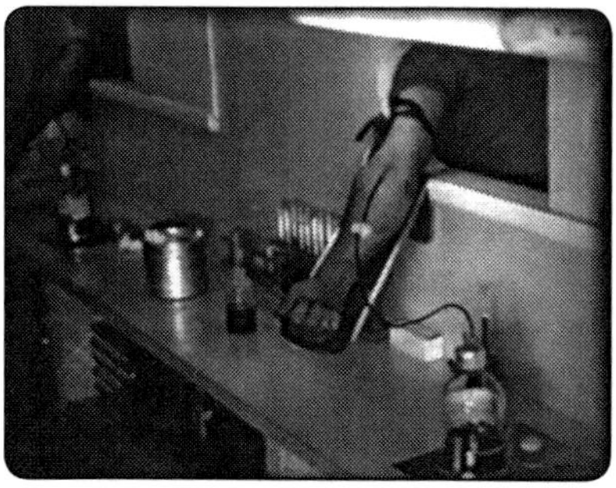

6

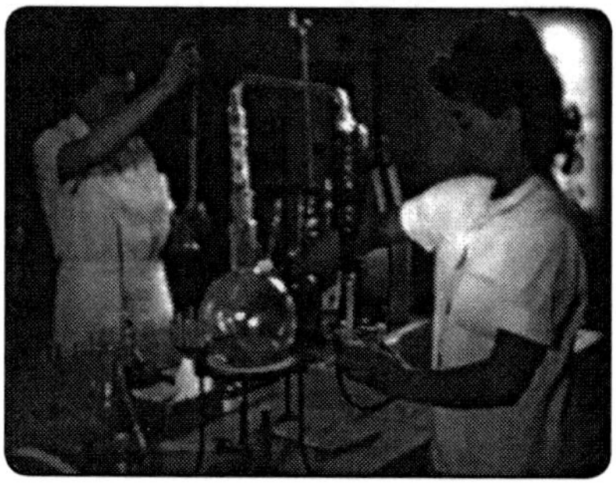

7

Planche 1. L'hôpital médicalisé.

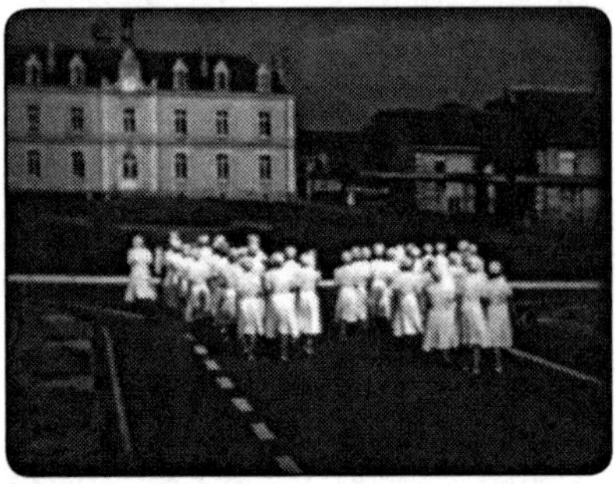

1

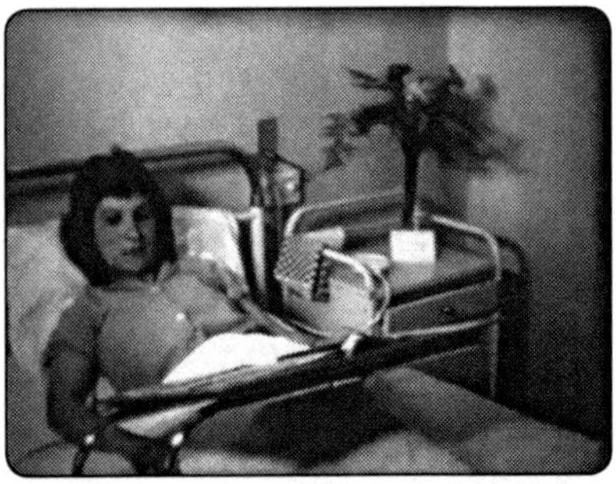

2

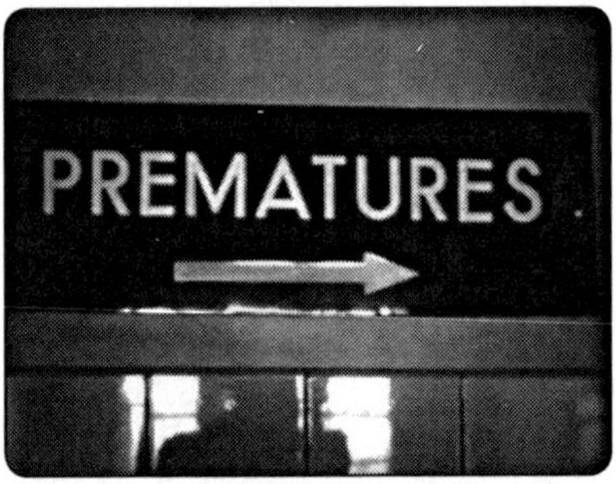

3

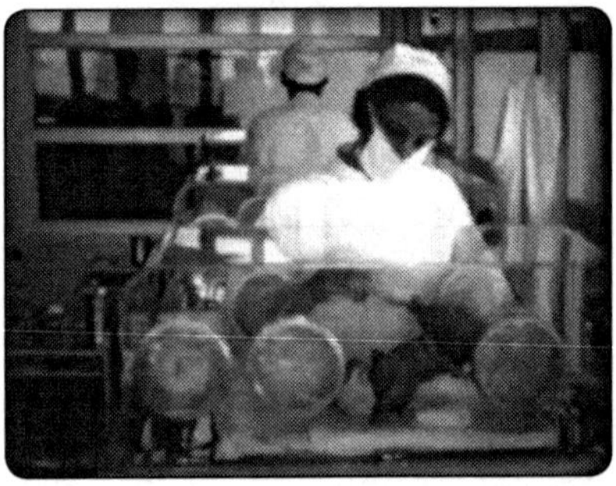

4

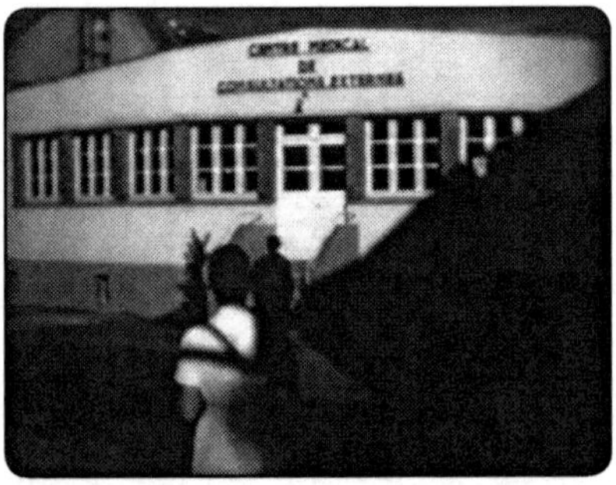

5

Planche 2.
L'hôpital accueillant et ouvert.

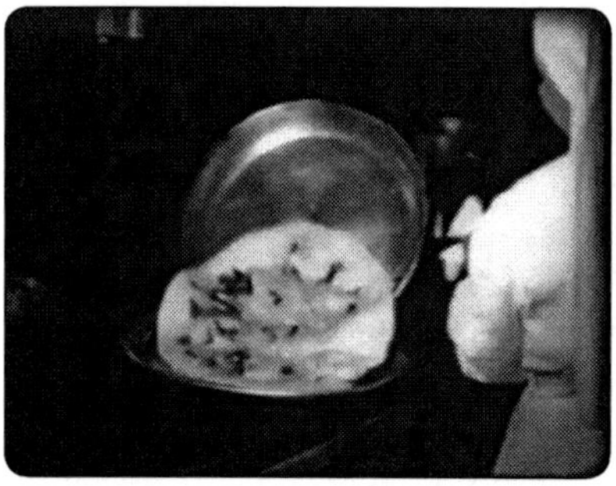

1

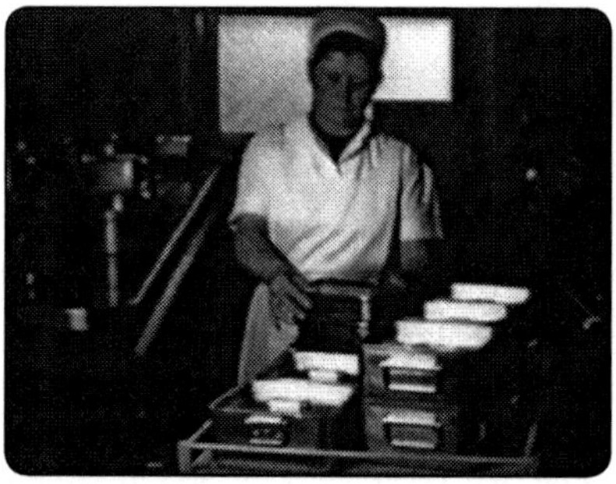

2

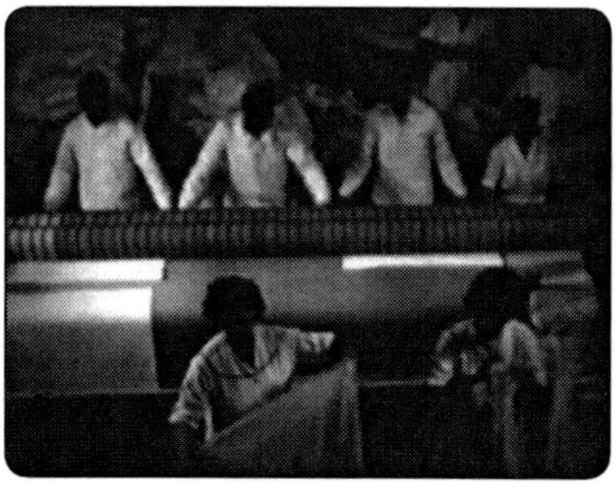

3

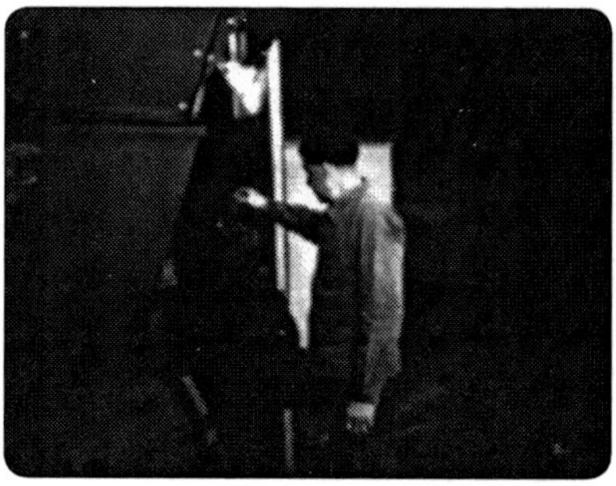

4

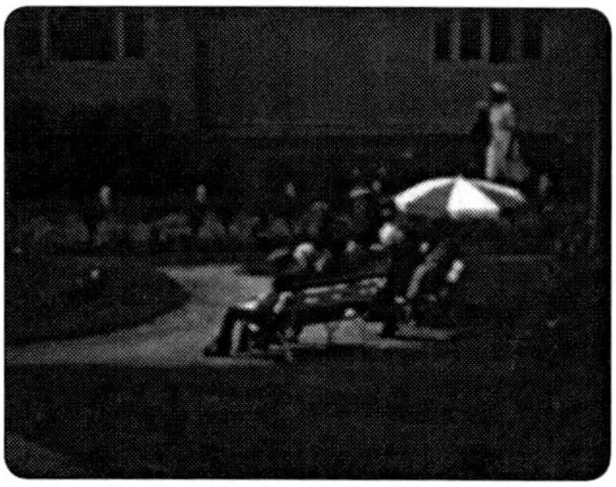

5

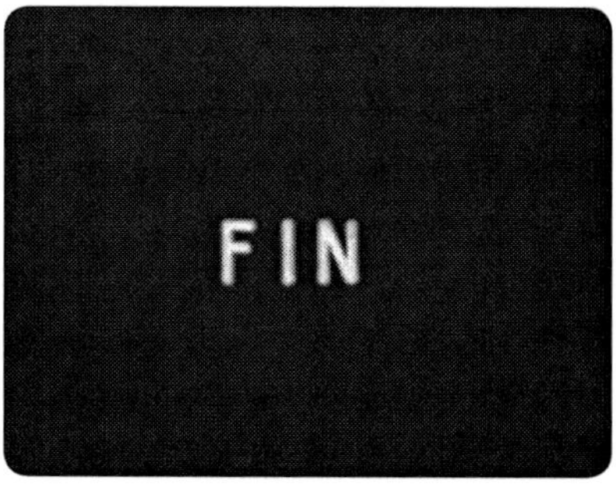

6

Planche 3. L'hôpital confortable.

Les messages véhiculés

Le film ne raconte pas une histoire, au sens d'un récit qui s'inscrirait dans une temporalité avec un début et une fin. Il ne présente pas non plus les progrès de la médecine comme le faisaient les courts-métrages des actualités de l'époque. Les médecins ne sont pas les acteurs principaux du film : leur rôle, sans être secondaire, se fond parmi d'autres. S'il fallait désigner les acteurs principaux du film, ce serait plutôt les services de l'hôpital qui seraient mis en avant. En effet, le film est construit comme un manuel, divisé en chapitres. La brièveté avec laquelle chaque thème est traité écarte d'emblée toute visée didactique. Du reste, un certain nombre d'incohérences peuvent être relevées. En revanche, la cohérence du film semble devoir être recherchée dans les messages qu'il véhicule. Mais avant de les analyser, revenons brièvement sur le script du film.

Un script construit sur une succession de thèmes

Un cycliste renversé par une voiture est conduit en ambulance au centre hospitalier du Mans. Le véhicule franchit le porche de l'hôpital (on aperçoit le bâtiment principal de 1891) et se dirige vers un bâtiment neuf où le blessé, mis sur un brancard, est accueilli par une hôtesse et une infirmière avant d'être conduit en salle de radio-diagnostic. Le blessé est opéré au bloc opératoire, puis mis sous perfusion en « soins intensifs » (le terme est anachronique). / La perfusion sanguine conduit à une vue de donneurs de sang au centre de transfusion, et des laboratoires attenants, où le sang est analysé puis stocké par des laborantines. Travail sur les paillasses avec verrerie, bec de gaz, appareil d'analyse. / Gros plan sur une salle de cours où des élèves infirmières en uniforme achèvent un enseignement, puis sortent dans la cour de l'hôpital avant que le groupe ne se scinde en deux. / Une jeune fille installée dans un fauteuil attend, tandis qu'une infirmière s'affaire à poser un papier millimétré sur le tambour d'un appareil (spiromètre ?). / Vue d'une chambre de deux malades où celui du fond est sous respirateur (une infirmière vient vérifier son masque) et le malade en premier plan lit un livre. / Une infirmière s'approche d'un bâtiment neuf (on peut lire « Centre hospitalier-Clinique d'accouchement ») et croise un jeune couple qui sort avec un landau. Vue d'un nouveau-né dans un berceau près d'un radiateur électrique mobile, pesage de l'enfant, remise au lit du bébé habillé. Vue d'une chambre d'une mère, avec fleurs et chevalet avec son nom, poire d'appel sur une table de chevet. Un agent borde son lit. / Service des prématurés, avec couveuses stériles, une infirmière ayant un masque enfile une surblouse. Deux femmes observent, derrière une cloison vitrée, les soins prodigués à un enfant. Vue panoramique d'une salle de néonatalogie avec couveuses, chariots mobiles, personnel affairé. / Gros plan sur la façade du centre médical de consultations externes, deux hommes s'en approchent suivis d'une infirmière. Entrée, l'hôtesse de la banque d'accueil (avec fleurs) les oriente vers une salle d'attente, ils y vont, précédés d'une infirmière. Revues à disposition, plantes vertes. Consultation par un médecin, prise de tension, ordre à une sœur infirmière qui va chercher dans une armoire à pharmacie un flacon, une jeune infirmière prépare sur une paillasse un plateau en respectant les règles d'hygiène. / Distribution des repas, confection d'une assiette au chevet du malade. Visite des cuisines, matériel, confection des rations et chargement des chariots. Sortie d'une noria de chariots dans une cour ensoleillée. / Vue de la blanchisserie, pliage automatique des draps, repassage industriel, machine à laver industrielle, chaufferie centrale à vapeur. Un chauffeur surveille la pression sur un manomètre. / Gros plan sur une œuvre artistique en façade d'un immeuble neuf de trois étages, puis plongée sur un groupe de personnes âgées assises sur des bancs, avec un parasol, des fleurs. Un couple de vieilles personnes marche sur une allée ensablée en discutant, il croise un homme âgé avec une canne. / Fin (planches 1, 2, 3).

Les thèmes se suivent comme les chapitres d'un ouvrage. Le traité d'Henri Thoillier, intitulé *L'hôpital français*, semble servir de référence. Thoillier[3] est le fondateur de la revue *Techniques hospitalières, sanitaires et sociales*. Le livre, dont la première édition date de 1943, est construit en cinq parties consacrées respectivement au malade (« Notre hôte »), au praticien et au domaine médico-chirurgical, au directeur d'hôpital, à l'économe, à l'architecte et l'ingénieur[4]. On retrouve dans le film *Une cité hospitalière* le projet de Thoillier, à savoir faire connaître dans ses grandes lignes l'organisation complète de l'hôpital. Le titre même *Une cité hospitalière* pourrait avoir été inspiré par les nombreuses références que fait Henri Thoillier à la Cité hospitalière de Lille. On ne peut s'empêcher de penser à certains chapitres de *L'hôpital français* en voyant les séquences du film. Par exemple : le malade (bien-être, visites et distraction) ; le bloc opératoire ; la transfusion sanguine ; la pharmacie et les laboratoires ; la radiologie ; la maternité ; l'alimentation (diététique, cuisine) ; le jardin ; l'hygiène à l'hôpital ; les constructions, le service technique. En revanche, rien n'est dit des services

3. Sa carrière de directeur d'hôpital est présentée comme exemplaire : d'abord directeur d'une clinique médico-chirurgicale à Lille, il prend la direction d'un sanatorium héliomarin, puis est nommé inspecteur général au sein de l'administration centrale à Paris. Il a exercé des responsabilités au sein de l'Union hospitalière de la région parisienne, une des Unions de la Fédération hospitalière de France.

4. L'édition de 1947 comprend une sixième partie, « Panorama de la question hospitalière », en province et à Paris.

administratifs ni surtout du directeur d'hôpital. La raison en est simple : c'est lui qui est derrière la caméra et conduit la visite. Mais la référence plus directe du film est bien la « visite commentée », préconisée par le directeur du centre hospitalier du Mans lui-même, Charles Chilard, dans son livre *L'humanisme hospitalier*, publié en 1962.

Un film au service d'un projet politique

Trois messages essentiels structurent le film :
– le progrès médical est à la portée de tous ;
– l'hôpital est confortable et accueillant ;
– l'hôpital est un centre de santé et de vie.

Ces messages sont ceux d'un projet politique qui servira de ciment symbolique aux premiers directeurs d'hôpital. Reprenons Thoillier :

> « Notre but, écrit-il, est le progrès hospitalier ; notre moyen d'action, celui d'une technique qui est bien près d'avoir droit de cité. Pour nous, nous considérons le malade comme un hôte, l'hôpital comme sa maison. Nous nous emploierons à faire régner partout ce climat de sympathie dont il a tant besoin. [...] On s'attachera à faire de l'établissement hospitalier un autre foyer pour le malade et tous les efforts tendront à l'entourer d'une atmosphère de cordiale intimité et de soins attentifs. » (Thoillier, 1947, p. 16)

Une préoccupation domine le projet de Thoillier et du groupe des directeurs d'hôpital en train de se constituer : rompre avec l'hospice et son image déplorable. L'hôpital public devait s'affirmer en rupture avec les conceptions issues de l'assistance. La loi du 21 décembre 1941 portant réforme hospitalière avait ouvert l'hôpital public à tous, c'est-à-dire aux classes moyennes et supérieures, et en même temps avait créé la fonction de directeur d'hôpital. Il s'agissait d'un projet politique ambitieux, préparé dès 1936 par M. Petit, directeur d'hôpital lui-même. Pour conduire ce projet, des Thoillier, Reynaud, Bridgmann ont forgé une doctrine d'action, relayée et nourrie par les revues professionnelles et les congrès de la Fédération hospitalière de France et de ses Unions. Le film *Une cité hospitalière* s'inscrit dans ce projet et cette ambition. Charles Chilard, directeur du centre hospitalier du Mans, en théorise le projet dans son ouvrage sur *L'humanisme hospitalier*. Pour lui, pour que l'homme devant l'hôpital quitte ses préjugés sur ce qu'il croit être encore un « dépotoir social » (l'expression est de Maurice Rochaix), il est nécessaire de le placer dans l'hôpital, de lui expliquer la complexité du fonctionnement d'un hôpital moderne et ainsi de l'associer au projet d'amélioration engagé. Citons Chilard :

> « Aussi paradoxal que cela puisse paraître, il nous faut peut-être placer l'homme *dans* l'hôpital, pour lui permettre ensuite d'avoir une saine réaction *devant* l'hôpital, ceci pour *comprendre* le problème hospitalier et,

> avec un peu de recul ensuite, se faire une opinion saine et pertinente des solutions, améliorations et réformes à y apporter. » (Chilard, 1962, p. 19)

Dans ses détails, le film reprend ce que Chilard décrit dans un chapitre intitulé « Vers le féerique hospitalier » où il est question d'hôtesses d'accueil, de fleurs offertes aux accouchées, d'attentions prodiguées aux malades, d'organisation et de méthode, etc.

Les fondamentaux d'une doctrine

Reprenons les trois messages qui structurent le film.

Le progrès médical à la portée de tous

Le film s'attache à montrer les équipements médicaux modernes à la disposition des patients (planche 1). Les services spécialisés sont présentés au travers d'une « instrumentation » importante, les appareils étant utilisés par un personnel compétent et spécialisé. Une séquence assez longue sur le travail sur paillasse et avec des appareils au sein du laboratoire en donne une illustration, de même que la présentation du service des prématurés où l'on voit une puéricultrice avec surblouse et masque donner le biberon dans une couveuse stérile. Un accent est mis sur la formation du personnel, qui était une priorité et un souci de l'époque (Schweyer, 2000). On remarque le nombre assez réduit de sœurs dans le personnel soignant, par ailleurs jeune et distingué si l'on en juge par les coiffures des laborantines.

La caméra s'attarde sur les instruments en salle d'opération, et sur les armoires à pharmacie garnies de nombreux bocaux. Un plan d'une minute est consacré au lavage des mains d'un médecin (à la fois radiologue et chirurgien dans le film) pour souligner l'attention portée à l'hygiène.

Enfin, les techniques sont mises à disposition sans restriction. C'est ce que signifie la prise en charge en urgence d'un cycliste accidenté à qui on fait une radiographie, une opération, une transfusion sanguine et des soins diligents et attentionnés. Trois personnes se pressent à son chevet au retour de la salle d'opération, pour régler une perfusion. Le film donne une impression d'abondance de matériel et de produits, et met en avant la disponibilité et l'attention d'un personnel toujours présent.

L'équipement hospitalier est aussi celui des services techniques. La blanchisserie industrielle met en scène un personnel nombreux et actif, affairé à l'entretien du linge. La caméra s'attarde sur les tuyauteries de la centrale à vapeur et les manomètres, emblème d'une technique sous contrôle.

L'hôpital est confortable et accueillant

La tonalité du film se veut positive. Un mouvement rapide d'un concerto de Vivaldi accompagne l'ambulance qui traverse la ville sans encombre. L'accueil du blessé est remarquable. Non seulement par la diligence du chauffeur d'ambulance et de son aide pour placer le blessé sur un brancard, mais surtout par la présence d'une hôtesse d'accueil en tailleur bleu marine, avec un calot qui accueille le blessé en lui parlant et le dirige vers la porte qu'une infirmière ouvre avec empressement. Le malade est notre hôte semble dire la scène.

Dans les salles, tout est « propre et net » (pour reprendre le titre d'un film de propagande antituberculeuse de l'époque). Le réalisateur du film a privilégié les endroits les plus lumineux, avec des baies vitrées. Les chambres sont accueillantes. À la clinique d'accouchement, la prise de vue laisse penser que la femme alitée est seule dans sa chambre. Ailleurs, c'est une chambre à deux lits qui est montrée. On remarque des fleurs coupées dans un vase sur la table de chevet de l'accouchée ainsi qu'un chevalet à son nom, « Madame Durand », sur lequel la caméra fait un zoom pour souligner le souci de personnalisation des relations. L'hospitalisé n'est pas anonyme, il est reçu en tant que personne. Au centre médical de consultations externes, la banque d'accueil est fleurie et la salle d'attente garnie de revues et de plantes. La comparaison avec un cabinet médical privé s'impose à l'esprit (planche 2).

Le confort est encore mis en scène par le thème de l'alimentation : les repas servis sur assiette au pied du lit, les chariots thermiques pour le service des repas chauds, les cuisines équipées où travaille un personnel dont la tenue de travail dit le professionnalisme. La séquence consacrée à la chaufferie, avec un plan sur la gueule d'un four où rougeoient les flammes, suggère la chaleur du lieu. Et la transition immédiate sur l'accueil des personnes âgées n'est sans doute pas fortuite.

L'hôpital est un centre de santé et de vie

Le soleil de l'été met en valeur les fleurs des jardins. L'hôpital est dégagé, les malades, les visiteurs, les personnels sont peu nombreux, juste en nombre suffisant pour « meubler » les scènes. Un jeune couple sort du jardin de la clinique d'accouchement, des personnes âgées sont dans un jardin, assises sur des bancs équipés d'un parasol. L'hôpital est un lieu de vie où se croisent les différents âges. Le couple de retraités valides marchant sur une allée de sable ratissé donne au lieu l'image protectrice d'un refuge confortable (planche 3).

Les plans donnent à voir un hôpital ouvert. Dans le service des prématurés, les deux femmes dans le couloir semblent être en visite.

Devant la résidence pour personnes âgées, des gens déambulent, comme dans un quartier urbain. Les consultations externes montrent aussi qu'il est possible d'entrer à l'hôpital, et surtout d'en sortir.

Ces trois messages donnent la structure du film et entrent en écho avec ce précepte d'Henri Thoillier (1947, p. 16) :

> « "Cela ne ressemble pas à un hôpital !" Telle est la remarque qu'il faudrait surprendre souvent sur les lèvres de nos hôtes, de leurs parents, de leurs amis. Cela signifierait que quelque chose de vraiment humain, de naturel, a été accompli et que ceux qui réclament l'accueil de cette maison n'y éprouveront pas le sentiment d'une affligeante infériorité. »

Le projet de communication ou les enjeux de la propagande

Pour donner sens au film étudié, il convient de le placer dans son contexte historique, mais aussi de répondre à la question : pourquoi avoir tourné un film sur l'hôpital ? Le film n'est ni signé ni référencé et on ignore la date de sa réalisation. Toutefois, plusieurs éléments permettent de le dater assez précisément. Une fois réglée, la question de la datation permettra ensuite d'examiner les thèmes traités dans la presse professionnelle de l'époque. Le film *Une cité hospitalière* peut-il être considéré comme un témoignage social ? L'examen des origines du film et des motivations qui ont suscité sa réalisation aidera à comprendre l'aspect à la fois conjoncturel et stratégique de ce nouveau moyen de communication.

Peut-on dater le film ?

La revue *Techniques hospitalières, sanitaires et sociales* relate, dans un numéro de 1961, l'inauguration en grande pompe de la première tranche d'un bâtiment destiné aux personnes âgées à l'hôpital du Mans. L'article souligne le confort et la modernité du lieu ; il mentionne l'œuvre d'art qui orne la façade et que la caméra fixe au cours du film. Ainsi, le tournage est postérieur à 1961. Par ailleurs, on voit circuler dans une rue de la ville une Ami 6 Citroën, modèle commercialisé en 1961. Dans *L'historique du Centre hospitalier du Mans* dont il est l'auteur, le Dr Lemanissier évoque l'extension du pavillon des personnes âgées en 1964, extension qui, telle que mentionnée, n'apparaît pas dans le film[5].

---

5. Par ailleurs, la table d'opération filmée est encore une table mécanique, et ce matériel était déjà vétuste.

Sur un autre plan, on sait que le directeur du centre hospitalier du Mans est à l'époque Charles Chilard. Secrétaire général de l'Union hospitalière du Nord-Est (UHNE), Chilard est aussi un contributeur régulier de la revue *Techniques hospitalières, sanitaires et sociales*, dans laquelle il publie des articles sur la formation des infirmières, l'encadrement infirmier, mais aussi les équipements médicaux. Chilard est ce que l'on peut appeler une figure du milieu hospitalier, un moderniste convaincu, promoteur d'un hôpital moderne. En 1962, il publie *L'humanisme hospitalier*, un livre programmatique pour les directeurs d'hôpital et les administrateurs où il insiste sur l'importance qu'il y a de faire connaître l'hôpital et son fonctionnement. Il préconise l'organisation de visites commentées. En conclusion, il évoque le cinéma comme un vecteur de relation publique à explorer. En décembre 1962, la Fédération hospitalière de France a demandé aux Unions de traiter du secteur hôtelier de l'hôpital, comme thème de congrès, en insistant sur le confort et l'accueil (le mot est ici anachronique). Au congrès de Saint-Lô de l'UHNO en septembre 1963, l'économe de l'hôpital du Mans, M. Gommichon, présente le service de restauration de l'hôpital en insistant sur « le malade, notre hôte » et sur le progrès que représentent les chariots mixtes chauffants que l'on voit dans le film. Il est aussi l'auteur du rapport de synthèse des travaux des Unions présenté à la Fédération hospitalière de France en décembre 1963. Ce rapport comprend une partie consacrée à « L'hôpital dans l'esprit du public », où il est question de publicité, de visites organisées, de causeries et de films. Et il est mentionné que plusieurs hôpitaux « ont mis à profit les possibilités de diffusion » du cinéma.

Je formule l'hypothèse que le film *Une cité hospitalière* a pu être réalisé durant le printemps ou l'été 1963 pour ouvrir le congrès de l'UHNO du mois de septembre. Le format inhabituel du film (10 min) convient à une ouverture de congrès. Il est encore en usage aujourd'hui d'ouvrir les congrès bisannuels des hôpitaux locaux par un film à la gloire de l'hôpital futur organisateur du prochain congrès. On pourrait ainsi expliquer la bande sonore musicale sans commentaire aucun, et le séquençage rapide du film, sans visée pédagogique explicite. Il est probable aussi que ce film ait été projeté au cours des visites organisées. M. Gommichon écrit en décembre 1963, à propos des films réalisés par certains hôpitaux :

> « Ces derniers sont projetés au cours de visites collectives ainsi qu'au cours des soirées données par la Croix-Rouge, la Prévention routière, la Défense passive, et touchent un nombreux public. » (Gommichon, 1964, p. 6)

Si la datation précise relève de la conjecture, la nature du film comme produit de communication semble en revanche indubitable.

Pourquoi avoir réalisé *Une cité hospitalière*?

La facture du film, son anonymat, son format laissent penser qu'il s'agit d'une production interne au centre hospitalier, réalisée par une équipe de l'hôpital ou par un sous-traitant. Le support utilisé (film 16 mm en couleur et sonorisé) était coûteux. Il est donc probable que la décision initiale ait été celle du directeur, dans une perspective de communication institutionnelle. Au début des années 1960, la plupart des hôpitaux n'avaient qu'un seul directeur. En effet, le quota était d'un directeur pour les hôpitaux de 200 à 1 000 lits et d'un directeur supplémentaire par tranche de 500 lits. En sorte que l'hôpital du Mans n'avait qu'un directeur, Charles Chilard, et un économe.

Comment comprendre la décision de réaliser un film sur l'établissement que l'on dirige ? Cette initiative doit-elle être considérée comme exceptionnelle ? Relevait-elle des attributions attendues d'un directeur ? Pour éclairer ces questions, revenons au traité d'Henri Thoillier. Ce dernier mentionne la propagande comme une des activités importantes du directeur d'hôpital :

> « Le directeur doit être l'animateur de la propagande, non pas sur le plan commercial des affaires, mais dans le but de faire aimer son hôpital, de susciter de fécondes sympathies. » (Thoillier, 1947, p. 138 *et passim*)

Il conseille aux directeurs d'inviter les autorités locales et régionales à venir visiter l'établissement dans ses moindres détails « en s'étendant, naturellement, davantage sur l'aspect hôtelier, qu'elles comprennent mieux, que sur le domaine scientifique ». L'inauguration en 1961 du pavillon pour personnes âgées, en présence de toutes les personnalités locales, régionales, et même nationales, atteste que Charles Chilard était sensible aux préceptes de Thoillier. Ce dernier précise que si beaucoup d'hôpitaux ont acquis leur renommée grâce à des personnalités du corps médical, d'autres considérations doivent intervenir pour susciter la sympathie du public comme « l'accueil et la tenue des agents, la qualité de la nourriture, le confort, les facilités accordées aux parents et amis ». Le directeur d'hôpital affirme son domaine d'action et entend construire l'image et la légitimité de l'hôpital, sinon indépendamment, du moins de façon autonome par rapport au corps médical. On reconnaît là les choix opérés dans le montage du film qui mentionne relativement peu les médecins pour donner plus d'importance au confort, à l'accueil et à la diversité des services de l'hôpital. Chilard, en 1962, parle de démarche « commerciale » et entend transposer à l'hôpital public des techniques ayant fait leurs preuves dans l'entreprise privée. Tout particulièrement ce qui a trait à la promotion marketing.

Thoillier évoque aussi « les pays où la propagande est établie à grande échelle et utilise des supports variés », dont le cinéma. Dans le chapitre consacré à la radiologie, plusieurs paragraphes sont dédiés à la photographie et à la cinématographie à l'hôpital. Sont distingués la photographie et le cinéma au point de vue enseignement et archives d'une part et, d'autre part, le cinéma pour la propagande.

> « Le cinéma offre le meilleur moyen de propagande : un film intelligemment conçu, montrant dans les campagnes et les faubourgs le vrai visage de l'hôpital, c'est-à-dire son but et son activité, lesquels n'ont rien à voir avec l'aspect extérieur généralement rébarbatif, peut avoir une répercussion favorable dans la lutte entreprise par les pouvoirs publics contre la tuberculose et le cancer[6]. » (Thoillier, 1947, p. 138 *et passim*)

Au début des années 1960, on retrouve dans la presse professionnelle plusieurs articles traitant de la notion de relations publiques et c'est la télévision qui est présentée comme le vecteur de choix pour la promotion de l'hôpital public. L'image est donnée comme particulièrement efficace pour faire connaître les réalisations les plus modernes conduites dans les hôpitaux. Ainsi, ces éléments aident à comprendre l'initiative de réaliser un film sur l'hôpital du Mans comme une action appartenant au répertoire attendu d'un directeur d'hôpital soucieux de la promotion de son établissement.

L'esprit d'un milieu

Pointer le caractère cocardier du film serait anachronique. En effet, il était d'usage au début des années 1960, de présenter dans les revues professionnelles « nos belles réalisations », dans le but de montrer le dynamisme de l'hôpital public. De ce point de vue, *Une cité hospitalière* est une mise en images conforme au style de ces rubriques. On peut y voir un marqueur d'un projet politique, militant pour l'hôpital ouvert à tous. La façon d'enjoliver la réalité, de sélectionner les aspects les plus flatteurs du centre hospitalier du Mans est en elle-même significative. Il ne s'agit pas d'un imaginaire onirique, mais plutôt d'une utopie qui s'enracine dans le projet hospitalier lui-même (Nardin, 2001).

6. L'exemple est donné d'un film réalisé par un technicien des établissements Kodak, à la demande du Pr Florentin de Nancy pour être projeté au stand de l'exposition pour le progrès social à Lille, début 1939.

Le processus de modernisation

L'analyse de ce film serait incomplète si elle ne mettait pas en lumière l'aspect documentaire qui peut être trouvé dans les images projetées. *Une cité hospitalière* apporte des informations sur un hôpital de province au début des années 1960 et aussi sur le processus de modernisation de l'hôpital public. On a montré combien la présentation était volontairement idéalisée. Ce parti pris du réalisateur rappelle que l'utopie a toujours accompagné l'hôpital.

L'autre utopie hospitalière, celle des administrateurs

Les relations étroites de l'hôpital avec les utopies ont été analysées, en mettant l'accent sur la médecine avant tout. Claudine Herzlich (2001) a par exemple étudié la période qui nous intéresse sous le titre : *Le tournant des années cinquante : une utopie du « tout hôpital » ?* Elle évoque essentiellement la création des CHU, les effets de la « réforme Debré » et de l'hospitalocentrisme qu'il a généré, qui est avant tout, comme M. Arliaud (1987) l'a bien défini, un trait marquant de la profession médicale. Les prouesses techniques dans lesquelles les médecins et la société veulent voir des promesses, le désir de tout contrôler à et par l'hôpital, l'utopie de la santé parfaite sont les traits de l'utopie hospitalière médicalisée.

En revanche, l'utopie dont nous parle *Une cité hospitalière* n'est pas la même, et c'est là un des apports originaux de ce film. D'une part, il s'agit d'une utopie d'administrateurs, avec sa structure propre. Comme dans toute utopie, on retrouve le caractère insulaire, la cité hospitalière comme monde autosuffisant, qui rassemble les âges de la vie, forme les esprits, nourrit, soigne, entretient, etc. Les règles d'hygiène et la technique sont aussi valorisées, or il s'agit bien d'éléments essentiels aux utopies. Mais à la différence des utopies médicales, on ne trouve pas la figure du démiurge, du grand patron dont dépendent des vies. Implicitement, cette figure serait celle de l'Organisation. Ce point est évoqué dans le livre de Chilard de 1962. Dans un article daté de 1963 ayant pour objet le rôle des surveillantes, le directeur de l'hôpital du Mans rend hommage « aux stages-conseils des conférenciers et des animateurs de l'École d'Organisation scientifique du travail » et décrit le fonctionnement rationnel, méthodique, technique et transparent qui doit être celui de l'hôpital dans les domaines soignants comme dans les domaines techniques. D'autre part, et c'est le second apport de ce film, l'utopie présentée est celle d'un hôpital de province. Contrairement au monde médical dans lequel tous les feux se concentrent sur quelques plateaux techniques prestigieux, parisiens le plus souvent, parfois lyonnais, le monde des « administrateurs » met en valeur l'effort de modernité et de confort d'hôpitaux répartis sur tout le territoire. L'utopie est politique, l'hôpital moderne doit être à la disposition de tous les citoyens, au-delà du clivage des deux France, la France urbaine et industrielle et la France rurale, et au-delà du clivage social instauré par l'assistance.

Un film de promotion de l'hôpital modernisé et ouvert pouvait être destiné au public, mais il l'était aussi au milieu hospitalier lui-même : dans des congrès ou des salons à des fins promotionnelles et de mobilisation, dans les écoles paramédicales à des fins pédagogiques. Il importe de souligner que les quotas concernant la composition des équipes de direction avaient un effet d'isolement des directeurs en poste. Non seulement ils étaient relativement peu nombreux et le corps en tant que groupe social n'existait pas encore ; mais encore ils étaient souvent seuls dans leur établissement, dans une position de secrétaire de la commission administrative, face à des notables localement établis. Un sentiment d'appartenance professionnelle s'est construit peu à peu par les revues et les congrès qui étaient des lieux de rencontre et de réassurance[7]. *Une cité hospitalière* s'inscrit dans ce contexte.

Une étape dans la modernisation de l'hôpital du Mans

Une lecture pluridisciplinaire qui conjuguerait les savoirs techniques de différents professionnels, ingénieurs, infirmières, médecins serait nécessaire pour tirer parti des informations livrées par les images. Je me contenterai donc d'évoquer quatre points parmi d'autres : les vêtements, les transports sanitaires, la transfusion sanguine et l'humanisation.

Le film apporte un matériau intéressant pour l'analyse des vêtements de travail. Les vêtements sont en effet parmi les objets les moins conservés. Il serait intéressant de décrypter les fonctions, les hiérarchies qui se lisent dans l'habillement ou d'analyser plus avant le médaillon arboré par les élèves infirmières ou l'habit des sœurs de la communauté d'Évron encore en fonction pour ne citer que ces deux exemples.

L'ambulance qui joue un premier rôle au début du film est un véhicule moderne. Le Combi Volkswagen a été commercialisé en France en 1960. Un chauffeur (avec casquette) est accompagné d'un assistant. Là encore, l'équipage correspond à ce qui se fait de mieux.

7. Les aspects festifs et militants nourrissaient la dimension communautaire du groupe. Les conférences aidaient à bâtir un référentiel d'action partagé, un outil de travail commun.

Le transport n'est pas encore médicalisé[8]. Les accidents de la route se multipliant, une réflexion a été conduite sur les services d'aide médicale d'urgence (SAMU). La commission administrative du Mans a débattu de la question en 1965 et un service SAMU a été mis en place pour la première fois durant l'été 1970, pendant 102 jours exactement.

La transfusion sanguine tient une place importante dans le film. La technique a été introduite en France en 1928, mais la maîtrise de la conservation du sang date de 1938. L'usage de la transfusion sanguine ne s'est généralisé qu'à la fin des années 1950. Les problèmes techniques posés étaient particulièrement complexes à résoudre. En 1947, l'usage du sang conservé était réservé à certains services de grands hôpitaux. La transfusion était pratiquée plus généralement, mais en cas d'urgence et avec un donneur au chevet du malade transfusé. Ce que montre le film, c'est un centre de transfusion avec des dons organisés, une chaîne d'analyses en laboratoire et un stockage du sang dans des bocaux réfrigérés. D'où le gros plan sur l'armoire réfrigérée et la séquence sur les analyses en laboratoire. Le problème particulier de la transfusion sanguine a été progressivement assimilé aux techniques de réanimation. La priorité était donnée aux urgences et aux maternités.

Ces deux exemples, pour limités qu'ils soient, illustrent ce constat que la modernisation de l'hôpital public n'a pas consisté à *inventer* des choses nouvelles, mais à *généraliser* à tous les centres hospitaliers les techniques et les aménagements jusqu'alors réservés aux plus grands hôpitaux urbains.

Une cité hospitalière, enfin, peut être considéré comme un document précieux sur le mouvement d'humanisation de l'hôpital. En tant que politique publique, ce mouvement débute en 1958. La priorité est alors donnée à la suppression des salles communes et l'accueil décent des personnes âgées pauvres. Mais le souci partagé était aussi le respect du malade en tant que personne et les conditions de confort qui devaient être accordées avec les exigences sociales croissantes. De ce point de vue, les recommandations formulées par Chilard en 1962 se retrouvent dans le film, qui participe du mouvement d'humanisation de l'hôpital (Nardin, 2009).

Une dernière remarque peut être faite sur la facture du film. L'institution hôpital est au centre du film, avec son organisation spécialisée et technique, un personnel qui se fond dans des rôles sociaux et professionnels sous contrôle. Personne ne parle, rien ne dépasse

8. Un décret de 1965 sur les transports sanitaires recommande que le chauffeur soit accompagné d'un aide.

des fonctions et de la mise en œuvre des missions. Le personnel est au service d'une politique, dans une institution, au contact des malades certes, mais dans le cadre d'une organisation rationnelle où tout est prévu. Le programme institutionnel tire sa légitimité du sentiment partagé de progrès. *Une cité hospitalière* est aussi à l'image de la société dans laquelle s'insère l'hôpital. Dix ans après, en 1973, Alain de Sédouy et Pierre Marchou, tourneront deux films[9] sur l'hôpital d'une toute autre tonalité. Les médecins s'y expriment, la caméra met en lumière les dissonances du projet hospitalier, le personnel témoigne, les malades ont la parole. Mai 68 a eu lieu, la modernisation de l'hôpital public continuait son avancée.

Conclusion

Une cité hospitalière est un document spécifique, court, mais riche. La sociologie de l'hôpital y trouve un matériau source de premier plan. La sauvegarde de films similaires reste à organiser, de même que la constitution d'un corpus thématique sur l'hôpital public.

Références bibliographiques

Arliaud M., (1987), *Les médecins*, Paris, La Découverte, coll. « Repères ».

Chilard C. (1962), *L'humanisme hospitalier*, Paris, Éditions du Cosmos.

Ethis E. (2007), *Sociologie du cinéma et de ses publics*, Paris, Armand Colin, coll. « 128 ».

Ferro M. (dir.) (1984), *Film et histoire*, Paris, Éditions de l'EHESS.

Gommichon M. (1964), « Les problèmes hôteliers à l'hôpital », *Revue hospitalière de France*, janvier 1964, n° 116, p. 3-35.

Herzlich C. (2001), « Le tournant des années cinquante : une utopie du "tout hôpital" ? », *in* Nardin A. (dir.), *Demain sera meilleur... Hôpital et Utopies*, Paris, Musée de l'AP-HP.

Kahn M.-F. (2001), « L'hôpital vu par le cinéma dans les années cinquante », *in* Nardin A. (dir.), *Demain sera meilleur... Hôpital et Utopies*, Paris, Musée de l'AP-HP.

Kracauer S. (2009), *De Caligari à Hitler. Une histoire psychologique du cinéma allemand 1919-1933*, Paris, L'Âge d'Homme.

---

9. *L'hôpital* (1973), documentaire, noir et blanc, 75 min, et *Vieillir à l'hospice* (1973), documentaire, noir et blanc, 25 min. Ces deux documentaires, tous les deux commandités par l'Assistance publique-Hôpitaux de Paris, peuvent être consultés au Forum des images (forum des Halles, Paris). Ils portent l'un sur l'hôpital et l'autre sur l'hospice du Kremlin-Bicêtre (94).

— (2010), *Théorie du film. La rédemption de la réalité matérielle*, trad. fr. : D. Blanchard, C. Orsoni, Paris, Flammarion, coll. « Bibliothèque des savoirs ».

Morin E. (1956), *Le cinéma ou l'homme imaginaire. Essai d'anthropologie sociologique*, Paris, Éditions de Minuit.

Nardin A. (2001) (dir.), *Demain sera meilleur... Hôpital et Utopies*, Paris, Musée de l'AP-HP.

— (2009) (dir.), *L'humanisation de l'hôpital*, Paris, Musée de l'AP-HP.

Sorlin P. (1977), *Sociologie du cinéma*, Paris, Aubier.

Schweyer F.-X. (2000), « Les directeurs d'hôpital peuvent-ils jouer un rôle dans l'organisation du travail de soin ? », *in* Schweyer F.-X., Cresson G. (dir.), *Profession et institution de santé face à l'organisation du travail. Aspects sociologiques*, Rennes, Éditions ENSP, 2000, p. 149-170.

Thoillier H. (1947), *L'hôpital français*, Tourcoing, Imp. Georges, 2e éd. complétée (*Techniques hospitalières, sanitaires et sociales*, numéro spécial) (1re éd., Brezols, 1943).

Iconographie

Planches 1, 2, 3. Extraits d'*Une cité hospitalière* (s.d.), 10 min, 16 mm, couleur (source : archives EHESP).

– 18 –

L'image animée en santé mentale

Entretien avec Daniel Collin[1]

Daniel Collin a participé à la création du Centre national de l'audiovisuel en santé mentale (CNASM) dont il a été administrateur jusqu'en 2002. Il évoque ici les origines et le fonctionnement du CNASM et plus largement le développement de l'image en santé mentale.

Daniel Collin, qu'est-ce que le Centre de l'audiovisuel en santé mentale que vous avez contribué à créer ?

Le Centre national de l'audiovisuel en santé mentale (CNASM) a été créé en 1994, à l'hôpital psychiatrique de Lorquin, en Moselle. Un festival du film en santé mentale était organisé au sein de l'établissement depuis le milieu des années 1970. Tous les documents projetés, ou presque, étaient gardés. Un fonds très important de cassettes vidéo a donc été constitué. D'où l'idée d'Alain Bouvarel, psychiatre et chef de service à Lorquin, de créer le CNASM avec un triple but. Tout d'abord, thésauriser les films du festival, ensuite produire des films, des documents destinés aux écoles, aux Instituts de formation en soins infirmiers (IFSI) et aussi au grand public (une série a été réalisée sur la drogue, par exemple), enfin, exploiter, en achetant les droits, des films jugés très pertinents pour la formation. Donc, trois démarches (thésauriser, exploiter, créer) avec pour objectif sous-jacent d'élargir le festival de Lorquin et de lui donner une dimension nationale.

---

1. Entretien réalisé par François-Xavier Schweyer.

La direction de l'établissement était très impliquée, c'est d'ailleurs elle qui m'a fait venir en 1994, en raison de mon double parcours professionnel. J'ai d'abord travaillé dans le domaine du cinéma en tant que projectionniste et restaurateur de films puis comme administrateur hospitalier, directeur d'hôpital aujourd'hui en retraite. Ce double parcours m'a permis d'aborder un domaine très peu connu du public, à savoir l'image animée en santé mentale. C'est donc moi qui ai structuré le CNASM en lui donnant sa forme administrative. Le CNASM a connu beaucoup de difficultés, il a souvent été remis en question et n'a pas été facilement accepté, ni en interne ni en externe, en sorte qu'il a fallu beaucoup se battre pour trouver un équilibre de travail. Mais la triade « thésaurisation, exploitation, création » était parfaite dans la mesure où il s'agissait de vulgariser le plus possible l'image en santé mentale.

Quel était le statut du CNASM ?

C'était une unité fonctionnelle du centre hospitalier spécialisé de Lorquin, gérée comme telle avec des dépenses cadrées, ciblées et des recettes propres provenant des subventions, de la vente de films et des prestations. Alain Bouvarel en était le directeur scientifique, il était aussi chef de service dans l'établissement et j'en ai été le directeur administratif, jusqu'en 2002. Le budget était assez important[2], car les investissements étaient conséquents, et les frais de fonctionnement et de personnel étaient imputés. Toutefois, on n'arrivait pas à équilibrer le budget, obligés que nous étions de modérer le prix des films qui, trop élevé, aurait dissuadé les écoles et les hôpitaux de les acheter. Un système de location et de dépôt a été imaginé. De même, un travail conjoint avec l'Institut national de prévention et d'éducation pour la santé (INPES) avait été envisagé, mais cela n'a pas abouti. Le CNASM disposait de locaux de stockage[3], de deux salles de projection qui servaient notamment pendant le festival, de trois bureaux. L'activité du CNASM dépassait la région : nous avons travaillé en Afrique, participé à la création de vidéothèques notamment en Martinique et au Burkina Faso. Par la suite, j'ai tenté d'élargir le concept de santé mentale à la santé publique. Dans cet esprit, nous avions passé des accords commerciaux avec la 5-Arte pour la diffusion d'émissions de santé publique, concernant la santé mentale. Nous avons eu quelques partenariats. Par exemple lors du centenaire du cinéma, nous avons organisé avec la Cinémathèque nationale la projection des films du psychiatre italien Camillo Negro, en région parisienne. Le statut juridique du CNASM a ensuite évolué vers une structure associative subventionnée par le ministère de la santé et l'établissement.

---

2. De l'ordre de 100 000 € en 2002.

3. Les cassettes vidéo sont conservées verticalement, la bande magnétique enroulée vers le bas pour éviter le tassement, au froid, à l'abri de la lumière et de la poussière.

Encadré 1. Le Centre national de l'audiovisuel en santé mentale

Le CNASM a aujourd'hui un statut associatif. Il est géré par l'Association Festival Psy, présidée par Alain Bouvarel, et assure trois missions. D'une part, la distribution de films avec un catalogue de 360 films dont 80 ont été primés. D'autre part, le CNASM, qui dispose de matériel de tournage et de montage professionnel, assure une mission de production : 6 films sont produits en moyenne chaque année. Des partenariats existent avec le Centre de communication en santé mentale (CECOM) de l'hôpital Rivière-des-Prairies du Québec (pour la collection « Un entretien avec ») ou avec l'Institut européen de cinéma et audiovisuel. Enfin, la mission de communication sur les questions de santé mentale, et plus généralement de santé publique, se décline sous différentes formes : organisation de festivals et de manifestations, formations privilégiant l'audiovisuel (le CNASM est centre formateur), lieu de ressources pour les acteurs de santé mentale et publique grâce à un fonds de films et de vidéos. Depuis son origine, le CNASM organise, entre autres manifestations, le Festival international ciné-vidéo-psy de Lorquin, qui existe depuis 1977. Des séminaires d'enseignement sont également proposés, animés par des professionnels hospitaliers ou du secteur médico-social, des universitaires.

Dans ses différentes activités, le CNASM est aidé par un comité scientifique présidé par le Pr Claude Bursztejn, pédopsychiatre aux Hospices civils de Strasbourg.

En 2011, le CNASM a été placé en procédure de sauvegarde suite à des difficultés financières et le Festival ciné-vidéo-psy 2011 a dû être annulé.

Contact : Association Festival Psy, 5 rue du Général de Gaulle, 57790 Lorquin (site Internet : http://cnasm.di-filippo.fr).

Existe-t-il un répertoire des films en santé mentale ?

Tous les films projetés à Lorquin ont été répertoriés, mais sur un plan plus général, le répertoriage des films, qui participe du travail de thésaurisation, n'a pas été vraiment fait. Un projet de répertoire peut concerner le fonds possédé bien sûr (comme au CNASM), mais certaines bases ou musées répertorient les films qu'ils n'ont pas. Il faut dire qu'en santé mentale, le fractionnement des dépôts est presque illimité et il représente un gros problème. Chacun garde son film, le confie très rarement à l'administration et, quand il le fait, c'est l'administration qui ne sait pas quoi en faire. Il y aurait un regroupement à faire, à partir de la base constituée à Lorquin qui rassemble déjà sans doute plus de 8 000 films vidéo. À ma connaissance, l'atelier audiovisuel de l'hôpital Sainte-Anne, qui produit des films, ne fait pas ce travail de répertoire. Selon moi, un musée hospitalier aurait vocation à le faire, car il a la démarche de recherche historique et le personnel spécialisé. Il me semble qu'un hôpital ne peut faire trois choses en même temps. La thésaurisation devrait être confiée à une cinémathèque régionale ou nationale par exemple, et, pour le travail papier, à des historiens du cinéma.

Le fonds du CNASM n'est-il constitué que de vidéos ?

Non, le CNASM a aussi des films provenant de deux dépôts importants. Le dépôt de l'École normale supérieure de Saint-Cloud, avec un fonds très important en films 16 mm, qui a été versé quand l'ENS a quitté Saint-Cloud et que la question du devenir des films s'est posée.

Ce fonds recèle des choses très intéressantes, notamment en sociologie ou en psychologie appliquée par exemple, qui témoignent de modes de prises en charge aujourd'hui disparus. Le second fonds important est celui du cinéaste Éric Duvivier, qui avait œuvré pour le film médical de 1949 à 1980. Il a réalisé plus de 500 films médicaux et chirurgicaux, dont certains traitant de la psychiatrie et de la santé mentale. Quelques-uns de ses films ont connu une large diffusion et nous les avons exploités avec l'accord des ayants droit. Par parenthèse, parmi les ayants droit figurent des laboratoires pharmaceutiques qui se soucient comme guigne de ces films vieillissants dont ils ne savent que faire. Le CNASM était donc un dépositaire reconnu. Ces films ne pouvaient, pour des raisons de place, intéresser les grands dépôts officiels, comme le centre de la Cinémathèque nationale de Bois-d'Arcy qui était déjà plus qu'occupé.

Le CNASM est né dans le prolongement d'un festival du film en santé mentale. Que représentaient ces manifestations ?

Oui, le CNASM est un avatar du festival de Lorquin qui existait déjà depuis presque 20 ans. Ce festival est né d'initiatives privées, avec une semi-bénédiction de l'administration qui admettait bien quelques trublions, quelques psychiatres engagés, notamment le Dr Roger Camar qui en a été un des initiateurs. Son but était de se faire un peu plaisir, mais aussi de montrer des films disparates, de montrer ce qui se faisait dans les services. Ce n'était pas encore organisé, le projet était embryonnaire. Les infirmiers et psychiatres à l'origine du festival ont joué les apprentis sorciers, ils ont découvert qu'il existait une production énorme et insoupçonnée de documents. Le festival s'est peu à peu structuré, il a bénéficié de budgets de formation, a grandi, avec un apogée dans les années 1980-1995, attirant en période de pointe des milliers de personnes, certaines venant d'Allemagne. Car il était ouvert aux gens de l'extérieur, professionnels de santé ou non, et bien sûr aux gens de l'établissement. Après 1992, quand la formation spécifique des infirmiers psychiatriques a disparu au profit d'une formation commune, le festival a accueilli des professionnels de santé et notamment des infirmiers qui venaient découvrir le monde psychiatrique. À présent, le festival passe, je crois, par une phase plus calme. La diffusion télévisuelle a remplacé en partie celle qui était organisée par les festivals. Beaucoup ont perdu de leur importance. C'est une évolution générale. En revanche, la fonction de communication, voire d'éducation pour la santé, exercée par les festivals ne me semble pas avoir été relayée par les services spécialisés créés depuis.

De tels festivals existent ailleurs en France, en Allemagne, en Belgique aussi. J'ai été aussi un des organisateurs du festival organisé alternativement en Martinique et en Guadeloupe[4]. Et si je l'évoque, c'est parce que la participation d'un large public en attente d'information sur la santé mentale m'a frappé. Le thème « Psychiatrie et pensée magique » a rencontré un succès tout particulier, plus de 3 000 personnes étaient venues voir les quelque 200 films projetés (de Jean Rouch à aujourd'hui) pendant ces trois jours, et participer aux discussions. Il y avait aussi des délégations haïtienne et cubaine, qui présentaient leurs productions. J'ai ainsi découvert des modes de prises en charge sociale de la maladie mentale qui m'ont semblé plus humains que les nôtres et surtout plus pragmatiques.

La production de films semble avoir été l'initiative de personnalités, plus que de politiques institutionnelles. Partagez-vous ce point de vue ?

À 99 %, c'est le cas. Et l'administration voyait d'un mauvais œil ce genre d'initiative, pour des raisons de coût ou de contrôle. Par ailleurs, le ministère ou les tutelles préféraient les discours lénifiants et rassurants sur des choses qu'ils ne maîtrisaient pas ou mal. Des secteurs psychiatriques sont aussi restés totalement fermés à ces productions, encadrés par des mandarins qui ne voulaient pas parler de leur pratique. Il faut dire qu'à l'époque, la psychiatrie était le parent pauvre de l'hospitalisation et donc produire un discours, qui plus est un discours filmé, ne paraissait pas souhaitable.

L'image n'en a pas moins existé très tôt en santé mentale. Pourriez-vous donner une perspective historique de ce développement ?

Longtemps, la santé mentale ne s'est pas affichée ; le grand public en avait peur. Les hôpitaux psychiatriques relevaient d'un système d'enfermement. L'image puis le film ont, en quelque sorte, suivi cette évolution.

Avant l'image animée, des photographes ont joué un rôle de précurseurs. Au XIXe siècle, Duchenne de Boulogne, médecin physiologiste et photographe, a conduit des recherches photographiques sur les pulsions des patients et les corrélations avec les sentiments qui s'y exprimaient. On lui attribue l'origine de l'intérêt qu'avait pour la photographie J.-M. Charcot qui créa d'ailleurs le premier service photographique institutionnel à la Salpêtrière en 1878[5]. Pour lui, les images permettaient de comprendre le rapport entre la morphologie

4. Ce festival, qui a eu 5 éditions, a cessé à la mort de l'organisateur local, en dépit du soutien des hôpitaux et de la tutelle locale. D. Collin souligne la fragilité de telles initiatives et, plus généralement, le fait que le film n'aurait pas bonne presse en France, sa richesse serait sous-estimée parce que peu connue. À ses yeux, la Belgique a pris la mesure de l'intérêt des films de santé publique, avec des productions de grande qualité sur des supports à large audience.

5. Pour plus de détails, *cf.* Sicard (1998).

et la psychologie. On peut aussi citer Bourneville qui photographiait des malades, notamment des épileptiques et des hystériques. Les documents issus de ses recherches ont d'ailleurs constitué un fonds d'archives à la disposition des étudiants et internes. Une prise de conscience de l'intérêt de conserver ces témoignages pour la formation existait déjà, dans une approche très professionnelle. Le photographe Albert Londe a fait une classification de ces photographies.

L'image animée, quant à elle, apparaît dès avant 1900 avec le cinématographe, et Lumière lui-même a filmé des séquences très courtes (technique oblige) de médecins majors visitant des recrues. Mais c'est à B. Matuszewski que l'on doit l'idée de dépôts cinématographiques[6]. Dans une perspective très sociologique, Matuszewski estimait qu'il fallait créer de tels dépôts pour permettre des recherches ultérieures dans différents domaines (industriel, artistique, familial, policier ou médical). Et sur ce dernier point, il se démarque de ses prédécesseurs en se focalisant uniquement sur les « maladies nerveuses » selon la terminologie de l'époque.

L'usage de l'image reste un domaine de chercheurs. L'accès au public est repérable une dizaine d'années plus tard, en 1908, quand le neuropsychiatre italien Camillo Negro, qui exerçait à l'hôpital Cottolengo de Turin, présente à un public de professionnels une expérience d'enregistrement d'un cas de neuropathologie. Il s'agissait d'une scène d'hystérie d'un malade de l'établissement. Voir un malade à l'écran n'a rien de commun avec l'expérience à chaud, même pour des professionnels aguerris. Le résultat fut tellement éprouvant que la scène fut rejouée par une actrice. On inventait ainsi le documentaire de fiction qui fut à l'origine de l'école documentaire de Turin. Il n'y a jamais eu d'équivalent en France, du moins à travers ce que l'on connaît (des initiatives personnelles ont pu exister, mais nous n'en avons pas trace).

Ces documentaires permettaient de voir sur écran des cas cliniques de manière très objective. Camillo Negro utilisera ses films en les classant, entreprenant ainsi une classification des pathologies filmées, dans la lignée de Londe. Il arrivait que certaines scènes soient rejouées par des acteurs, pour des raisons techniques, mais aussi certainement déontologiques, et sans doute aussi dans l'esprit de ce qui deviendra plus tard le droit à l'image du patient. Le travail de l'école de Turin s'est poursuivi jusqu'aux années 1930. La technique du 35 mm était très lourde, le format substandard en 16 mm n'existait pas encore[7].

Pour le grand public, le film en santé mentale a existé essentiellement par la fiction tandis que le film psychiatrique de recherche était,

6. B. Matuszewski, *Une nouvelle source de l'histoire : création d'un dépôt cinématographique historique*, Paris, s.n., 1898, référence HL 31 à la cinémathèque française.

7. Il se généralisera à la fin des années 1930.

lui, limité aux médecins. Les thèmes se focalisaient sur la triade « syphilis, alcoolisme, tuberculose » d'un côté et, de l'autre, sur la santé mentale ; le discours était moralisateur (la folie engendrée par la syphilis ou l'alcoolisme, le fou qui tue) et souvent outré, privilégiant les scènes d'hystérie ou les crises clastiques. Le public médical ignorait ces productions, mais le grand public, lui, voulait savoir ce qui se passait derrière les murs de l'hôpital. La maladie mentale avait encore une connotation religieuse, sorte de malédiction divine avec sa part de mystère (on ignorait le fonctionnement du cerveau) et un vocabulaire spécifique (on parlait de l'âme[8]). En France, le grand public n'aura accès qu'à des fictions dramatisées, dans l'esprit du théâtre d'épouvante qui mettait en scène les cas les plus spectaculaires, les pathologies les plus exacerbées[9]. En matière de santé mentale, la mise en cause de la pratique médicale avait pour leitmotiv l'arbitraire de l'enfermement. *Obsession*, film de Maurice Tourneur produit par Pathé en 1933 d'après une pièce d'André de Lorde et Alfred Binet, est une perle du genre. On y voit un médecin, un directeur, un juge, un patient et des membres de sa famille. La trame du film est construite sur les peurs suscitées par la maladie mentale et joue sur l'ambiguïté des situations. En Allemagne, Freud a inspiré de nombreux créateurs qui ont formé l'école expressionniste issue du projet de montrer par l'image la déshérence du peuple allemand après 1918.

Pour sa part, le cinéma institutionnel, c'est-à-dire destiné aux écoles de médecine ou spécialisées ou encore au milieu scolaire, abordera rarement la santé mentale jusqu'aux années 1930 où des associations d'intérêt éducatif vont se développer avec le souci de vulgariser des connaissances de façon simple, avec une démarche souvent réductrice, fréquente dans les films, et destinée à frapper les esprits. La frontière entre le cinéma institutionnel et le grand public n'était du reste pas étanche, et des tourneurs qui projetaient des films dans les campagnes m'ont rapporté que le public était souvent socialement défavorisé et réceptif à ce genre de message. Avant 1914, la société Gaumont a entrepris de réaliser un grand nombre de films didactiques[10], très courts, destinés à un large public et qui furent mis à la disposition de l'administration pour une diffusion institutionnelle.

Le cinéma est devenu parlant en 1927[11] et a trouvé une forme de plénitude technique au milieu des années 1930, qui lui a permis

8. Par exemple, *Les mystères d'une âme* (*Geheimnisse einer Seele*), film muet de G.W. Pabst (1926) qui aborde la psychanalyse.

9. *Cf.* Pierron (1995). Dans la même veine, un dessin animé des années 1920 avait pour titre *Le retapeur de cervelle*.

10. Par exemple, un film daté de 1912 montre comment se laver la figure.

11. Le son est imprimé sur disque synchrone puis à partir de 1929 directement sur l'image, selon deux procédés techniques (américain et allemand).

d'aborder de façon moins caricaturale des sujets de société dont certains touchaient, de loin, la santé mentale (l'hôpital restait fermé).

En Allemagne, les films de propagande politique côtoyaient les films de formation à destination des professionnels de santé, mais aussi les films de vulgarisation. C'est toutefois la Seconde Guerre mondiale et les traumatismes associés qui vont libérer l'expression cinématographique sur la santé mentale. Non pas en France où la fiction continuait à dominer, mais au Royaume-Uni où un Paul Rotha[12] créait une unité de film à caractère social pour produire une série de documentaires à diffusion très large, véritable service public du film de santé publique.

L'arrivée dans les années 1950 des neuroleptiques et des antidépresseurs, permettant d'enlever la fameuse camisole de force, va donner une autre image de la santé mentale. Les laboratoires pharmaceutiques vont promouvoir des films et créer une conjoncture favorable à la production de très nombreux films sur la prise en charge de la maladie mentale. Ces derniers seront largement diffusés auprès d'un public spécialisé, car la vulgarisation est devenue techniquement plus facile avec le standard 16 mm, nécessitant un matériel très allégé[13]. Cette évolution technique explique la prolifération de films dans les institutions où sont filmés, souvent en 8 mm, le quotidien et les patients. Il s'agit de témoigner de pratiques professionnelles. Si j'en juge par ce qui existe à l'hôpital de Lorquin, une bonne part de cette production n'a jamais été montrée. Elle n'en constitue pas moins un témoignage précieux et même incontournable sur le travail en milieu psychiatrique et sur le quotidien des malades. Des soignants ont ainsi témoigné de l'enfermement, provoquant parfois une prise de conscience de l'administration centrale assez éloignée des situations concrètes. Mais en même temps, ces films nuancent l'image de l'enfermement, en montrant les sorties, les séances de cinéma en ville, les excursions.

Après 1968, le discours s'est inversé, prônant la désinstitutionnalisation, à l'excès parfois. Si le cinéma évolue, c'est que la psychiatrie évolue. Avec notamment le mouvement d'antipsychiatrie qui promeut

---

12. Paul Rotha (1905-1984) est un réalisateur britannique, historien du cinéma et critique de cinéma.

13. Les formats des films indiquent la largeur du film. Les films 35 mm étaient appelés « films flammes », car le nitrate de cellulose les composant était très inflammable. Ils demandaient un matériel lourd comparativement au matériel allégé des films de 17,5 mm (format français jusqu'en 1940) ou 16 mm (format américain adopté par les Allemands qui l'imposèrent en France par ordonnance en 1940). Stockés sur de petites bobines, les films 16 mm pouvaient être projetés avec un matériel portable, permettant aux représentants pharmaceutiques de les diffuser. Les formats 8 et 9,5 mm étaient plus d'usage « familial ».

la sectorisation (qui existe toujours[14]) et qui a été jusqu'à affirmer l'inexistence de la folie. Le cinéma va s'intéresser au traitement du patient, traitement médical, mais aussi social. Autrement dit, le patient filmé n'est pas réduit au seul malade.

Dans cette production foisonnante, est-il possible de distinguer des genres de films ?

Je proposerais la classification suivante, qui est simple, mais opératoire.

Le film à structure fermée est un film de formation dont le but est d'expliquer, d'aider à mémoriser, de transmettre un savoir. Il peut aussi faire changer les attitudes des soignants.

Le film à structure ouverte s'en distingue en ce qu'il permet à des patients de s'exprimer. Autrement dit, la caméra entrée à l'hôpital a pour interlocuteur des soignés aussi bien que des soignants. Ce genre de film amène le spectateur à réfléchir, tout particulièrement les soignants quand l'image leur permet d'analyser leur quotidien qu'ils ne voient plus quand ils sont dans l'action. J'ai en mémoire de véritables remises en cause. Lors d'une fête de Noël, un infirmier déguisé en Père Noël voit un enfant turbulent se précipiter sur lui en ouvrant les bras et il le rejette d'un geste. À la projection du film, le soignant a presque fondu en larmes, il ne s'était pas vu faire.

Un troisième genre s'est aussi beaucoup développé, ce sont les consultations filmées. La pratique a été aussi courante que répréhensible en termes de droit à l'image, car l'autorisation du patient n'était pas demandée et souvent le patient n'était même pas informé. Certains soignants se sont ainsi mis en scène, dans un esprit peut-être plus proche de l'autosatisfaction que de l'apprentissage. La caméra a toujours engendré un certain narcissisme.

Enfin, il a pu exister des films de nature politique, destinés aux tutelles, souvent agressifs (à juste titre) en ce qu'ils montraient la réalité crue de la misère dans laquelle étaient tenus les malades. Mais ces films ont été, à ma connaissance, très rares et n'ont pas bénéficié du montage qui aurait pu en faire des films « manifestes ».

Quels sont les effets de l'arrivée de la télévision dans les années 1960 ?

Le développement de la télévision a été tout à fait bénéfique pour la psychiatrie. D'abord, il coïncide avec un discours beaucoup plus libre et avec le mouvement de l'antipsychiatrie opposé à

---

14. La sectorisation vise à organiser un accès aux soins par territoire, en créant des structures non asilaires, ouvertes ou non, et donc en vidant en partie l'hôpital psychiatrique. Le secteur psychiatrique est sans doute parmi les secteurs hospitaliers celui qui a le plus évolué depuis sa forme d'origine.

l'enfermement. Ensuite, la télévision va permettre de voir des documentaires très achevés qui vont bouleverser l'image de la psychiatrie. Deux films ont eu un retentissement particulier : *La Borde ou le droit à la folie*, d'Igor Barrère[15] qui place le discours du patient au centre du débat, le patient malade, mais aussi la personne à qui on doit rendre des comptes, ce qui est très nouveau, car on ne demandait pas l'avis du malade enfermé. Le second film est celui de Tony Lainé, *Le bébé est une personne*[16], qui ouvre une nouvelle réflexion sur le développement psychologique de l'enfant. Il s'agit d'un discours de découverte et non d'enfermement. Ces films réalisés pour la télévision ont secoué le spectateur et, selon moi, ils ont frappé d'obsolescence ce qui avait été fait avant.

L'autre grande et ultime étape est l'arrivée de la vidéo. Le phénomène vidéo a fait exploser non pas la créativité – à force de faire des films, un effet de redondance apparaît, on raconte toujours la même chose –, mais la consommation qui a pris le dessus. On a consommé de l'image ; les productions étaient bien faites, mais elles demanderont de faire un tri pour l'archivage. Encore que, bien que le dépôt légal des films existe et que certains films soient répertoriés, en ce qui concerne le film d'institution, la chose reste rare. Deux nouveautés sont associées à la vidéo. L'émergence des festivals tout d'abord, qui sont plus faciles à organiser avec cette technique qui ne requiert pas le matériel professionnel des films en 35 mm ou 16 mm. Les festivals témoignent aussi d'une diffusion très élargie de ces productions. Et ensuite, l'essor d'une démarche essentiellement individualiste. Alors que le film demandait un travail d'équipe, le vidéaste, lui, travaille seul. La vidéo a permis un essor exponentiel du film de formation professionnelle, elle ne coûte rien ! On assiste à un déluge de productions et à une démocratisation de l'image. Les hôpitaux psychiatriques se sont dotés d'équipements vidéo avec création de centres audiovisuels. À telle enseigne que l'American Psychiatric Association a créé en son sein, en 1970, un comité chargé de la vidéo.

Références bibliographiques

Sicard M. (1998), *La fabrique du regard : images de sciences et appareils de vision (XVe-XXe siècle)*, Paris, Odile Jacob.

Pierron A. (1995), *Le Grand Guignol. Le théâtre des peurs à la Belle Époque*, Paris, Robert Laffont, coll. « Bouquins ».

---

15. Reportage réalisé à la clinique de La Borde de Cour-Cheverny, en 1977.

16. Film militant réalisé par Tony Lainé, Bernard Martino et Gérard Lauzun en 1984.

table des matières